Joachim Merk

Rehabilitation bei sprunggelenksnahen Frakturen nach Arbeitsunfall

Joachim Merk

Rehabilitation bei sprunggelenksnahen Frakturen nach Arbeitsunfall

Stationäre Behandlungseffekte auf Schmerzen, physische Leistungsfaktoren und die gesundheitsbezogene Lebensqualität

Südwestdeutscher Verlag für Hochschulschriften

Impressum/Imprint (nur für Deutschland/only for Germany)
Bibliografische Information der Deutschen Nationalbibliothek: Die Deutsche Nationalbibliothek verzeichnet diese Publikation in der Deutschen Nationalbibliografie; detaillierte bibliografische Daten sind im Internet über http://dnb.d-nb.de abrufbar.
Alle in diesem Buch genannten Marken und Produktnamen unterliegen warenzeichen-, marken- oder patentrechtlichem Schutz bzw. sind Warenzeichen oder eingetragene Warenzeichen der jeweiligen Inhaber. Die Wiedergabe von Marken, Produktnamen, Gebrauchsnamen, Handelsnamen, Warenbezeichnungen u.s.w. in diesem Werk berechtigt auch ohne besondere Kennzeichnung nicht zu der Annahme, dass solche Namen im Sinne der Warenzeichen- und Markenschutzgesetzgebung als frei zu betrachten wären und daher von jedermann benutzt werden dürften.

Coverbild: www.ingimage.com

Verlag: Südwestdeutscher Verlag für Hochschulschriften GmbH & Co. KG
Dudweiler Landstr. 99, 66123 Saarbrücken, Deutschland
Telefon +49 681 37 20 271-1, Telefax +49 681 37 20 271-0
Email: info@svh-verlag.de

Zugl.: Tübingen, Eberhard-Karls-Universität, Diss., 2011

Herstellung in Deutschland:
Schaltungsdienst Lange o.H.G., Berlin
Books on Demand GmbH, Norderstedt
Reha GmbH, Saarbrücken
Amazon Distribution GmbH, Leipzig
ISBN: 978-3-8381-2620-3

Imprint (only for USA, GB)
Bibliographic information published by the Deutsche Nationalbibliothek: The Deutsche Nationalbibliothek lists this publication in the Deutsche Nationalbibliografie; detailed bibliographic data are available in the Internet at http://dnb.d-nb.de.
Any brand names and product names mentioned in this book are subject to trademark, brand or patent protection and are trademarks or registered trademarks of their respective holders. The use of brand names, product names, common names, trade names, product descriptions etc. even without a particular marking in this works is in no way to be construed to mean that such names may be regarded as unrestricted in respect of trademark and brand protection legislation and could thus be used by anyone.

Cover image: www.ingimage.com

Publisher: Südwestdeutscher Verlag für Hochschulschriften GmbH & Co. KG
Dudweiler Landstr. 99, 66123 Saarbrücken, Germany
Phone +49 681 37 20 271-1, Fax +49 681 37 20 271-0
Email: info@svh-verlag.de

Printed in the U.S.A.
Printed in the U.K. by (see last page)
ISBN: 978-3-8381-2620-3

Copyright © 2011 by the author and Südwestdeutscher Verlag für Hochschulschriften GmbH & Co. KG and licensors
All rights reserved. Saarbrücken 2011

Bärbel, Julia und Nils gewidmet.

Inhaltsverzeichnis

Inhaltsverzeichnis 3

Vorwort 5

1 Einleitung 7
1.1 Medizinische Rehabilitation und berufsgenossenschaftliche stationäre Weiterbehandlung in der gesetzlichen Unfallversicherung 10
1.1.1 Struktur der medizinischen Rehabilitation in Deutschland 10
1.1.2 Die gesetzliche Unfallversicherung - Organisation und Funktion 12
1.1.3 Medizinische Rehabilitation in der gesetzlichen Unfallversicherung 13
1.1.4 Die Berufsgenossenschaftliche Stationäre Weiterbehandlung (BGSW) 14
1.1.5 BGSW – Indikationen, Ziele und Erwartungen 16
1.2 Sprunggelenksnahe Frakturen 18
1.2.1 Funktionell-anatomische Grundlagen von Unterschenkel und Sprunggelenken 18
1.2.2 Unterschenkelfrakturen und isolierte Tibia- und Fibulafrakturen 21
1.2.3 Malleolarfrakturen (Knöchelbrüche) 22
1.2.4 Talusfrakturen 24
1.2.5 Calcaneusfrakturen 25
1.2.6 Funktionelle Defizite und physiotherapeutische Möglichkeiten 28
1.2.7 Komplikationen und Spätfolgen 34
1.2.8 Berufliche Reintegration 37
1.3 Fragestellungen 41

2 Material und Methodik 44
2.1 Patientengut und Probanden 44
2.1.1 Rekrutierung und Randomisierung 45
2.1.2 Drop-Outs 48
2.1.3 Loss to follow-up 49
2.2 Studienaufbau und –ablauf 53
2.2.1 Befragung 53
2.2.2 Funktionsmessungen und OMA-Score 56
2.2.3 Apparative Kraft- und Ausdauermessungen 60
2.2.4 Standardisiertes Behandlungsprogramm 66
2.2.5 Ausdauertraining (Versuchsgruppe 1) 67
2.2.6 Vibrationstraining (Versuchsgruppe 2) 70
2.3 Begründete Fallzahlabschätzung und statistische Analyse 75

3	**Ergebnisse**	**77**
3.1	Ergebnisse Funktionsmessungen	77
3.1.1	Outcome Beweglichkeit	77
3.1.2	Outcome Gleichgewicht	82
3.1.3	Outcome Kraft	84
3.1.4	Outcome Ausdauer und Gehbelastbarkeit	93
3.1.5	Outcome OMA-Score	97
3.1.6	Mittel- und langfristiger Verlauf der Funktionsparameter	100
3.2	Ergebnisse Fragebögen	110
3.2.1	Bildung, prä-und poststationäre Therapie und Erwartungen der Probanden	110
3.2.2	Ergebnisse Schmerzbefragung	112
3.2.3	Berufliche Situation und Wiedereingliederung	118
3.2.4	Allgemeines Wohlbefinden und gesundheitsbezogene Lebensqualität	125
3.3	Induktive Statistik	133
4	**Diskussion**	**135**
4.1	Methodenkritik / Fehlerquellen	135
4.1.1	Probandenauswahl / diagnostische Einschlusskriterien	135
4.1.2	Apparative Messmethoden und klinische Funktionstests	137
4.2	Ergebnisdiskussion	139
4.2.1	Fragestellung 1: Therapieeffekte auf die Gesamtgruppe	140
4.2.2	Fragestellung 2: Effektunterschiede innerhalb der Therapiegruppen	158
4.2.3	Fragestellung 3: Korrelationen zwischen den erfassten Messgrößen und der Arbeitsfähigkeit	172
4.3	Schlussfolgerungen und Ausblick	179
5	**Zusammenfassung**	**184**
Abkürzungsverzeichnis		**187**
Abbildungsverzeichnis		**188**
Tabellenverzeichnis		**191**
Literaturverzeichnis		**193**
Anhang A:	Patienteninformation und Einwilligungserklärung	**206**
Anhang B:	Fragebogen Rehabilitationsbeginn	**209**
Anhang C:	Signifikanzprüfung der metrischen Variablen	**217**

Vorwort

Diese Arbeit ist berufsbegleitend aus der Begutachtung und Behandlung von chronischen Schmerzpatienten in der interdisziplinären Schmerzambulanz der Berufsgenossenschaftlichen Unfallklinik Tübingen entstanden. Für die unterstützenden Anregungen bei der Vorbereitung dieser Studie und die immer respektvolle und partnerschaftliche Zusammenarbeit im Schmerzteam möchte ich mich an dieser Stelle herzlich bei Herrn Diplom-Psychologe R. Pappon und Herrn Oberarzt Dr. med. G. Fischle bedanken. Mein Dank gilt darüber hinaus Herrn Dr. med. G. Fischle für die Übernahme der Tätigkeit als Prüfarzt des Studienprotokolls für die Ethikkommission und Herrn Oberarzt Dr. med. T. Notheisen für das Mitdenken bei der Studienplanung.

Ich danke Herrn Prof. Dr. med. K. Weise für die Betreuung der Arbeit und seinem Stellvertreter, Herrn 1. Oberarzt Dr. med. A. Badke, für die konstruktive Unterstützung in studienmethodischen Fragen und bei der Antragstellung der DGUV-Forschungsgelder. Ebenfalls gilt mein Dank Herrn Oberarzt Dr. med. M. Falck für die Unterstützung bei der praktischen Umsetzung der Patientenakquise und der Informationsweiterleitung an die Ärzte im BGSW-Bereich. Weiterhin danke ich meinen Physiotherapie-Kollegen an der BG Unfallklinik für den Austausch relevanter Patienteninformationen und dem Abteilungsleiter Physiotherapie Herrn H. Belzl für die Möglichkeit, wissenschaftliche Tätigkeiten durchführen zu dürfen. Allen an der Studie teilnehmenden Patienten sei ebenfalls an dieser Stelle für ihre Mitarbeit gedankt.

Stellvertretend für die Deutsche Gesetzliche Unfallversicherung möchte ich Herrn Dr. M. Schmidt und Herrn O. Lenz von der Abteilung Forschungsförderung für die Genehmigung der Forschungsmittel danken.

Bei Herrn Dr. med. G. Blumenstock am Institut für Biometrie der Universität Tübingen bedanke ich mich für die geduldige statistische Beratung und bei Frau D. Guénon für die hilfreiche Unterstützung in allen SPSS-Fragen.

Frau H. Aberle gilt mein besonderer Dank für die kompetente Durchsicht des Manuskripts und die Glättung so manch holpriger Formulierung. Meiner Tante Irmgard Merk sei ebenfalls herzlich gedankt für die zuverlässige und akribische Eingabe der unzähligen Daten ins Statistikprogramm.

Mein größter Dank gilt meiner Ehefrau Bärbel mit unseren Kindern Julia und Nils, die an vielen Wochenenden und Abenden auf mich verzichten mussten. Weil mir meine Frau und unsere beiden Kinder mehr bedeuten als alles auf der Welt und sie für mich immer wieder eine Quelle zum Auftanken von Energie sind, widme ich ihnen aus Dankbarkeit diese Dissertation.

1 Einleitung

Die Behandlung von Patienten in der medizinischen Rehabilitation nach Arbeitsunfällen stellt ein äußerst komplexes Arbeitsfeld dar, da neben der Therapie des rein biomedizinischen Handicaps sehr viele psychosoziale Einflussfaktoren das primäre Rehabilitationsziel der schnellstmöglichen beruflichen Wiedereingliederung maßgeblich mit beeinflussen. Die dafür notwendige ganzheitliche Betrachtungsweise eines Unfallverletzten, die sich einerseits in seinem funktionalen Gesundheitszustand bzw. seiner Behinderung, aber andererseits auch in seinen sozialen Beeinträchtigungen sowie seinen für die Rehabilitation relevanten Umgebungsfaktoren manifestiert, stellt eine besondere Herausforderung für alle beteiligten Berufsgruppen dar. Die im Mai 2001 von der Generalversammlung der Weltgesundheitsorganisation (WHO) verabschiedete Internationale Klassifikation der Funktionsfähigkeit, Behinderung und Gesundheit (ICF)[1] greift diesen ganzheitlichen Zugang zur Lebenssituation betroffener Patienten auf:

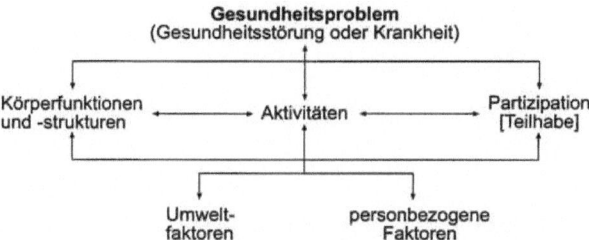

Abbildung 1: Wechselwirkung zwischen den Komponenten der ICF (Quittan 2005)

---

[1] Die "Internationale Klassifikation der Funktionsfähigkeit, Behinderung und Gesundheit" (ICF) der Weltgesundheitsorganisation (WHO) dient als länder- und fachübergreifende einheitliche Sprache zur Beschreibung des funktionalen Gesundheitszustandes, der Behinderung, der sozialen Beeinträchtigung und der relevanten Umgebungsfaktoren einer Person. Sie ist die Nachfolgerin der „International Classification of Impairments, Disabilities and Handicaps (ICIDH)" von 1980 und greift erstmals die für den Rehabilitationsprozess relevanten Kontextfaktoren (Umwelt- und personbezogene Faktoren) auf.

Als Basis für die ICF gilt eine biopsychosoziale Modellvorstellung von Gesundheit und Krankheit, welche in den letzten Jahrzehnten eine rein defizitorientierte biomedizinische Betrachtungsweise ablösen sollte: Danach bestimmen neben biologischen auch seelische und soziale Faktoren darüber, ob ein Mensch gesund bleibt oder krank wird. Dieses Modell, das ursprünglich von Engel (1977) aus dem biomedizinischen Konzept entwickelt wurde, wurde in den 1980er- und 1990er-Jahren von verschiedenen Autoren (u. a. von Uexküll und Wesiak 1988) modifiziert und erweitert (Höppner 2008). Ihre damalige Kritik zielte auf die „Grundannahme des 'Maschinenmodells', mit dessen Hilfe die gegenwärtige Biomedizin versuche, den Körper und seine Funktionsweisen zu verstehen" (Bräutigam et al. 1997, 73), Nach der erweiterten biopsychosozialen Sichtweise kann Krankheit demnach auch als ein „Versagen von Anpassung" gedeutet und Gesundheit im Umkehrschluss als „gelungener Anpassungsprozess auf verschiedenen Ebenen" bewertet werden (Höppner 2008). Insofern stellen die Begriffe „Gesundheit" und „Krankheit" keine statischen Zustände dar, sondern ein dynamisches Geschehen: Antonowsky[2] (1997) versteht in seinem Salutogenesemodell Gesundheit und Krankheit als „Kontinuum zwischen dis-ease und health-ease" also zwischen „Ent-Gesundung und Gesundheit". So gesehen ist jeder Mensch abhängig von seiner Lebenssituation mal mehr und mal weniger gesund bzw. krank.

Egger (2005) bezeichnet das biopsychosoziale Modell als „das gegenwärtig kohärenteste, kompakteste und auch bedeutendste Theoriekonzept, innerhalb dessen der Mensch in Gesundheit und Krankheit erklärbar und verstehbar wird". Allerdings scheint der Wandel von einer biomedizinisch orientierten zu einer biopsychosozial geprägten Medizin in den letzten Jahren nur bedingt vollzogen worden zu sein: Egger (2005) schreibt dazu:

> „…de facto hat der ausgerufene Paradigmenwechsel von einer biomedizinischen zu einer („ganzheitlichen") biopsychosozialen Medizin *nicht* stattgefunden – die aktuelle Publikationstätigkeit zeigt ganz nüchtern die gewaltige Dominanz der biologisch-medizinischen Wissenschaft."

---

[2] englische Erstausgabe 1987

In der Begutachtung und Nachbehandlung der Folgen von Arbeitsunfällen ist ebenfalls nach wie vor sehr häufig der Fokus auf biomedizinische Faktoren (Diagnosen, Funktionsstörungen und Defizite) gerichtet, ohne dabei in ausreichendem Maße die therapierelevanten psychosozialen Rahmenbedingungen der betroffenen Patienten adäquat zu erfassen. Diese Arbeit, die aus der interdisziplinären Behandlung und Begutachtung von Patienten nach Arbeitsunfällen entstanden ist, soll einen konkreten Beitrag zur Lösung dieser Problematik liefern.

Um die Komplexität der medizinischen Rehabilitation von Patienten nach Arbeitsunfällen besser zu verstehen, soll zunächst im theoretischen Teil dieser Arbeit der Stellenwert der berufsgenossenschaftlichen Nachbehandlung im Kontext des deutschen Sozial- bzw. Gesundheitssystems erläutert werden (Kapitel 1.1). Dabei wird das besondere Augenmerk auf die Bedeutung der berufsgenossenschaftlichen stationären Weiterbehandlung (BGSW) im Zusammenhang mit der beruflichen Wiedereingliederung von unfallverletzten Patienten gelegt. In Kapitel 1.2 des theoretischen Teils werden die medizinischen Grundlagen (Diagnosen, Behandlungsansätze) von sprunggelenksnahen Frakturen erläutert, die zu den häufigsten knöchernen Verletzungen der unteren Extremitäten aufgrund von Arbeitsunfällen zählen (Wolff 2007, Kropf et al. 2006). Aus dieser Verletzungsregion rekrutiert sich auch die Stichprobe der vorliegenden prospektiven Studie, deren methodischer Teil ab Kapitel 2 erläutert wird.

1.1 Medizinische Rehabilitation und berufsgenossenschaftliche stationäre Weiterbehandlung in der gesetzlichen Unfallversicherung

Die WHO definierte 2001 in der ICF den Begriff Rehabilitation als
„koordinierten Einsatz medizinischer, sozialer beruflicher, pädagogischer und technischer Maßnahmen, unter Einbeziehung des sozialen und physikalischen Umfeldes zur Funktionsverbesserung, größtmöglichen Eigenaktivität und unabhängigen Partizipationen in allen Lebensbereichen, um den Betroffenen in seiner Lebensgestaltung so frei wie möglich zu machen" (Quittan/Fialka-Moser 2005).

Diese sehr umfassende Bestimmung des Begriffs zeigt, dass es im Rehabilitationsprozess nicht nur um die Wiederherstellung von Körperfunktionen oder Organtätigkeiten gehen soll, sondern auch um gesellschaftliche Aspekte der Teilhabe und Partizipation. Die gesetzlichen Grundlagen für Leistungen in der medizinischen Rehabilitation sind im 9. Sozialgesetzbuch (SGB IX, hier insbesondere § 26) verankert, das sich an der Systematik der ICF orientiert. In der Neufassung vom 01.07.2001 wurde hier erstmalig vorgeschrieben, dass sich die Ziele der Rehabilitation „an der Lebenssituation und den subjektiven Bedürfnissen der Betroffenen zu orientieren haben" (Gutenbrunner 2005).

1.1.1 Struktur der medizinischen Rehabilitation in Deutschland

In Deutschland werden verschiedene Organisationsformen der medizinischen Rehabilitation unterschieden:

Die Frührehabilitation im Akutkrankenhaus ist im Deutschen Fallpauschalensystem („Diagnosis Related Groups", DRG) verankert und soll über ein frühestmögliches Einsetzen einer funktions- und aktivitätsorientierten Behandlung eine größere Selbstständigkeit und somit verbesserte Chancen zur Teilhabe am gesellschaftlichen Leben ermöglichen. Stationäre Rehabilitationsmaßnahmen im Anschluss an die Akut-Klinikbehandlung werden je nach Kostenträger unterschiedlich bezeichnet:

- „Anschlussheilbehandlung - AHB" (gesetzliche Rentenversicherungsträger)
- „Anschlussrehabilitation" (gesetzliche Krankenversicherung)
- „Berufsgenossenschaftliche stationäre Weiterbehandlung - BGSW" (gesetzliche Unfallversicherung / Berufsgenossenschaften)

Außerdem werden bei chronisch kranken Patienten auch sog. „stationäre Heilverfahren" durchgeführt, um wie bei den oben beschriebenen Maßnahmen nach dem Grundsatz „Rehabilitation vor Rente" die Erhaltung oder Wiederherstellung der beruflichen Leistungsfähigkeit zu erreichen (§ 5 SGB IX).

Als Ergänzung oder Alternative zu den erwähnten stationären Behandlungen wurden in den letzten Jahren zunehmend teilstationäre bzw. ambulante Rehabilitationsmaßnahmen eingeführt, bei denen die Patienten zuhause wohnen, aber tagsüber in der Rehabilitationseinrichtung behandelt werden. Dies spart Kosten und ermöglicht eine wohnortnahe Wiedereingliederung in das soziale bzw. berufliche Umfeld, was den Bedingungen der ICF entspricht. Weitere Maßnahmen zur dauerhaften Erhaltung des Rehabilitationserfolges sind Nachsorgeinterventionen, die z.B. in Form von Gruppentherapien (Rehabilitationssport, Funktionstraining) an Behindertensportgemeinschaften, Vereinen oder Selbsthilfeorganisationen erfolgen können.

Eine weitere insbesondere für geriatrische Patienten sinnvolle Maßnahme ist die mobile oder aufsuchende Rehabilitation, die eine häusliche Betreuung und Behandlung älterer Patienten im eigenen Wohnumfeld vorsieht. Dies ermöglicht eine gezielte Analyse und Anpassung der persönlichen Lebenssituation des Patienten unter Einbeziehung der Angehörigen.

Je nach Zuständigkeiten werden im deutschen Gesundheitswesen – wie oben bereits erwähnt - verschiedene Träger medizinischer Leistungen unterschieden. Auf die besondere Rolle der gesetzlichen Unfallversicherung und deren Rehabilitationsziele soll im Folgenden näher eingegangen werden.

1.1.2 Die gesetzliche Unfallversicherung - Organisation und Funktion

Die heutige Form der gesetzlichen Unfallversicherung geht auf die frühe Initiative Otto von Bismarcks zurück, das deutsche Sozialrecht zu reformieren. Am 17. November 1881 wurde das entsprechende Gesetzgebungspaket in einer „kaiserlichen Botschaft an das Volk" (Eckart, 2005) angekündigt. Als Folge davon wurde ein Jahr nach dem Krankenversicherungsgesetz im Jahr 1884 das Gesetz über die Unfallversicherung erlassen. Darin wurde Unternehmern die Einrichtung von Unfallkassen vorgeschrieben und Arbeitern erstmalig eine finanzielle Unterstützung bei unfallbedingten Krankheiten zugesprochen. Heutige juristische Grundlage der gesetzlichen Versicherung ist das siebte Buch des Sozialgesetzbuches (SGB VII), das 1996 die Bestimmungen zur Unfallversicherung in der Reichsversicherungsordnung abgelöst hat.

Mit rund 70 Millionen Versicherten stellt die gesetzliche Unfallversicherung heute einen wichtigen Zweig der sozialen Sicherung in Deutschland dar. Wie die gesetzliche Kranken-, Pflege-, Renten- und Arbeitslosenversicherung ist sie ebenfalls eine Pflichtversicherung. Die Aufgabe der gesetzlichen Unfallversicherung ist es einerseits, Arbeitsunfälle, Berufskrankheiten und arbeitsbedingte Gesundheitsgefahren zu vermeiden. Andererseits sorgt sie dafür, bei beruflich erworbenen Verletzungen oder Erkrankungen die Gesundheit und Leistungsfähigkeit der Versicherten mit allen geeigneten Mitteln wiederherzustellen.

Seit dem 1. Juni 2007 werden die gewerblichen Berufsgenossenschaften und die Unfallversicherungsträger der öffentlichen Hand von einem gemeinsamen Spitzenverband vertreten. Der neu geschaffene Verband „Deutsche Gesetzliche Unfallversicherung" (DGUV) ist aus der Fusion des Hauptverbandes der gewerblichen Berufsgenossenschaften (HVBG) und des Bundesverbandes der Unfallkassen entstanden. Der Zuständigkeitsbereich der DGUV erstreckt sich auf rund 5,2 Millionen Unternehmen und Einrichtungen. Davon entfallen 3 Millionen Unternehmen auf die gewerbliche Wirtschaft, 1,6 Millionen auf Mitgliedsbetriebe in der Landwirtschaft und rund 590.000 Betriebe auf Einrichtungen im öffentlichen Bereich.

Da in der vorliegenden Arbeit die Effektivität ärztlich-therapeutischer Behandlungsmaßnahmen nach Arbeitsunfällen evaluiert wird, sollen im nächsten Kapitel die medizinischen Rehabilitationsmaßnahmen im Rahmen der gesetzlichen Unfallversicherung näher beleuchtet werden.

1.1.3 Medizinische Rehabilitation in der gesetzlichen Unfallversicherung

Die Leistungen der gesetzlichen Unfallversicherung beginnen direkt bei der medizinischen Erstbehandlung und können sich, wenn nötig, auf medizinische Rehabilitationsmaßnahmen und gegebenenfalls eine Rentenentschädigung ausweiten. Nach dem bereits erwähnten Leitsatz „Rehabilitation vor Rente" stehen außerdem Mittel für die soziale und berufliche Wiedereingliederung zur Verfügung (DGUV, 2008).

Aufgabe der Unfallversicherungsträger ist es, nach Eintritt eines Versicherungsfalles (Arbeits- oder Wegeunfall, Berufskrankheit) durch medizinische Rehabilitationsmaßnahmen die gesundheitliche Beeinträchtigung des Versicherten zu behandeln. Dies schließt per Sozialgesetzbuch (SGB VII) alle geeigneten Mittel ein, die es ermöglichen, den eingetretenen Gesundheitsschaden zu beseitigen oder zu bessern bzw. seine Verschlimmerung zu verhüten und seine Folgen zu mildern.

Um dies zu gewährleisten hat sich in Deutschland ein Versorgungssystem etabliert, das eine möglichst frühzeitig einsetzende notfallmedizinische Erstversorgung sowie eine unfallmedizinische Weiterbehandlung der betroffenen Patienten beinhaltet. In den eigens von den Berufsgenossenschaften unterhaltenen Kliniken (vgl. Abb. 2) werden Patienten von der Akutversorgung mit begleitender Frührehabilitation bis zur medizinischen Nachsorge betreut. Notwendige Behandlungsmaßnahmen können sowohl ambulant als auch stationär in BG-Kliniken oder von zugelassenen Kooperationskrankenhäusern bzw. Rehabilitationseinrichtungen erfolgen.

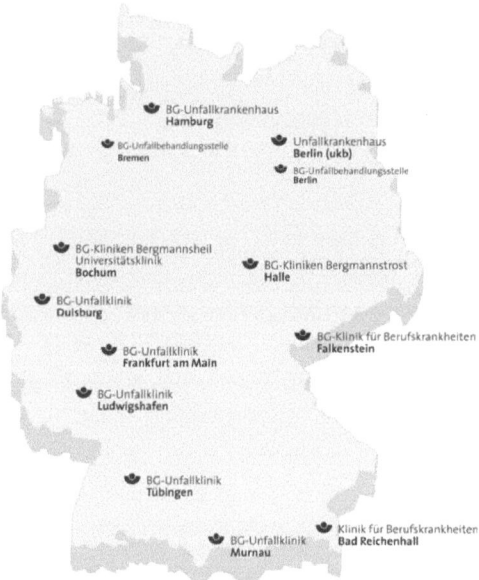

Abbildung 2: Übersichtskarte der BG-Kliniken in Deutschland (Quelle: www.dguv.de/inhalt/rehabilitation/med_reha/index.jsp 08.06.2009)

Einen besonderen therapeutischen Stellenwert im Zusammenhang mit der medizinischen Rehabilitation und beruflichen Wiedereingliederung von gesetzlich unfallversicherten Patienten nimmt die berufsgenossenschaftliche stationäre Weiterbehandlung (BGSW) ein, die im nächsten Kapitel erläutert wird.

1.1.4 Die Berufsgenossenschaftliche Stationäre Weiterbehandlung (BGSW)

Nach §26 SGB VII haben die gesetzlichen Unfallversicherungsträger „alle geeigneten Maßnahmen" zu erbringen, um die schnellstmögliche berufliche und soziale Reintegration eines Unfallverletzten zu erreichen. Dazu kann nach §33,

Abs. 1-3, SGB VII auch die „Heilbehandlung mit Unterkunft und Verpflegung in einem Krankenhaus oder einer Kur- oder Spezialeinrichtung (stationäre Behandlung)" (Moorahrend et al. 2000) gehören.

Die berufsgenossenschaftliche stationäre Weiterbehandlung (BGSW) wird nach Wolff (2007) dann eingeleitet, wenn eine „Unverhältnismäßigkeit zwischen Art und Schwere der Verletzung und Dauer des Heilverfahrens" besteht. Außerdem kann dies der Fall sein, wenn eine berufliche Wiedereingliederung nach der Verletzung nicht gelingt bzw. ambulant stattgefundene therapeutische Maßnahmen wie Physiotherapie oder eine erweiterte ambulante Physiotherapie (EAP) nicht zum Erfolg geführt haben. Neben umfangreichen physio- und ergotherapeutischen Maßnahmen kommen in der BGSW unterstützend individuell ausgewählte balneophysikalische Anwendungen (u. a. Kälte, Wärme, Elektro- und Lichttherapie, Bäder) zum Einsatz. Darüber hinaus erfolgt während des stationären Klinikaufenthalts eine Optimierung der Versorgung und Gebrauchsschulung mit orthopädischen Hilfsmitteln sowie eine schmerztherapeutische Betreuung der betroffenen Patienten im interdisziplinären Kontext. Nach Podiwin (2007) kann der Begriff „BGSW" als „Oberbegriff für viele verschiedene stationäre Rehabilitationsmaßnahmen" angesehen werden. Dazu gehören neben der klassischen BGSW nach einer Akutbehandlung eine Wiederholungs-BGSW und eine komplexe stationäre Rehabilitationsmaßnahme (KSR).

Die Durchführung der BGSW-Maßnahme ist nur in zugelassenen Einrichtungen mit entsprechender räumlicher, apparativer und personeller Ausstattung möglich. Neben speziellen Rehabilitationskliniken, die Verträge mit den Landesverbänden der gesetzlichen Unfallversicherungen abgeschlossen haben, erfolgt die BGSW-Durchführung insbesondere in den berufsgenossenschaftlichen Unfallkliniken. Neben dem genannten breiten Spektrum an konservativen Behandlungsmaßnahmen stehen hier auch differenzierte Diagnoseverfahren und gegebenenfalls auch operative Interventionsmöglichkeiten zur Verfügung.

1.1.5 BGSW – Indikationen, Ziele und Erwartungen

Das den Patienten ganzheitlich betrachtende bio-psycho-soziale ICF-Modell stellt die Grundlage für die Indikationsstellung einer berufsgenossenschaftlichen stationären Weiterbehandlung dar. Durch die Einbeziehung von problematischen, die soziale und berufliche Reintegration des Patienten hemmenden Umgebungsfaktoren erscheint der Gesundheitszustand eines Unfallverletzten mit einer nach ICD-10[3] vermeintlich einfachen Monoverletzung aus einem anderen Blickwinkel: So können beispielsweise bestimmte Kontextfaktoren wie die fehlende Anbindung an eine ambulante Rehabilitationseinrichtung oder personenbezogene Kriterien (biologische Voralterung, allein lebend im 4. Stock ohne Aufzug, arbeitslos) eine BGSW notwendig machen, um eine erfolgreiche Reintegration des Patienten in sein berufliches und soziales Umfeld zu ermöglichen. Dieses Ziel kann durch unterschiedliche berufliche Wiedereingliederungsmodelle (volle Arbeitsfähigkeit oder stufenweise Wiedereingliederung durch eine sog. „Belastungserprobung") im Anschluss an eine BGSW angestrebt werden. Neben der Identifikation sozialer Indikationen im medizinischen Rehabilitationsprozess kommt in Bezug auf die berufliche Wiedereingliederung vor allem dem Zeitfaktor eine besondere Bedeutung zu. Wolff (2007) verweist darauf, dass ein „eindeutiger Zusammenhang zwischen der beruflichen Reintegration und dem Zeitintervall bis zum Beginn der stationären Behandlungsmaßnahme" besteht. Er konnte in seiner Untersuchung an 209 Arbeitsunfallverletzten zeigen, dass der Wiedereintritt ins Berufsleben umso wahrscheinlicher war, je früher die BGSW-Maßnahme begonnen wurde. Eine Korrelation zwischen der Schwere

---

[3] Die "Internationale statistische Klassifikation der Krankheiten und verwandter Gesundheitsprobleme" (ICD-10) wurde von der Weltgesundheitsorganisation (WHO) erstellt und im Auftrag des Bundesministeriums für Gesundheit vom Deutschen Institut für medizinische Dokumentation und Information (DIMDI) ins Deutsche übertragen und herausgegeben. Die Abkürzung ICD steht für "International Statistical Classification of Diseases and Related Health Problems", die Ziffer 10 bezeichnet die 10. Revision der Klassifikation. Die ICD-10 ist Teil der Familie der internationalen gesundheitsrelevanten Klassifikationen.

der Verletzung (ausgedrückt in Höhe der MdE[4]) als möglicher Prädiktor der beruflichen Wiedereingliederung konnte in der vorliegenden Studie mit diesem Patientengut nicht gefunden werden. Allerdings zeigten sich Unterschiede bei verschiedenen Verletzungslokalisationen in Bezug auf die erfolgreiche Wiedereingliederung der Patienten: So kam es bei Patienten mit Verletzungen an Sprunggelenk/Fuß und Schulter deutlich häufiger zum Verlust des Arbeitsplatzes als bei Patienten mit Verletzungen an der Wirbelsäule, die selbst bei länger dauernden Krankheitsverläufen mit einer hohen Quote in die berufliche Tätigkeit reintegriert werden konnten.

Podiwin (2007) sieht aus Sicht der Kostenträger in der schnellen und direkten Kommunikation aller am Rehabilitationsprozess beteiligten Berufsgruppen (Rehabilitationsmanager der Berufsgenossenschaft, Ärzte, Therapeuten, Psychologen, Bildungseinrichtungen und Arbeitgeber) den Schlüssel zum Erfolg der BGSW: Je klarer relevante Informationen (Zielvereinbarungen der stationären Rehabilitation, Aussagen zur Arbeitsfähigkeit am Ende der BGSW) formuliert, dokumentiert und innerhalb des angesprochenen interdisziplinären Netzwerkes kommuniziert werden, desto effizienter ist die Rehabilitationsmaßnahme in Bezug auf die soziale und berufliche Reintegration des unfallverletzten Patienten (Podiwin 2007). Diese Ansicht wird von Ritter (2000) geteilt, der eine nahtlose Rehabilitation mit engmaschigen Qualitätskontrollen fordert, was „eine möglichst reibungslose Kooperation und Kommunikation zwischen Klinik, niedergelassenem Arzt und Verwaltung erfordert" (Ritter 2000).

Die Untersuchung von Wolff (2007) hat gezeigt, dass die berufliche Reintegration von Patienten mit arbeitsunfallbedingten Verletzungen am Sprunggelenk bei einem größeren Prozentsatz der betroffenen Patienten nicht zufrieden stellend gelungen ist. Da es sich zudem um eine der häufigsten Verletzungslokalisationen bei Berufsunfällen handelt (Kropf et al. 2006, Wolff 2007, Conti et al. 2002,

---

[4] MdE = Minderung der Erwerbsfähigkeit. Die MdE ist eine von mehreren gesetzlichen Voraussetzungen für die Gewährung einer Verletztenrente wegen eines Arbeitsunfalls oder einer Berufskrankheit durch die gesetzliche Unfallversicherung (Heisel/Jerosch 2004).

Campbell 2002, Kunkel et al. 2002) und dieses Patientengut deshalb für die vorliegende Studie ausgewählt wurde, soll darauf im nachfolgenden Kapitel näher eingegangen werden.

1.2 Sprunggelenksnahe Frakturen

1.2.1 Funktionell-anatomische Grundlagen von Unterschenkel und Sprunggelenken

Anatomisch wird der knöcherne Unterschenkel von Tibia und der lateral liegenden Fibula gebildet und artikuliert an seinem distalen Ende in der Malleolengabel mit dem Talus zum oberen Sprunggelenk (Articulatio talocruralis). Tibia und Fibula verlaufen parallel und sind im Schaftbereich durch die straffe, bindegewebige Membrana interossea miteinander verbunden. An ihrem distalen Ende sorgt insbesondere die ventral und dorsal verlaufende Syndesmose für eine stabile Gelenksituation im Bereich der Knöchelgabel (von Recum et al. 2006).

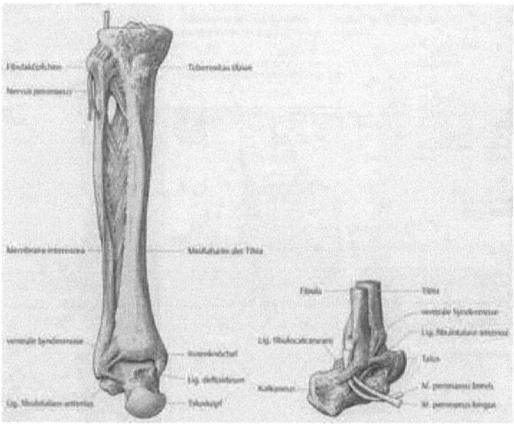

Abbildung 3: Anatomie des Unterschenkels (nach Niethard/Pfeil 2005)

Das obere Sprunggelenk (OSG) wird außerdem von einem lateral verstärkten straffen Kapsel-Band-Apparat stabilisiert. Am Außenknöchel gibt es drei wichtige Stabilisationsbänder, die nach Ihrem Verlauf als Ligamentum fibulotalare anterius bzw. posterius und als Ligamentum fibulocalcaneare bezeichnet werden. Am Innenknöchel ist das wichtigste Stabilisierungsband das vierteilige fächerförmig angeordnete Ligamentum deltoideum. An der tibiofibularen Syndesmose verbinden die kräftigen Ligg. tibiofibularia posterius und anterius das distale Ende beider Unterschenkelknochen dorsal und ventral zu einer festen, widerstandsfähigen Funktionseinheit.

Funktionell nimmt das OSG die Kraft vom Schienbein auf und überträgt diese auf das untere Sprunggelenk (USG). Von dort wird die Kraft auf den Boden über den Vor- und Rückfuß verteilt. Das OSG wird vom Gelenktyp als Scharniergelenk mit 2 Freiheitsgraden bezeichnet, das eine Normbeweglichkeit von 20-30° Dorsalextension und 40-50° Plantarflexion aufweist (Schomacher 2001).

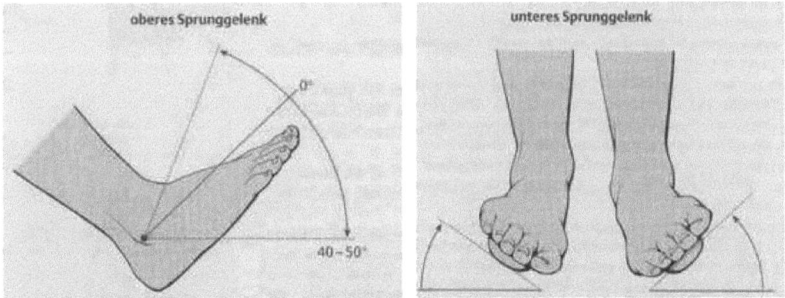

Abbildung 4: Bewegungsmöglichkeiten im oberen und unteren Sprunggelenk (Niethard und Pfeil 2005)

Bewegt sich das Sprungbein in der Malleolengabel in Richtung Dorsalextension des Fußes, führt dies zu einer Erhöhung der Stabilität des Gelenkes, da die Talusrolle im vorderen Bereich breiter ist als hinten. Die anatomische Form der Trochlea tali führt dazu, dass das Sprungbein während der OSG-Bewegungen eine komplexe dreidimensionale Bewegung durchführt, bei der es neben den

Scharnierbewegungen auch zu Rotationsbewegungen des Talus nach außen (Dorsalextension) und innen (Plantarflexion) kommt (Grass et al. 2003). Mit seiner Beweglichkeit in der Sagittalebene ermöglicht das Sprunggelenk ein flüssiges Abrollen des Fußes im Gangablauf.

Das USG wird knöchern durch den Talus und die umliegenden Fußwurzelknochen (Calcaneus, Os naviculare) gebildet. Anatomisch wird hier ein hinterer Teil (Articulatio talocalcanearis, Articulatio subtalaris) von einem vorderen Gelenkanteil unterschieden (Articulatio talocalcaneonavicularis). Beide Gelenkanteile wirken funktionell zusammen, indem sie dem Rückfuß Bewegungen in der Frontalebene ermöglichen. Dabei werden die Bewegungen des vorderen Calcaneusanteils nach medial als Inversion und die entgegengesetzte Bewegung als Eversion bezeichnet. Analog dazu werden die funktionell gekoppelten Bewegungen im Vorfußbereich als Supination und Pronation definiert. Der Normbewegungsbereich für die Inversion liegt bei 30-40°, bei der Eversion sind nur 20-30° möglich (Schomacher 2001). Das untere Sprunggelenk wird im Alltag insbesondere beim Gehen auf unebenem oder seitlich-schrägem Untergrund benötigt. Bewegungsmöglichkeiten im USG sind sehr wichtig für Gleichgewichtsreaktionen, z.B. beim Stehen auf einem Bein oder beim Balancieren auf einer Linie.

Da es sich bei sprunggelenksnahen Frakturen um die häufigsten knöchernen Verletzungen der unteren Extremität handelt, sollen diese in den folgenden Kapiteln differenzierter betrachtet werden. In Anlehnung an die 10. Revision der internationalen Klassifikation der Krankheiten (ICD-10-GM-Version 2009[5]) werden dabei die verschiedenen Frakturtypen getrennt nach Lokalisationen (Unterschenkel, Malleolarbereich, Talus und Calcaneus) kurz mit operativen bzw. konservativen Behandlungsmöglichkeiten erläutert.

---

[5] Deutsche Version (GM = German Modification) der ICD-10, 2009, Kapitel XIX: Verletzungen, Vergiftungen und bestimmte andere Folgen äußerer Ursachen S00-T98; Verletzungen des Knies und des Unterschenkels (S80-S89) und Verletzungen der Knöchelregion und des Fußes (S90-S99)

1.2.2 Unterschenkelfrakturen und isolierte Tibia- und Fibulafrakturen

Als Unterschenkelfrakturen werden Brüche beider Unterschenkelknochen (Tibia und Fibula) bezeichnet. Sie können durch direkte und indirekte Gewalteinwirkung, z.B. im Straßenverkehr („Stoßstangenverletzung"), bei Arbeitsunfällen oder beim Sport (z.B. starke Torsionskräfte bei Fußball- oder Snowboardunfällen) entstehen. Die häufigsten Frakturen sind Biegungs-, Stauchungs- und Torsionsbrüche. Da die Tibiavorderkante unmittelbar unter dem Unterhautfettgewebe liegt, kommt es häufig zu offenen Frakturen des Schienbeins, die mit mehr oder weniger großen Weichteildefekten einhergehen können. Nicht selten kommt es zu Komplikationen bzw. Verzögerungen der Heilung durch Gefäß- und Nervenverletzungen (z.B. N. peronaeus) oder zu einem Kompartmentsyndrom mit anschließend notwendiger Fascienspaltung. Bei den distalen Tibiafrakturen werden je nach Unfallmechanismus Torsionsfrakturen von Stauchungsfrakturen unterschieden. Nach der Arbeitsgemeinschaft für Osteosynthesefragen (AO) werden am distalen Unterschenkel des Weiteren extraartikuläre Frakturen von partiellen und vollständigen Gelenkfrakturen unterschieden.

In der Regel werden Unterschenkelfrakturen operativ versorgt, wobei sich in den letzten Jahren bei unkomplizierten Weichteilverhältnissen die intramedulläre Marknagelung der Tibia in unaufgebohrter Technik als die Methode der Wahl etabliert hat. Bei offenen Frakturen mit ausgeprägten Weichteildefekten und bei polytraumatisierten Patienten hat sich die Primärversorgung mit Fixateur externe bewährt, wobei hier ein Verfahrenswechsel zur internen Osteosynthese (Marknagel, Plattenosteosynthese) die Vorteile beider Verfahren vereinigen kann (Weise/Höntzsch, 2001). Isolierte Fibulafrakturen im Schaftbereich bzw. am Fibulaköpfchen werden in der Regel nicht operativ versorgt. Nach List (2009) ist in jüngster Zeit bevorzugt bei distalen extraartikulären Tibiafrakturen die aufgebohrte Nagelung wieder im Gespräch. Wenn dort die intramedulläre Stabilisierung (Marknagel) aus Platzgründen nicht ausreichend verriegelt werden kann, kommen isolierte Platten- oder Schraubenosteosynthesen zum Einsatz (Streicher/Reilmann 2008). Rzesacz et al. (1998) empfehlen bei distaler

Unterschenkelfraktur mit Gelenkbeteiligung die Verriegelungsmarknagelung in Kombination mit einer Plattenosteosynthese der Fibula und einer gedeckten Schraubenosteosynthese der Tibia.

1.2.3 Malleolarfrakturen (Knöchelbrüche)

Knöchelfrakturen entstehen häufig durch indirekte Gewalteinwirkung (Umknicktraumen) oder durch direkte Traumen (z.B. Sturz aus größerer Höhe) mit Stauchungsfraktur der distalen tibialen Gelenkfläche (Pilon-tibial-Fraktur). Es existieren verschiedene Klassifikationen der Malleolarfrakturen[6], wobei im deutschsprachigen Raum die einfache Einteilung nach Weber (1966), die sich an der Höhe der Fibulafraktur orientiert, weit verbreitet ist. Diese Einteilung erfolgt in drei Kategorien (Typ A, B, C) und lässt Rückschlüsse auf die therapeutisch bedeutsame Syndesmosenruptur zu (Grass et al. 2003). Bei Weber A-Frakturen (Frakturlinie unterhalb der Syndesmose) kann im Gegensatz zu den höheren Frakturen vom Typ Weber B und C von einer intakten Syndesmosenverbindung ausgegangen werden. In der täglichen Praxis werden neben der Weber-Klassifikation auch noch bi- und trimalleoläre Frakturen unterschieden. Dabei kann neben dem Außenknöchelbruch zusätzlich der Innenknöchel (bimalleolär) oder auch die dorsale tibiale Hinterkante frakturieren (trimalleolär), was auch als Volkmann-Fraktur bezeichnet wird. Nach Niethard/Pfeil (2005) stellt die Maisonneuve-Fraktur (kombinierte Innenknöchelverletzung und hohe Fibulafraktur) eine Sonderform der Luxationsfrakturen dar (vgl. Abb. 5).

---

[6] Amerikanische und skandinavische Arbeiten basieren häufig auf der Klassifikation nach Lauge-Hansen (1948), die insgesamt 13 Untergruppen an Sprunggelenksfrakturen bildet. Neben dieser Einteilung und der Weber-Einteilung existiert die Klassifikation nach der Arbeitsgemeinschaft für Osteosynthesefragen (AO), die das Weber-Schema in drei weitere Untergruppen differenziert.

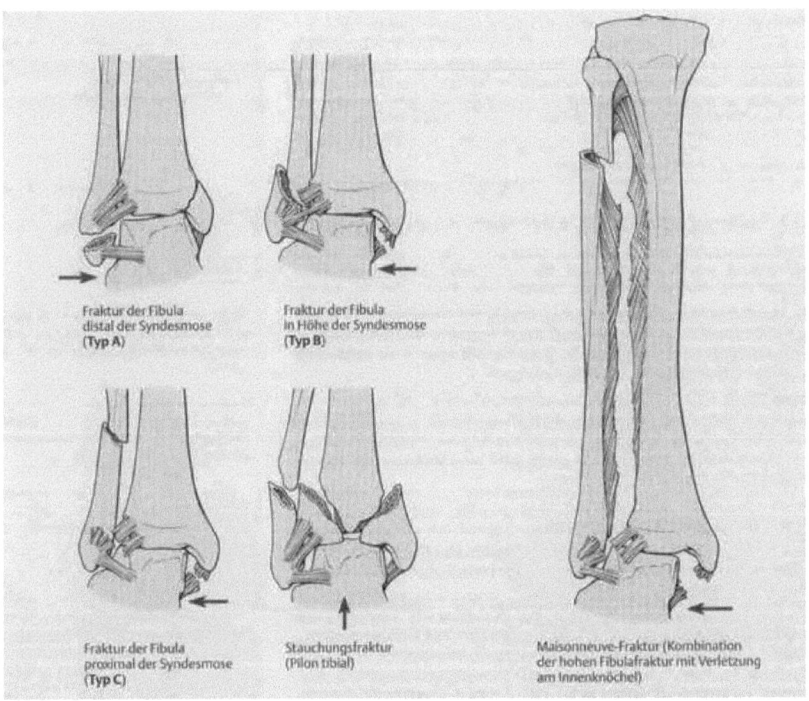

Abbildung 5: Einteilung der Sprunggelenksfrakturen nach Weber (aus Niethard/Pfeil 2005)

Indikationen und Behandlungstechniken der Sprunggelenksfrakturen haben sich nach Richter/Muhr (2000) seit 30 Jahren in der deutschsprachigen Literatur kaum verändert: Konservativ werden nur isolierte und nicht-dislozierte Fibulafrakturen vom Typ Weber A und unverschobene Innenknöchelfrakturen behandelt. Özokyay et al. (2004) empfehlen Weber-B-Frakturen mit dokumentierter Stabilität ebenfalls funktionell-konservativ zu therapieren. Instabile Frakturen vom Typ Weber B und C, Pilon-tibial-Frakturen, bi- und trimalleoläre Brüche sowie Luxationsfrakturen mit ausgeprägten Weichteilverletzungen werden operativ versorgt. Dabei ermöglicht eine interne Frakturstabilisierung mittels Platten- und/oder Zuggurtungsosteosynthese neben der Gelenkrekonstruktion mit korrekter Fibulalänge und Rotation eine frühfunktionelle Nachbehandlung mit relativ kurzer Immobilisation des betroffenen Sprunggelenks. Ausgeprägte begleitende Weichteildefekte, z.B. bei offenen Sprunggelenksluxationsfrakturen, können vor der internen Osteosyntheseversorgung die primäre Anlage eines gelenkübergreifenden Fixateur externe-Systems erfordern.

1.2.4 Talusfrakturen

Knöcherne Verletzungen des Sprungbeins sind seltene, aber schwere Verletzungen. Nach Müller et al. (2005) beträgt ihr Anteil an den Frakturen des Fußskeletts 3%, bezogen auf das Gesamtskelett etwa 0,3%. Da die Talusoberfläche zu etwa 60% mit hyalinem Gelenkknorpel bedeckt ist, sind Sprungbeinfrakturen mehrheitlich Gelenkfrakturen. Der Talus nimmt aufgrund seiner fehlenden Muskel- oder Sehneninsertionen eine funktionell-anatomische Sonderstellung am Fußskelett ein und ist bei Frakturen aufgrund seiner sehr empfindlichen Gefäßversorgung anfällig für Komplikationen (Talusnekrose, posttraumatische Arthrose). Ursächlich für knöcherne Talusverletzungen sind Hochrasanztraumen, z.B. durch Verkehrsunfälle oder Stürze aus großer Höhe, was nach Eberl et al. (2006) dazu führen kann, dass „Begleitverletzungen initial vordergründig sind und die Fußverletzung möglicherweise erst verzögert erkannt wird". Sprungbeinfrakturen können nach ihrer Lokalisation in Talushals-, Taluskorpus- und in die selten isolierten Taluskopf-Frakturen gegliedert werden. Differenzialdiagnostisch unterschieden Marti (1971) die Talusfrakturen sowie u.a. Hawkins (1970) die Korpusfrakturen in periphere (Typ I) und zentrale Frakturen (Typ II-IV). Prognostisch am günstigsten sind periphere Typ-I-Frakturen am Taluskopf und distalen Talushals (intakte Zirkulation, Nekroserate < 5%), im Gegensatz zu den zentralen Frakturen am proximalen Talushals und -korpus, die je nach Dislokations- bzw. Luxationsgrad und Anzahl der Bruchfragmente zunehmend höhere Nekroseraten aufweisen (Szyskowitz/Schatz 2001).

Ziel der Frakturbehandlung ist die möglichst exakte anatomische Rekonstruktion der knöchernen Strukturen, insbesondere der Gelenkanteile, um Inkongruenzen und damit posttraumatische Arthrosen zu vermeiden. Je früher die

Reposition erfolgt, desto eher erfolgt die Entlastung der Gefäße, wodurch das durchblutungsbedingte Komplikationsrisiko einer Talusnekrose gesenkt werden kann (Niethard/Pfeil 2005). Periphere nicht-dislozierte Talusfrakturen können konservativ behandelt werden, wobei Müller et al. (2005) empfehlen, auch nicht-verschobene Sprungbeinfrakturen osteosynthetisch zu versorgen, um eine frühfunktionelle Behandlung zu ermöglichen. Bei großen Begleitverletzungen des umliegenden Weichteilgewebes kann eine primär geschlossene Reposition mit externer Fixateur-Anlage erfolgen. Lässt die Weichteilsituation einen offenen operativen Zugang zu, kommen mehrheitlich Schraubenosteosynthesen zum Einsatz. Selten werden Talustrümmerfrakturen bzw. vollständige Talusluxationsfrakturen mit einer primären Arthrodese versorgt, um den Patienten lange Behandlungsintervalle mit den o. g. Komplikationen zu ersparen.

1.2.5 Calcaneusfrakturen

Das Fersenbein ist nicht nur der größte, sondern auch der am häufigsten traumatisch frakturierende Fußwurzelknochen des menschlichen Skeletts. In der Literatur findet sich für die Calcaneusfraktur mit 1-2% ein eher geringer Prozentsatz in Bezug auf alle vorkommenden Knochenbrüche. Allerdings stellt diese Frakturlokalisation nach Zwipp et al. (2005) mit 60-75% aller Fußwurzelfrakturen den häufigsten Bruch dar. Hauptursache einer Fersenbeinfraktur ist die axiale Stauchung durch einen Sturz aus größerer Höhe (z.B. Arbeitsunfall, Suizidversuch). Seltener führen Verkehrs- oder Sportunfälle zu dieser Verletzung. Je nach Größe der Gewalteinwirkung können eine oder mehrere Frakturlinien entstehen, die sehr häufig die Gelenkflächen des unteren Sprunggelenks und des Calcaneocuboidgelenks mit betreffen (vgl. Abb. 6). Männer (82%) sind fast fünf Mal so häufig von einer Calcaneusfraktur betroffen wie Frauen. Neben der klassischen Fraktureinteilung nach Essex-Lopresti (1952) in „joint depression type" und „tongue type", die sich an den primären und sekundären Frakturlinien orientiert, existieren weitere CT-basierte Frakturklassifikationen[7]. Auf der Basis dieser Einteilungen erfolgen die Planung des therapeutischen Vorgehens und die prognostische Beurteilung des funktionellen Ergebnisses.

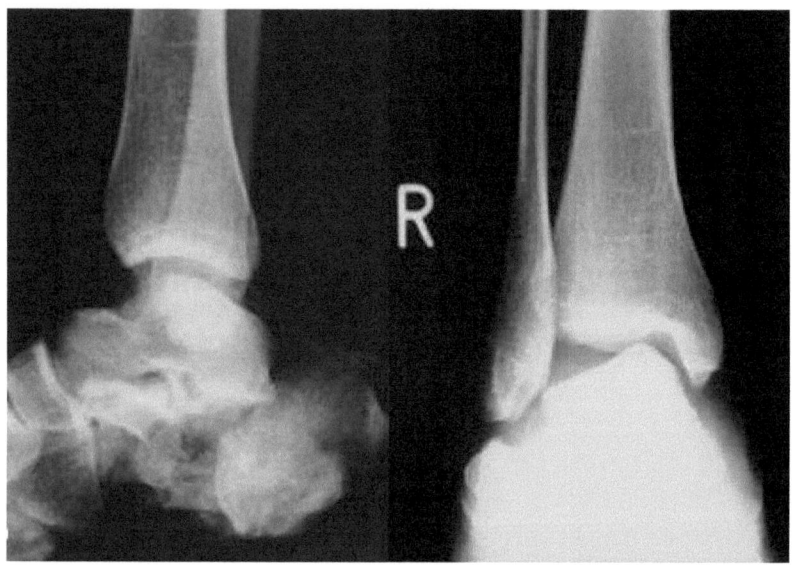

Abbildung 6: Röntgenaufnahmen einer schweren Luxationsfraktur des Calcaneus mit Kippung des Talus aus der Sprunggelenksgabel (aus Zwipp et al. 2005)

Die Indikation für eine operative Intervention sehen Zwipp et al. (2005) bei intraartikulären Frakturen mit mehr als 1 Millimeter Gelenkstufe in einer der calcanearen Gelenkfacetten sowie bei extraartikulären Frakturen mit relevanter Rückfußfehlstellung (Varus > 5°, Valgus > 10°). Ein konservatives Vorgehen empfehlen dieselben Autoren bei nicht-dislozierten Frakturen ohne Gelenkbeteiligung bzw. bei Trümmerbrüchen mit extremer Zerstörung aller Gelenkanteile

---

[7] Im nordamerikanischen Raum wird bevorzugt die Klassifikation von Sanders (1992) verwendet, die sich im koronaren CT-Schnitt an der Anzahl der Frakturlinien auf Höhe der posterioren Calcaneusfacette orientiert (Typ I-IV). Die neue AO-Klassifikation (2004) unterscheidet neben extra- und intraartikulären Fersenfrakturen (Typ A/B) auch Luxationsfrakturen (Typ C) des Calcaneus (eine Übersichtsarbeit zu extraartikulären Calcaneusfrakturen findet sich bei Schepers et al. 2008).

(mit optionaler, später durchgeführter Subtalararthrodese). Ferner sollte man primär konservativ vorgehen bei ausgeprägten Begleitverletzungen (z. B. Weichteilinfekte) und –erkrankungen (z.b. insulinpflichtiger Diabetes mellitus, Alkohol- und Drogensucht). Wird differenzialdiagnostisch die Indikation zur Operation gestellt, kann ein unmittelbarer Eingriff aufgrund einer massiv einsetzenden Weichteilschwellung scheitern. Prokop (2007) fand deshalb in einem von ihm untersuchten Patientenkollektiv eine präoperative Liegezeit von im Mittel 9,5 Tagen. Wie bereits bei den Unterschenkel- und Malleolarfrakturen erwähnt, kann in dieser Zeit der sprunggelenksüberbrückende Fixateur externe die möglicherweise offene Calcaneusfraktur temporär stabilisieren und eine Weichteilausheilung gewährleisten. Wird die Fersenbeinfraktur durch eine interne Osteosynthese stabilisiert, kommen anatomisch angepasste, nicht gelenkübergreifende und bewegungsstabile Implantate (Platten-, Schraubenosteosynthesen) zum Einsatz. Ziele der operativen Therapie sind nach Grass et al. (2001) die anatomische Rekonstruktion der frakturierten Gelenkebenen, die Wiederherstellung von Höhe, Länge und Breite des Rückfußes sowie die osteosynthetische Retention, was eine frühfunktionelle Nachbehandlung ermöglicht. Offene Calcaneusfrakturen bergen im Vergleich zu geschlossenen Brüchen ein ungleich höheres Infektrisiko aufgrund der geringen Haut- und Weichteildeckung des Rückfußes. Siebert et al. (1998) beschreiben Infektraten bei offenen Fersenbeinfrakturen von 60% und Amputationshäufigkeiten von 14%. Insofern kommt der unmittelbaren Wundversorgung bei diesen Verletzungen eine besondere Bedeutung zu.

Neben den beschriebenen Primärversorgungsmaßnahmen bei sprunggelenksnahen Frakturen stellt die physiotherapeutische Nachbehandlung dieser Verletzungen eine zweite wichtige Säule innerhalb der medizinischen Rehabilitation der Patienten dar. Im nun folgenden Kapitel wird deshalb auf die im physiotherapeutischen Befund auffallenden Defizite und daraus resultierende Behandlungsmöglichkeiten bei Patienten nach sprunggelenksnahen Frakturen eingegangen.

1.2.6 Funktionelle Defizite und physiotherapeutische Möglichkeiten

Eine zeitgemäße, ganzheitliche physiotherapeutische Befundung orientiert sich an der ICF-Gliederung und erfasst den Patienten in seinen Beeinträchtigungen auf den Ebenen der Körperfunktionen, der Aktivität und Partizipation (vgl. Abb. 1). Diese Vorgehensweise ermöglicht einen mehrperspektivischen Zugang zum Patienten und eine einheitliche Kommunikation im interdisziplinären Behandlungsteam. Abbildung 7 zeigt die Komplexität der verschiedenen Einflussfaktoren auf den Patienten innerhalb einer physiotherapeutischen Behandlungssituation:

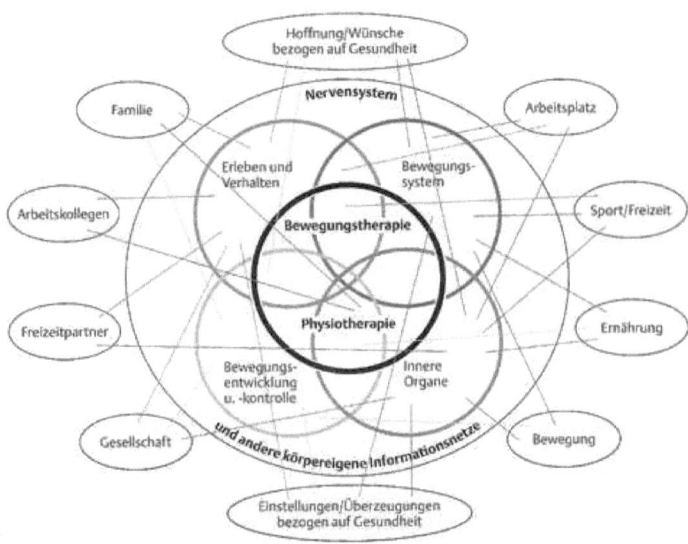

Abbildung 7: Sozialbezüge und Lebensbereiche eines Patienten (Hüter-Becker, 2002)

Nach der ausführlichen Anamnesebefragung und Beobachtung des Patienten bildet der Physiotherapeut auf der Grundlage vorhandener Informationen (ärztliche Verordnung, Patientenakte, Befragung) Hypothesen zur Erfassung der funktionellen Einschränkungen des Patienten (z. B. schmerzhafte Gangbildstörung). Darauf aufbauend werden verschiedene Untersuchungsmethoden (z. B. Krafttests, Beweglichkeitsmessungen) zur Bestimmung motorischer Defizite angewendet, die sich dazu eignen, aufgestellte Hypothesen entweder zu bestätigen oder zu verwerfen. So können Therapieziele formuliert und therapeutische Maßnahmen geplant werden. Dieser als „Clinical Reasoning" (Barth/Pott 2005) bezeichnete Prozess geht über in die kontinuierliche Evaluation, also die Erfassung des therapeutischen Fortschritts mittels standardisierter Mess- und Testverfahren.

Im Folgenden sollen häufige funktionelle Einschränkungen bei Patienten mit Zustand nach sprunggelenksnahen Frakturen im späteren Behandlungsverlauf (nach Abschluss der Teilbelastungsphase bzw. Frakturheilung) dargestellt und erläutert werden. Die Beurteilung der körperlichen Leistungsfähigkeit dieser Patienten orientiert sich neben den geäußerten Beschwerden in dieser Nachbehandlungsphase an den motorischen Grundeigenschaften Koordination, Kraft, Beweglichkeit, Ausdauer, Schnelligkeit. Für jede dieser Fähigkeiten gibt es standardisierte Mess- und Testverfahren sowie Assessments, die dem Physiotherapeuten als Werkzeug dienen, Einschränkungen zu erfassen und zu quantifizieren:

Koordinative Auffälligkeiten können bei diesen Patienten im physiotherapeutischen Befund insbesondere in zwei Ausprägungsformen erfasst werden:

Die Analyse des Gangbilds zeigt einen häufig unrhythmisch-asymmetrischen Ablauf mit unterschiedlichen Schrittlängen, verminderter Abrollfähigkeit, erschwerter Gewichtsübernahme und reduzierter Abdruckaktivität mit dem betroffenen Bein (Müller 2008). Die maximale Gehstrecke bzw. Gehzeit ohne Gehhilfen ist häufig deutlich reduziert. Außerdem ist das alternierende Treppabwärtsgehen mit der verletzten Seite als Standbein nicht adäquat möglich.

Eine zweite, meist deutlich ausgeprägte koordinative Einschränkung betrifft die Gleichgewichtsfähigkeit der Patienten: Sowohl die Fähigkeit, statisch das Gleichgewicht zu halten (z.B. im Einbeinstand auf dem betroffenen Bein) als auch dynamisch Gleichgewichtsaktivitäten durchzuführen (z.B. Balancieren auf einer Linie), ist nach der Phase der Teilbelastung reduziert. Dies ist besonders gravierend, da die Gleichgewichtsfähigkeit als Basis für sehr viele Alltagsaktivitäten (z.B. sicheres Stehen und Gehen, insbesondere auf unebenem Untergrund, schnelles und adäquates Reagieren bei Sturzgefahr) gilt.

Koordinative Einschränkungen lassen sich durch eine gezielte Schulung des muskulären Zusammenspiels (Verbesserung der intra- und intermuskulären Koordination) verbessern. Die Patienten erhalten in der Therapie klare Instruktionen über Auffälligkeiten im Gangbild (Ausweichmechanismen) und werden in der Umsetzung der Korrekturen im Gangablauf und an der Treppe begleitet. Können die Patienten Übungsformen zum Gleichgewicht im Stand auf stabilen Flächen umsetzen, kommen auch instabile Standflächen (Schaukelbretter, Therapiekreisel etc.) zum Einsatz, um die Anforderungen zu steigern (List 2009). Dabei wird gezielt die Fähigkeit der Propriorezeptoren (Muskelspindel, Golgisehnenorgan) geschult, über schnelle neuromuskuläre Verschaltungen die Gelenke der unteren Extremität in einer physiologischen Position zu stabilisieren. Diese Fähigkeit ist Voraussetzung für ein sicheres Gleichgewicht und eine physiologische Belastung der Beingelenke.

Bezüglich der verschiedenen Kraftqualitäten (Maximalkraft, Kraftausdauer) fallen bei Patienten nach sprunggelenksnahen Frakturen Defizite in der gesamten Bein- bzw. Unterschenkelmuskulatur der betroffenen Seite und hier vor allem bei den OSG-Plantarflexoren auf. Diese können einerseits über klinische Funktionstests (manuelle Muskelfunktionstests, beidbeiniger/einbeiniger Zehen- oder Fersenstand) oder andererseits über apparative Diagnoseverfahren (isokinetische Kraftmess-Systeme) ermittelt werden.

Das Aufbautraining der abgeschwächten Muskulatur erfolgt sowohl über Methoden in der physiotherapeutischen Einzelbehandlung (z.B. propriozeptive neuromuskuläre Fazilitation) als auch in der Gruppenbehandlung und der Trainingstherapie an speziellen, für die medizinische Rehabilitation zugelassenen Kraftmaschinen. Des Weiteren kann ein Kraftaufbau physikalisch durch eine elektrische Muskelstimulation unterstützt werden. Bei der Kräftigung der Fuß- und Unterschenkelmuskulatur wird in der Physiotherapie-Behandlung ein besonderes Augenmerk auf die Umsetzung der erworbenen Kraft auf alltägliche

Belastungen gelegt: Hier empfiehlt Münzing (2005), neben der Beachtung der korrekten Beinachsenbelastung den „Synergismus der gewölbestabilisierenden Muskulatur des Fußes" zu fördern. Diese Muskulatur verliert durch längere Ruhigstellungen bzw. Inaktivitäten aufgrund der notwendigen Teilbelastung die Fähigkeit, die Fußgewölbe unter Belastung zu stabilisieren, und muss entsprechend gekräftigt werden.

Beweglichkeitseinschränkungen an den Sprunggelenken werden innerhalb der physiotherapeutischen Befunderhebung mit der Neutral-Null-Methode nach Debrunner (1971) erfasst und quantifiziert. Bei Frakturen im mittleren bzw. distalen Unterschenkelbereich ist vor allem das obere Sprunggelenk eingeschränkt, bei Talus- und Calcaneusfrakturen in der Regel sowohl das obere als auch das untere Sprunggelenk in der Mobilität reduziert. Dies zeigt sich häufig nicht nur im aktiven und passiven Messbefund (Goniometer), sondern auch im Gangablauf und in manuellen Tests der Beweglichkeit der verschiedenen Fußwurzelknochen gegeneinander (translatorische Gleittests im Art. talocruralis, Art. subtalaris und Art. talocalcaneonavicularis). Außerdem sind häufig nach längeren Ruhigstellungen die Vor-Rückfußmobilität (Pro-/Supination) sowie die Zehenbeweglichkeit am betroffenen Fuß reduziert.

Über Palpationstechniken und manuelle Tests gelingt die Differenzierung der bewegungslimitierenden Strukturen (Gelenke, Muskeln, Sehnen, Bänder, Kapseln oder neurale Strukturen), sodass befundorientiert individuelle Behandlungstechniken zur Bewegungserweiterung eingesetzt werden können. Dazu gehören nach Ernst (2007) manuelle Gelenktechniken, Muskeldehntechniken, spezielle Massagetechniken und Weichteilbehandlungen sowie neurale Mobilisationen. Außerdem kommen unterstützend zur Regulation muskulärer Spannungsstörungen (Hypertonus) physikalische Anwendungen (z. B. Wärmeanwendungen wie Heiße Rolle und Wärmepackungen (List 2009) oder elektrotherapeutische Verfahren wie niederfrequente Impulsströme zur Detonisierung) zum Einsatz.

Einschränkungen der allgemeinen Ausdauer lassen sich bei Patienten nach sprunggelenksnahen Frakturen durch längere Ruhigstellungen bzw. Phasen der

Teilbelastung der betroffenen Extremität erklären. Nicht selten führt neben dem sehr häufig vorhandenen Belastungsschmerz des betroffenen Fußes eine reduzierte Leistungsfähigkeit des Herz-Kreislaufsystems zu einer verminderten maximalen Gehbelastbarkeit der Patienten. Die Grundlagenausdauer wird in der physiotherapeutischen Befundung häufig über Testverfahren mit sog. „Cardio-Trainingsgeräten" gemessen. Hier hat sich in der Therapie das Fahrradergometer als einfaches und praktikables Testgerät etabliert. Über eine z. B. in 25 Watt-Schritten stufenweise gesteigerte Belastung kann ohne große Körpergewichtsbelastung mit verschiedenen Testverfahren[8] der individuelle submaximale Ausdauer-Grenzwert ermittelt werden. Dieser sich am Körpergewicht des Patienten orientierende Wert gibt dem Physiotherapeuten einen schnellen Überblick zur aktuellen Ausdauerleistungsfähigkeit. Mit diesem Ergebnis lassen sich Therapieempfehlungen ableiten und z. B. ein Training an entsprechenden Ausdauergeräten (Fahrrad- oder Ruderergometer, Laufband, Crosstrainer etc.) planen.

Die Schnelligkeit stellt die motorische Fähigkeit mit der auf den ersten Blick geringsten Relevanz für die Nachbehandlung von Patienten mit sprunggelenksnahen Frakturen dar. Da die motorische Schnelligkeit, die beispielsweise beim 100-Meter-Sprint leistungslimitierend ist, im Alltag eine untergeordnete Rolle spielt, wird sie häufig in der Physiotherapie vernachlässigt. Andererseits sollte neben der motorischen Schnelligkeitskomponente die Reaktionsschnelligkeit als neuromuskuläre Schnelligkeitsfähigkeit nicht vergessen werden. Dabei wird geprüft, wie schnell und adäquat (d. h. mit koordiniertem Bewegungsablauf) der Patient auf verschiedene Signalarten (akustisch, optisch oder taktil) reagieren kann. Diese Fähigkeit kann im Alltag durchaus bedeutsam sein (Straßenverkehr, sich durch eine große Menschenansammlung bewegen o. ä.) und wird in der physiotherapeutischen Einzel- und Gruppenbehandlung (z.B. durch Reiz-

---

[8] Neben dem im methodischen Teil beschriebenen IPN-Test ist der sog. PWC-Test („physical work capacity") im Gesundheits- und Fitnessbereich weit verbreitet. Beide Tests sind „unblutig" (keine Blut-Laktatbestimmung), erfordern keine maximale Ausbelastung der Probanden und berücksichtigen das individuelle Herzfrequenzverhalten bei einer stufenweise ansteigenden Belastung.

Reaktionsaufgaben oder bei Spielformen mit Bällen) spezifisch trainiert und verbessert.

Letztlich ist neben den Einschränkungen der motorischen Fähigkeiten insbesondere der Schmerz ein Hauptgrund für den Patienten, sich ärztlich und physiotherapeutisch behandeln zu lassen. Physiotherapeuten bedienen sich sowohl der Befunderhebung als auch bei der Behandlung der nummerischen Ratingskala (NRS) oder der visuellen Analogskala (VAS), um die Schmerzintensität bei Patienten zu quantifizieren. Bei Patienten mit Zustand nach sprunggelenksnaher Fraktur können die Beschwerden sowohl in Ruhe (z.b. nachts) als auch bei Bewegungen in den Sprunggelenken oder bei Belastung (Gehen, Stehen, Treppe gehen oder Gewichte heben) auftreten. Neben der Intensität der Beschwerden werden u. a. Lokalisation, Qualität und Häufigkeit (Dauerschmerz oder Schmerzattacken, Tageszeitabhängigkeit) der Schmerzen erfragt, um Rückschlüsse auf strukturelle Ursachen und Auslöser ziehen zu können. In Absprache mit dem Patienten kommen als Unterstützung der aktiven Therapie schmerztherapeutische Anwendungen aus dem physikalisch-balneologischen Spektrum (z.B. Wechselbäder, Elektrotherapie, Kälte- oder Wärmeanwendungen, Laser- oder Ultraschalltherapie) zum Einsatz. Diese natürlichen physikalischen Reize führen nicht selten dazu, dass pharmakologische Schmerzmittel reduziert oder weggelassen werden können.

Da häufig als Folge der Belastungssteigerung neben dem Schmerz auch andere Reaktionen (insbesondere Weichteilschwellungen) auftreten, empfiehlt sich eine entsprechende orthopädische Hilfsmittelversorgung, abhängig vom Symptombild der Patienten: Beispielsweise sind für die Patienten oftmals individuell angepasste Unterschenkelkompressionsstrümpfe oder orthopädische Einlagen hilfreich (Ehmer 1998). Je nach Stellung, Stabilitätsgrad und Bewegungsausmaß der Sprunggelenke kann insbesondere nach komplexeren Talus- oder Calcaneusfrakturen auch die Anpassung eines orthopädischen Schuhwerks erforderlich und effektiv sein (Müller 2008, Heisel/Jerosch 2004).

Zusammenfassend kann festgehalten werden, dass sich die physiotherapeutische Behandlung an den Beschwerden und den Funktions- bzw. Aktivitätseinschränkungen des Patienten orientiert, welche über eine ausführliche Befunderhebung erfasst werden. Der ganzheitliche Befund des Patienten bildet die Grundlage für eine ziel- und ressourcenorientierte Behandlung, die sich an den individuellen funktionellen und psychosozialen Gegebenheiten des Patienten orientiert. Der Patient wird in der Therapie bei der eigenverantwortlichen Umsetzung eines physiologischen Bewegungsverhaltens im Alltag begleitet, mit dem Ziel, seine Gesundheit zu erhalten, wiederherzustellen oder zu fördern. Bei Patienten mit knöchernen Verletzungen im Bereich des Sprunggelenks liegt der physiotherapeutische Fokus nach Campbell (2002) im Anschluss an die Phase der Ruhigstellung bzw. Teilbelastung auf der Rückgewinnung eingeschränkter Funktionen (Beweglichkeit, Ausgleich muskulärer Kraftdefizite, Ausdauer). Dies beinhaltet die Wiederherstellung neuromuskulärer Qualitäten (Regulation von Muskeltonus, Schulung koordinativer, propriozeptiver Fähigkeiten und Reaktionsschnelligkeit) und die Wiedererlangung einer alltagsadäquaten Fuß- und Beinbelastbarkeit (Gangphysiologie, Reduktion von Belastungsbeschwerden).

Da das Hauptinteresse der vorliegenden Arbeit insbesondere auf den Effekten und Einflussfaktoren der medizinischen und beruflichen Rehabilitation von Patienten mit arbeitsunfallbedingten sprunggelenksnahen Frakturen liegt, sollen in den beiden nächsten Kapiteln die Langzeitfolgen und die beruflichen Wiedereingliederungsfaktoren dieser Patienten näher beleuchtet werden.

1.2.7 Komplikationen und Spätfolgen

Bei einer Literaturanalyse in verschiedenen medizinischen Datenbanken (Pubmed, Springerlink, Thiemeconnect, PEDro etc.) fällt auf, dass sehr viele Studien zu Effekten unterschiedlicher Nachbehandlungskonzepte (z.B. operative versus konservative Therapie, Gips- versus Orthesenbehandlung, frühe versus späte Vollbelastung etc.) bei Patienten mit sprunggelenksnahen Frakturen existieren (vgl. u.a. Egol et al. 2000, Honigmann et al. 2007, Lehtonen 2003, Lin et al. 2009a, Özokyay 2004, Richter/Muhr 2000, Schofer et al. 2005, Shaffer et al. 2000, Simanski et al. 2006, Stöckle et al. 2000, Tropp/Norlin 1995, Zwipp/Grass 2003). Diese Arbeiten führen je nach Frakturlokalisation und -typ unterschiedliche Komplikationen auf: Als unmittelbare posttraumatische bzw. postoperative Komplikationen gelten Wundheilungsstörungen, vaskuläre Osteonekrosen (insbesondere nach dislozierten Talushalsfrakturen), Kompartmentsyndrome, periphere Nervenläsionen und sekundäre Frakturdislokationen. Mittel- und langfristig unerwünschte Heilungsverläufe können sich durch Fehlheilungen bzw. Pseudarthrosenbildungen, Gelenkinstabilitäten, schmerzhafte posttraumatische Arthrosen im oberen und unteren Sprunggelenk sowie durch die Ausbildung eines chronisch regionalen Schmerzsyndroms (CRPS) ergeben (Beck/Mittlmeier 2004).

Bezüglich der Rehabilitationsdauer finden sich ebenfalls abhängig von der Frakturklassifikation und möglichen Komplikationen unterschiedliche zeitliche Heilungsverläufe, die sich nach Campbell (2002) zwischen unter 3 Monaten und länger als einem Jahr bewegen. Typische körperliche Spätsymptome sprunggelenksnaher knöcherner Verletzungen sind belastungsabhängige Schmerzen des betroffenen Körperabschnitts, insbesondere beim längeren Stehen, beim Treppengehen (v.a. abwärts), beim Heben und Tragen von Gewichten sowie beim Gehen auf unebenem oder schrägem Untergrund. Weitere häufig dokumentierte Reaktionen auf Belastungen der unteren Extremität sind rezidivierende Schwellneigung und eine schnelle muskuläre Ermüdbarkeit. Außerdem finden sich Einschränkungen beim schnelleren Laufen (Rennen), Klettern und Balancieren (Campbell 2002), was u. a. mit verbliebenen Beweglichkeitsdefiziten der Sprunggelenke erklärt werden kann.

Bezüglich verbleibender körperlicher Defizite und Restbeschwerden stellt sich die Frage, inwiefern bei klinischen Outcome-Studien Unterschiede bei verschiedenen Frakturlokalisationen (distaler Unterschenkel, Knöchel, Talus, Calcaneus) zu beobachten sind. Grundsätzlich gibt es - wie oben bereits beschrieben - abhängig von Frakturtyp und -schwere (offene versus geschlossene, verschobene versus nicht-dislozierte und intra- versus extraartikuläre Frakturen) eine große zeitliche Spanne in den Heilungsverläufen. Dabei zeigt sich bei kritischer Betrachtung vorhandener Studien, dass ein Vergleich der Ergebnisse deshalb oft schwierig ist, weil neben den unterschiedlichen Frakturklassifikationen auch verschiedene Ergebnis- bzw. Funktionsscores verwendet werden (Schofer et al. 2005, Schuh/Hausel 2000). Außerdem kommt es bei einigen Studien aufgrund geringer Patienteneinschlüsse oder Subgruppenbildungen innerhalb der Studienpopulation zu sehr geringen Probandenzahlen, wodurch von den jeweilig abgeleiteten Ergebnissen eine nur geringe Aussagekraft zu erwarten ist (Prokop et al. 2007, Rzesacz et al. 1998, Müller et al. 2005). Fasst man das Spektrum funktioneller Spätfolgen bei sprunggelenksnahen knöchernen Verletzungen zusammen, so kann beispielsweise eine komplikationslose geschlossene, gering dislozierte Unterschenkelschaftfraktur ohne bleibende Bewegungseinschränkungen oder sonstige Defizite ausheilen (Münzing 2005), wohingegen eine offene intraartikuläre Calcaneustrümmerfraktur nach wenigen Jahren aufgrund massiver Einschränkungen und Beschwerden mit einer subtalaren Arthrodese sekundär operativ ausbehandelt werden muss. Demgegenüber kann eine vergleichsweise „harmlose" Weber B-Fraktur durch die posttraumatische Entstehung eines chronischen regionalen Schmerzsyndroms (CRPS) auch eine langwierige und kostenaufwändige Nachbehandlung erfordern.

Auf der Ebene der Funktionseinschränkungen (Beweglichkeit, Kraft, Ausdauer, Gleichgewicht, Gangbild und Fußbelastbarkeit) zeigen sich sowohl bei Patienten mit Unterschenkelfrakturen als auch bei Knöchel- und Talus- bzw. Calcaneusfrakturen ähnliche Defizite im Kraft-, Gleichgewichts- und Ausdauerbereich. Lediglich die Beweglichkeitseinschränkungen betreffen bei Calcaneusbrüchen vorwiegend das untere Sprunggelenk, bei distalen Unterschenkel- und Knöchelfrakturen vorwiegend das obere Sprunggelenk. Das jeweils benachbarte Sprunggelenk ist in der Regel weniger betroffen, weist aber nur selten kein Beweglichkeitsdefizit auf (List 2009, Müller 2008). Bei Talusfrakturen zeigen sich aufgrund der anatomischen Position des Sprungbeins häufig Beweglichkeitsdefizite in beiden Sprunggelenken.

Die Mehrzahl der oben bereits erwähnten Studien zu Effekten von unterschiedlichen Nachbehandlungskonzepten geht davon aus, dass durch eine operative Frakturversorgung im Bereich der Sprunggelenke längere Ruhigstellungsphasen vermieden werden können, sodass eine frühfunktionelle Nachbehandlung ermöglicht wird (Egol et al.2000, Özokyay 2004). Dies führt nach Meinung einiger Autoren zu einer schnelleren Wiedergewinnung von Gelenkfunktionen und zu einem insgesamt besseren Behandlungsergebnis (Schofer et al. 2005, Richter et al. 2000, Zeman et al. 2008, Eberl et al. 2006). Deutlich weniger Untersuchungen zeigten keine signifikanten Unterschiede bezüglich operativer oder konservativer Behandlung bei Nachuntersuchungen von vergleichbaren Patientengruppen mit sprunggelenksnahen Frakturen (Campbell et al. 2002, Bauer et al. 1985).

1.2.8 Berufliche Reintegration

Die berufliche Wiedereingliederung von Patienten mit knöchernen Verletzungen im Bereich des Sprunggelenks nach Arbeitsunfällen stellt für alle am Rehabilitationsprozess beteiligten Berufsgruppen eine besondere Herausforderung dar. Neben der ärztlichen Diagnostik und Versorgung des Patienten und der engen Kommunikation von Arbeitgeber, Berufshelfer bzw. Kostenträger und betroffenem Patient kommt sowohl in frühen als auch in späten Nachbehandlungsphasen der physio- und ergotherapeutischen Behandlung eine besondere Bedeutung zu, um verbliebene körperliche Defizite möglichst umfassend auszugleichen bzw. zu vermindern (Campbell 2002). Verschiedene Autoren (Kunkel et al. 2002, Ritter 2000, Podiwin 2007) betonen dabei die wichtige Position des Rehabilitationsarztes, der das Behandlungsteam leitet, koordiniert und über engmaschige Kontrollen des Heilverlaufs Behandlungssynergien schafft, um so eine schnellstmögliche berufliche Wiedereingliederung des Patienten zu erreichen. Betrachtet man die zeitlichen Angaben der beruflichen Reintegration von Patienten nach Arbeitsunfällen am Bewegungsapparat, so stellt Wolff (2007) fest, dass der Heilungsverlauf für gesetzlich Unfallversicherte gegenüber einem durchschnittlichen Patientenkollektiv verlängert ist: Dies konnte insbesondere bei zwei Verletzungslokalisationen (Sprunggelenk/Fuß, Schultergelenk) beobachtet werden, wobei erstaunlicherweise die Schwere der Verletzung ausgedrückt in der Minderung der Erwerbsfähigkeit (MdE) keinen Einfluss auf die berufliche Reintegrationsquote der Patienten hatte. Die MdE-Rate lag in der Studie von Wolff (2007) bei den Patienten mit sprunggelenksnahen Verletzungen zwischen 0 und 20%. Bei anderen Untersuchungen finden sich je nach Diagnose und Funktionsminderung MdE-Angaben zwischen 0 und 30% (Prokop 2007, Heisel/Jerosch 2004, Schofer et al. 2005), wobei in der Gruppe der betrachteten Verletzungen die Calcaneus-Frakturen mit einer durchschnittlichen MdE-Rate von 25,5% (Zwipp et al. 2000) bzw. 19,1% (Prokop et al. 2007) vergleichsweise hoch angesiedelt sind.

O.g. Studie von Wolff (2007) zeigt, dass über die Schwere der Verletzung (MdE) hinaus noch andere, insbesondere psychosoziale Faktoren Einfluss auf die berufliche Wiedereingliederungsfähigkeit des sprunggelenksverletzten Patienten nehmen: Straaton et al. (1995) identifizieren bei amerikanischen Personen, die wegen Beschwerden am Bewegungsapparat arbeitsunfähig waren, als primäre Einflussfaktoren für die berufliche Wiedereingliederungsfähigkeit das Bildungsniveau und den Status der krankheitsbedingten Versorgungszahlungen. Kunkel/Miller (2002) verweisen auf die Schwierigkeit des Arztes, die Komplexität des Themas „sekundärer Krankheitsgewinn" zu erfassen. Sie empfehlen neben krankheitsbedingten Ausgleichszahlungen auch den Zusammenhang zwischen der Zufriedenheit des Patienten am Arbeitsplatz und der beruflichen Reintegrationsfähigkeit zu berücksichtigen: „Certainly the desire to return to work depends to some degree on the employee´s enjoyment of his or her work" (Kunkel/Miller 2002). Monroe et al. (1999) fanden bei Sprunggelenkspatienten heraus, dass laufende Gerichtsverfahren bzw. Ansprüche auf arbeitsunfallbedingte Ausgleichszahlungen einen signifikant negativen Effekt auf Funktionsergebnisse und die subjektive Einschätzung der eigenen Arbeitsfähigkeit der untersuchten Personen hatte.

Letztlich scheint der Zeitfaktor ein weiteres gewichtiges Element im Prozess der medizinischen und beruflichen Rehabilitation der Patienten zu sein: Wolff

(2007) konnte an 209 retrospektiv untersuchten Probanden (davon 52 Sprunggelenks- und Fußpatienten) zeigen, dass je früher die Verletzten nach einem Arbeitsunfall mit verzögertem Heilungsverlauf intensiv therapiert wurden, desto größer die Chance war, diese erfolgreich beruflich wieder einzugliedern. Kunkel/Miller (2002) zitieren aus einer amerikanischen Arbeitslosenstatistik, dass Arbeitnehmer, die nach einem Berufsunfall 3 Monate oder kürzer arbeitsunfähig sind, mit einer hohen Chance von 75% beruflich reintegriert werden können. Im Gegensatz dazu kehren Arbeitskräfte, die länger als 6 bzw. 12 Monate arbeitsunfähig sind, nur noch mit 25-prozentiger bzw. 5-prozentiger Wahrscheinlichkeit an ihre Arbeitsstelle zurück. Betrachtet man die Zeitspanne zwischen Arbeitsunfall und voller beruflicher Wiedereingliederung, so finden sich vorwiegend Studien an Probanden mit Calcaneusfrakturen mit verzögertem Heilungsverlauf: Prokop (2007) ermittelte bei 42 BG-Patienten mit Fersenbeinbrüchen (27 disloziert und operiert, 15 nicht-disloziert und konservativ nachbehandelt) eine mittlere Arbeitsunfähigkeit von 227 Tagen (7,5 Monate). Buckley/Meek (1992) untersuchten 34 Patienten mit Fersenbeinbrüchen, von denen 17 operiert und 17 konservativ nachbehandelt wurden: Die bezüglich Alter, Frakturtyp und Beruf vergleichbaren Probandengruppen dieser Studie unterschieden sich statistisch nicht signifikant, wobei die operierte Gruppe im Durchschnitt nach 236 Tagen und die konservativ behandelten Patienten erst nach 306 Tagen beruflich reintegriert werden konnten. Bei Knöchelfrakturen mit komplikationslosem Heilungsverlauf finden sich kürzere Zeiten bis zum beruflichen Wiedereinstieg der Patienten, was sich einerseits dadurch begründen lässt, dass in der Regel deutlich kürzere posttraumatische bzw. postoperative Entlastungsphasen notwendig sind: Heisel/Jerosch (2004) empfehlen als Richtlinie bis zur belastungsstabilen Ausheilung doppelt solange axiale Entlastungszeiten für Talus- und Calcaneusfrakturen (12 Wochen) wie für Innen- und Außenknöchelfrakturen (6 Wochen). In Ergänzung dazu konnten Egol et al. (2000) bei operativ versorgten instabilen Malleolarfrakturen nachweisen, dass bei gleicher Entlastungszeit (6 Wochen), die Zeit bis zur beruflichen Wiedereingliederung maßgeblich vom Nachbehandlungskonzept abhängt: Die 60 Probanden dieser Studie wurden in der einen Gruppe mit Unterschenkelgips für 6 Wochen ruhiggestellt, in der anderen Gruppe frühfunktionell mit Orthese (Aircast-Schiene) nachbehandelt. Die mittlere Zeit von der Operation bis zum beruflichen Wiedereinstieg betrug in der Gipsgruppe 106,5 Tage und in der Orthesengruppe nur 53,8 Tage, was einen signifikanten Unterschied darstellt. Kunkel/Miller (2002) differenzieren in Anlehnung an den „Medical Disability Adivisor"[9] von Reed (1997) die Zeit der Arbeitsunfähigkeit nach medialen und lateralen Malleolarfrakturen nach der Art der beruflichen Tätigkeit: Danach sollten Arbeitnehmer mit sitzender Tätigkeit nach maximal 42 Tagen und Arbeiter mit sehr schweren körperlichen Tätigkeiten nach maximal 168 Tagen wieder voll beruflich eingegliedert sein.

Campbell (2002) weist darauf hin, dass Pilontibialfrakturen eine ähnlich lange Entlastungsdauer benötigen wie Talus- und Calcaneusfrakturen, was dazu führen kann, dass stehende und andere mit Körpergewicht oder Zusatzlasten beschwerte Tätigkeiten manchmal erst nach 6 Monaten oder später wieder aufgenommen werden können.

Zusammenfassend kann festgestellt werden, dass neben den rein biomedizinischen Bedingungen (Diagnose, Behandlungsstrategien) einige weitere psychosoziale Faktoren auf die berufliche Wiedereingliederungsfähigkeit des sprunggelenksverletzten Patienten Einfluss nehmen. Eine erfolgreiche Rehabilitationsstrategie muss deshalb den Fokus in Anlehnung an das biopsychosoziale ICF-Modell neben medizinischen Behandlungsmaßnahmen auch auf die Kontextfaktoren und die personenbezogenen Bedingungen des Patienten richten. Das nun folgende Kapitel dieser Arbeit greift diesen Fokus auf, indem für die vorliegende Studie konkrete Fragestellungen formuliert werden, die sich aus den bisherigen Ausführungen zur medizinischen und beruflichen Rehabilitation bei Patienten nach sprunggelenksnaher Fraktur mit verzögertem Heilungsverlauf ergeben.

---

[9] Der „Medical Disability Advisor" (Ratgeber für krankheitsbedingte Arbeitsunfähigkeit) gilt als Orientierungsempfehlung für US-amerikanische Versicherungsgesellschaften und Rehabilitationsmanager und ist die weltweit meist verwendete Informationsquelle in Bezug auf die erwartete Dauer der Arbeitsunfähigkeit bei verschiedenen Diagnosen. In Deutschland orientiert sich die gesetzliche Unfallversicherung an der sog. „Weller-Tabelle", die Laufzeitprognosen für maximale Ausfallzeiten bei komplikationsfreiem Heilverlauf unter Berücksichtigung der Diagnose und des Berufsbilds des Patienten angibt.

1.3 Fragestellungen

Als Konsequenz aus den bisherigen Überlegungen stellt sich die Frage, mit welchen möglichst objektiven Kriterien eine erfolgreiche medizinische und berufliche Rehabilitation bei Patienten mit sprunggelenksnahen Frakturen evaluiert werden kann. Aus der Sicht des gesetzlichen Unfallversicherungsträgers bemisst sich die erfolgreiche Nachbehandlung einer arbeitsunfallbedingten Verletzung an der möglichst kurzen Dauer der Arbeitsunfähigkeit. Die „biopsychosoziale Perspektive" des Arztes und Physiotherapeuten erfasst neben der schnellstmöglichen beruflichen Reintegration des Patienten auch objektive und subjektive medizinische Verlaufskriterien zur Beurteilung des Rehabilitationsstadiums: Die objektive Beurteilung physischer Leistungsfaktoren (Kraft, Beweglichkeit, Geh- und Gleichgewichtsfähigkeit sowie Grundlagenausdauer) erfolgt über etablierte Messverfahren, die im Methodik-Teil dieser Arbeit näher erläutert werden. Eine ganzheitliche Betrachtung des Patienten nach einem ICF-orientierten Gesundheitsverständnis muss allerdings auch subjektive Einschränkungen des Patienten mit möglichst objektiven Instrumenten erfassen: Einerseits kommt hier den individuell vom Patienten wahrgenommenen Schmerzen und seinen dadurch bedingten Einschränkungen eine besondere Bedeutung bei der Wiederaufnahme der beruflichen Tätigkeit zu. Andererseits ist in den letzten Jahren die Verbesserung der Lebensqualität von Patienten ein „wichtiges und akzeptiertes Erfolgskriterium gesundheitsbezogener Maßnahmen" (Radoschewski 2000) geworden. Zur Messung und Evaluation therapeutischer Interventionen werden zunehmend Maße der gesundheitsbezogenen Lebensqualität[10] eingesetzt. Bei diesem Vorgehen werden körperliche Beschwerden eines Patienten nicht nur anhand objektiver biomedizinischer Parameter (Röntgenbefund, Komplikationsrate, Laborwerte) beurteilt; vielmehr bezieht man die subjektiven, patientenorientierten Aspekte – vom Patienten selbst be-

---

[10] Der Begriff der gesundheitsbezogenen Lebensqualität kann nach Bullinger/Morfeld (2007) mit subjektiven Gesundheitsindikatoren gleichgesetzt werden: Er bezeichnet ein mehrdimensionales psychologisches Konstrukt, das durch mindestens 4 Komponenten zu beschreiben ist: das psychische Befinden, die körperliche Verfassung, die sozialen Beziehungen und die funktionale Alltagskompetenz der Patienten.

richtet – für die Beurteilung des Gesamtzustands mit ein (Neugebauer/Tecic 2008). Die objektive Evaluation des Gesundheitsstatus von Patienten mittels standardisierter Messverfahren[11] ermöglicht darüber hinaus den Vergleich verschiedener Behandlungsgruppen miteinander und auch mit einer altersgleichen, gesunden Normpopulation (Roposch 2005).

Bislang gibt es keine vergleichenden Untersuchungen, die sich mit den Effekten eines komplexen stationären Therapieprogramms im Rahmen einer BGSW bei Patienten mit sprunggelenksnahen Frakturen und verzögertem Heilungsverlauf beschäftigen. Mit der vorliegenden Studie sollen insbesondere 3 Fragestellungen überprüft werden:

1. In welchem Maß kann ein standardisiertes Behandlungsprogramm Veränderungen bewirken sowohl der objektiv messbaren Funktionseinschränkungen als auch der subjektiv wahrgenommenen Beschwerden bzw. der gesundheitsbezogenen Lebensqualität der Patienten?

2. Inwiefern ergibt ein zusätzlich zum Standardbehandlungsprogramm durchgeführtes, individuell dosiertes Ausdauertraining bzw. Galileo-Vibrationstraining einen Unterschied auf die Veränderung o. g. objektiver und subjektiver Zielkriterien der Patienten?

3. Gibt es begründete Zusammenhänge zwischen körperlichen Funktionseinschränkungen, Schmerz bzw. gesundheitsbezogener Lebensqualität sowie psychosozialen Rahmenbedingungen (z. B. Zufriedenheit am Arbeitsplatz, subjektive Arbeitsplatzbelastung) mit der beruflichen Wiedereingliederungsfähigkeit der Patienten?

---

[11] Die im deutschsprachigen Raum am häufigsten eingesetzten Fragebögen zur Erfassung der gesundheitsbezogenen Lebensqualität sind nach Roposch (2005) der SF-36 Health Survey („short form-36") und der Nottingham Health Profile (NHP).

Die methodischen Grundlagen zur Prüfung der dargestellten Fragestellungen werden im nächsten Kapitel erläutert.

2 Material und Methodik

2.1 Patientengut und Probanden

Für die vorliegende prospektive Studie wurden Patienten ausgewählt, die sich bei einem Arbeitsunfall eine sprunggelenksnahe Fraktur zugezogen haben und aufgrund eines prolongierten Heilungsverlaufs zur berufsgenossenschaftlichen stationären Weiterbehandlung (BGSW) in der Berufsgenossenschaftlichen Unfallklinik (BGU) Tübingen aufgenommen wurden.

Patienten mit folgenden Monoverletzungen wurden in die Studie eingeschlossen:

- Distale Unterschenkelfrakturen
- Pilontibialfrakturen
- Knöchelfrakturen (Frakturen vom Typ Weber A, B, C und bi- bzw. trimalleoläre Sprunggelenksfrakturen, Innenknöchelfrakturen)
- Talusfrakturen
- Calcaneusfrakturen

Neben o. g. Primärdiagnosen wurden folgende ergänzende Einschlusskriterien formuliert:

- Einwilligungsfähigkeit der Patienten (insbesondere sprachliches Verständnis)
- Alter 18 bis 55 Jahre
- Beide Geschlechter

Als Ausschlusskriterien wurden folgende Vorgaben im Vorfeld der Studie festgelegt:

- Patienten mit o.g. Verletzungen, deren Arbeitsunfall weniger als 3 Monaten zurück liegt
- Patienten, deren Heilungsverlauf aufgrund einer nicht vollständig durchbauten Fraktur, einer gelockerten Plattenosteosynthese, einer Pseudarthrosenbildung etc. (Röntgennachweis) oder eines Infektprozesses verzögert ist
- Patienten mit Polytraumen bzw. zusätzlichen gravierenden Begleitverletzungen neben dem knöchernen Sprunggelenkstrauma
- Probanden mit relevanten Nebendiagnosen, die einen Test bzw. ein Training auf dem Fahrradergometer nicht möglich machen (z.B. eingeschränkte kardiale Belastbarkeit < 100 Watt, eingeschränkte Knie- und Hüftbeugebeweglichkeit unter 100°, schwerwiegende neurologische Erkrankungen wie Z.n. Apoplex oder MS etc.)
- Vorbestehende Schmerzzustände unter Opiateinnahme
- Aktive maligne Erkrankungen
- Bekannte infektiöse Erkrankungen (Hepatitis, HIV etc.)
- Blutgerinnungshemmende Medikamente
- Immunsuppression
- Manifeste Osteoporose
- Immunologische Erkrankungen (Vaskulitis, Lupus etc.)
- Periphere sensible Neuropathie (z.B. durch Diabetes mellitus)

2.1.1 Rekrutierung und Randomisierung

Nach einer gründlichen Aufnahmeuntersuchung durch den behandelnden Stationsarzt mit klinischer und bildgebender Diagnosestellung bzw. –bestätigung sowie nach Prüfung der Ein- und Ausschlusskriterien in Absprache mit dem

Prüfarzt erfolgte eine mündliche und schriftliche Aufklärung[12] der Patienten über Ziele und Abläufe der Untersuchung durch den Untersucher. Bei entsprechender Einwilligungsbereitschaft erfolgte die schriftliche Einverständniserklärung der Patienten zur Studienteilnahme und zum Prüfprotokoll der Ethikkommission der medizinischen Fakultät der Universität Tübingen. Lag diese ausgefüllt vor, wurde der Proband nach einer im Vorfeld der Studie erstellten Randomisierungsliste einem der drei Behandlungsarme der Studie (Standardbehandlung, Ausdauertraining, Vibrationstraining) zugeteilt.

Im Zeitraum zwischen Januar 2008 und März 2009 wurden insgesamt 104 Patienten, welche die o. g. Ein- und Ausschlusskriterien erfüllten, zum stationären Heilverfahren (BGSW/KSR) in der BGU Tübingen aufgenommen. Davon haben 76 Probanden (73,1%) ihr schriftliches Einverständnis zur Studienteilnahme und zum Prüfprotokoll der Ethikkommission Tübingen gegeben. Gründe für den Nichteinschluss der anderen 28 Probanden waren einerseits bei ausländischen Patienten kein ausreichendes Deutsch-Sprachverständnis (12 von 28 Patienten, 43 %), andererseits die fehlende Compliance für die Studienteilnahme (16 von 28 Patienten, 57 %): Die nicht zum Einschluss in die Studie führende mangelnde Kooperation der Patienten zeigte sich daran, dass keine Bereitschaft vorhanden war, Fragebögen auszufüllen oder an den Eingangsmessungen teilzunehmen. Dabei wurden vereinzelt (4 von 16 Patienten, 25 %) Befürchtungen geäußert, dass sich erfasste Daten negativ auf die weiteren medizinischen Gutachten oder den beruflichen Rehabilitationsprozess auswirken könnten.

Die nachfolgende Tabelle zeigt die anthropometrischen Daten der eingeschlossenen 76 Probanden, aufgeschlüsselt nach den jeweiligen Probandengruppen:

---

[12] Die schriftlichen Aufklärungsdokumente sind im Anhang A dargestellt.

Tabelle 1: Anthropometrische Daten der Probanden (Angabe der Standardabweichung bei Alter und BMI in Klammern)

	Standard-behandlung	Ausdauer-training	Vibrations-training	gesamt
Anzahl der Patienten	25	27	24	76
Geschlecht: weiblich	5	4	5	14
männlich	20	23	19	62
Alter (Jahren)	43,6 (± 10,9)	42,5 (± 11,2)	43,4 (± 10,4)	43,1 (± 10,7)
Body Mass Index (kg/m^2)	26,3 (± 4,8)	27,2 (± 4,8)	26,9 (± 4,2)	26,8 (± 4,6)

Die Geschlechtsverteilung im Probandengut zeigt eine deutliche Mehrheit männlicher Probanden (81,6 %), was auch der absoluten Häufigkeitsverteilung bei vergleichbaren Studien mit dieser Verletzungslokalisation durch Arbeitsunfälle entspricht (Richter/Muhr 2000, Prokop et al. 2007).

In Tabelle 2 ist die Frakturverteilung in den einzelnen Behandlungsarmen aufgelistet:

Tabelle 2: Verletzungsverteilung in den drei Behandlungsgruppen (S, A, V)

	Standard-behandlung (S)	Ausdauer-training (A)	Vibrations-training (V)	gesamt
Verletzungsverteilung (absolute Häufigkeiten):				
Dist. Unterschenkelfraktur	4	7	5	16
Pilontibialfraktur	2	0	1	3
Knöchelfraktur Weber A	0	2	0	2
Knöchelfraktur Weber B	1	0	0	1
Knöchelfraktur Weber C	2	2	1	5
Innenknöchelfraktur	1	2	1	4
Bimalleoläre Fraktur	2	1	4	7
Trimalleoläre Fraktur	2	1	1	4
Talusfraktur	2	5	0	7
Calcaneusfraktur	9	7	11	27

Betrachtet man die absoluten Häufigkeiten der nach anatomischer Region kumulierten Frakturen im Bereich des Sprunggelenks, so zeigt sich eine relativ gleichmäßige Verteilung von 19 distalen Unterschenkel- und Tibiafrakturen, 23 Knöchelfrakturen und 27 Calcaneusfrakturen. Die deutlich geringere Anzahl von nur 7 eingeschlossenen Talusfrakturen bestätigt die wesentlich geringere Häufigkeit dieser Verletzung, insbesondere als Monofraktur (Eberl et al. 2006). Die randomisierte Zuordnung der verschiedenen Verletzungslokalisationen ergab in den drei Behandlungsgruppen (S - A - V) eine homogene Verteilung von Unterschenkelfrakturen (6 - 7 - 5), Knöchelfrakturen (8 – 8 – 8) und Fußwurzelfrakturen an Talus und Calcaneus (11 – 12 - 11).

2.1.2 Drop-Outs

Während der stationären Behandlungsinterventionen kam es bei insgesamt 7 Probanden zu einem vorzeitigen Ausscheiden aus der Studie. Bei 4 von 7 der frühen Drop-Outs (57,1 %) wurde aufgrund spezieller Untersuchungen (CT, MRT), die während des stationären Klinikaufenthalts erfolgten, eine (erneute) operative Versorgung der Verletzung notwendig, da die Fraktur entweder nicht ausreichend durchbaut oder disloziert war. Ein weiterer Proband, der nicht weiter im Studienprogramm verbleiben konnte, zeigte in allen Behandlungsbereichen keine ausreichende Therapiecompliance (Behandlungstermine wurden mehrfach nicht wahrgenommen, kein adäquates, geschlossenes Schuhmaterial vorhanden, Konfrontation mit Therapeuten und Ärzten) und wurde deshalb auch verfrüht aus der stationären Rehabilitation an der BG Unfallklinik Tübingen entlassen. Der fünfte Früh-Drop-Out-Proband wurde auf eigenen Wunsch aufgrund seiner persönlichen Situation (selbstständiger Landwirt) vorzeitig, d.h. bereits nach 2 Wochen, aus der stationären Rehabilitation entlassen und ist deshalb aus dem Studienprogramm ausgeschieden. Ein weiterer Proband wollte ohne vorausgehende Ankündigung am Entlasstag keine Abschlussmessungen mehr durchführen und keinen Fragebogen mehr ausfüllen.

Die Verteilung der vorzeitig ausgeschiedenen Probanden während der stationären Rehabilitation verteilt sich folgendermaßen auf die 3 Behandlungsgruppen:

Standardbehandlung: 2 Früh-Drop-Outs (von 23 Patienten = 8,7 %)

Ausdauertraining: 3 Früh-Drop-Outs (von 24 Patienten = 12,5 %)

Vibrationstraining: 2 Früh-Drop-Outs (von 22 Patienten = 9,1 %)

Insgesamt liegt die Rate an Früh-Drop-Outs während der Interventionsphase bei 9,2 % (7 von 76 Probanden).

2.1.3 Loss to follow-up

Am Ende der stationären Behandlung wurden den 69 in der Studie verbliebenen Teilnehmern mündlich und schriftlich Termine für die Wiedervorstellung an der BGU Tübingen mitgeteilt. Im Verlauf der beiden Nachuntersuchungen (4 Wochen und 6 Monaten nach der stationären Rehabilitationsbehandlung) kam es dazu, dass Teilnehmer nicht mehr zu den Messwiederholungen erschienen sind bzw. keine Folgebefragungen mehr möglich wurden:

Zwischen der Entlassung und der ersten Nachuntersuchung waren dies insgesamt 8 von 69 Probanden (11,8 %). Gründe für das Ausscheiden unmittelbar nach der stationären Rehabilitationsmaßnahme waren:

- Vier Probanden sind ohne Kommentar nicht zu den vorgesehenen 4-Wochen-Follow-Up-Terminen erschienen und konnten bei mindestens drei dokumentierten Versuchen telefonisch nicht erreicht werden. Diese Patienten wurden trotzdem auch noch zur letzten Nachuntersuchung schriftlich einbestellt.

- Ein Patient erkrankte wenige Wochen nach der BGSW dauerhaft schwer und wurde deshalb aus der weiteren Studienteilnahme ausgeschlossen.
- Bei zwei Patienten musste kurz nach der stationären Rehabilitation noch einmal ein operativer Eingriff an der verletzten Extremität durchgeführt werden, weshalb ein Studienausschluss erfolgte.
- Eine Probandin wohnte über 600 Kilometer entfernt von Tübingen und wurde als einzige Patientin nicht mehr zur ambulanten Wiedervorstellung einbestellt. Dieser Patientin wurde nach 4 Wochen und 6 Monaten ein Fragebogen mit frankiertem Rückantwort-Kuvert zugeschickt. Allerdings erfolgte keine Rücksendung der Befragungsunterlagen an die BGU Tübingen.

Drei der vier Patienten, die vor der ersten ambulanten Nachuntersuchung nicht erreichbar waren und sich nicht vorgestellt hatten, kamen allerdings zur zweiten Nachuntersuchung.

Bei der zweiten Nachuntersuchung 6 Monate nach der stationären Heilbehandlung wurden weitere Lost-to-follow-ups registriert. Die Gründe für das späte Ausscheiden von Probanden vor dem letzten Messzeitpunkt sind im Folgenden beschrieben:

- Ein Proband wollte aus Angst vor Arbeitsplatzverlust nicht persönlich zum zweiten ambulanten Wiedervorstellungstermin erscheinen, hat aber nach telefonischer Anfrage seinen Fragebogen an den Untersucher geschickt. Von ihm liegen keine körperlichen Untersuchungsdaten bzw. funktionellen Messergebnisse vor.
- Ein Patient hatte vor, gegen ein für ihn zwischenzeitlich erstelltes ärztliches Gutachten zu klagen, und wollte deshalb nicht mehr an der Studie teilnehmen.

- Zwei Probanden meldeten sich nicht und waren auch mehrfach nicht telefonisch erreichbar.
- Vier Probanden wurden zwischen der ersten und zweiten Nachuntersuchung operativ am betroffenen Bein behandelt.
- Ein Proband erkrankte vor der zweiten Nachuntersuchung und wurde zum Follow-Up-2-Zeitpunkt in einer anderen Klinik stationär behandelt.
- Die bereits oben erwähnte Probandin mit weit entferntem Wohnsitz hat wiederum ihren Fragebogen nicht an den Untersucher zurückgeschickt.

Zusammengefasst liegen von der zweiten ambulanten Nachuntersuchung insgesamt 55 Messungen vor, wobei drei der hierzu erschienenen Probanden zur ersten Nachuntersuchung nicht erschienen waren. Letztlich liegen also von insgesamt 52 von 76 Probanden (68,4%) vollständige Datensätze von allen vier Mess- bzw. Befragungszeitpunkten vor.

Das in Abbildung 8 dargestellte Flussdiagramm beschreibt in Anlehnung an das CONSORT-Statement[13] (Moher et al. 2000) schematisch die Abläufe von der Patientenrekrutierung bis zur Datenanalyse:

---

[13] Das CONSORT-Statement („Consolidated Standards of Reporting Trials" - Gemeinsame Standards für die Beschreibung von Studien) wurde nach Moher et al. (2000) von Wissenschaftlern und Herausgebern entwickelt, um Autoren zu helfen, mittels Checklisten und Flussdiagrammen die Dokumentation zu verbessern.

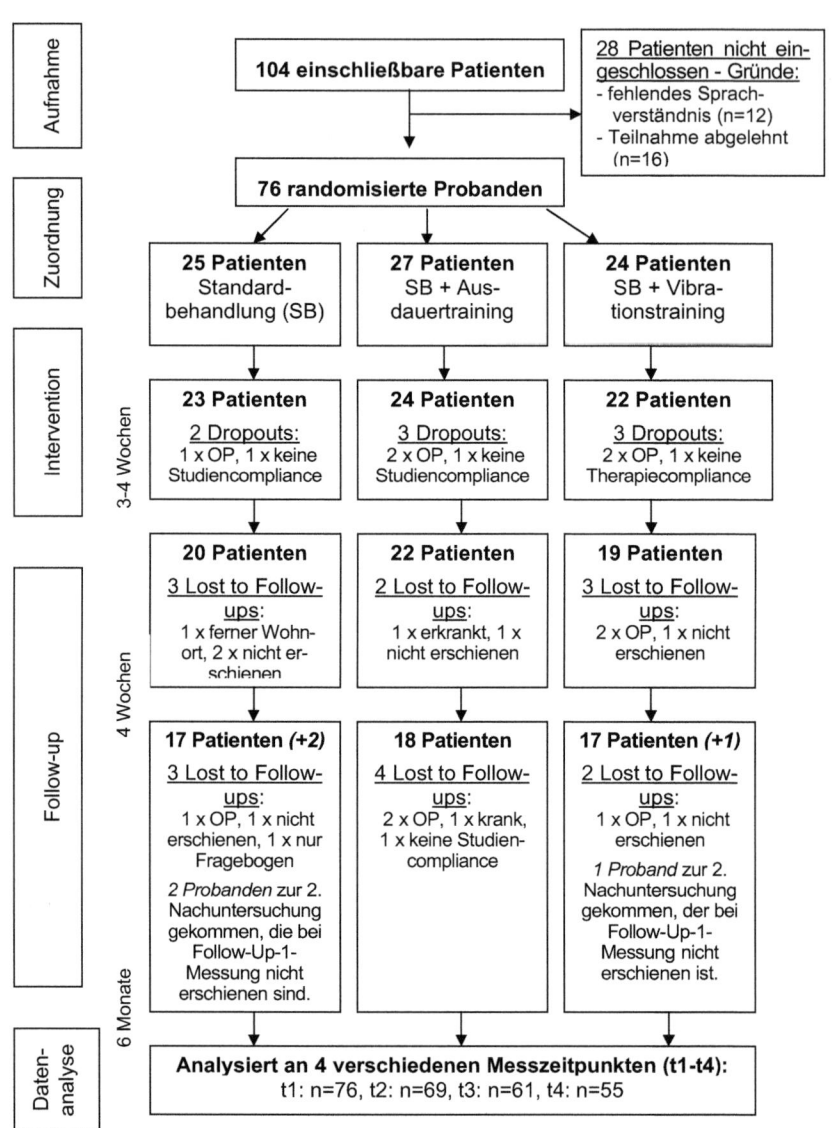

Abbildung 8: CONSORT-Schema in Anlehnung an Moher et al. (2000): Überblick über Selektion, Randomisierung, Drop-Outs und Lost-to-Follow-Ups aller Studienteilnehmer im Verlauf der Untersuchung

2.2 Studienaufbau und –ablauf

2.2.1 Befragung

Am ersten Tag der stationären Rehabilitationsmaßnahme (BGSW) erfolgte neben der bereits oben erwähnten ärztlichen Aufnahmeuntersuchung, der Aufklärung und Randomisierung der Patienten auf die verschiedenen Behandlungsgruppen auch die Eingangsbefragung. Dazu füllten die Probanden den für die Studie konzipierten Eingangsfragebogen[14] aus, der in wesentlichen Teilen aus dem Deutschen Schmerzfragebogen der Deutschen Gesellschaft zum Studium des Schmerzes (DGSS) besteht. Daraus werden im Folgenden die für die vorliegende Untersuchung relevanten Assessments erläutert:

Die Patienten wurden aufgefordert, mit Hilfe der elfstufigen nummerischen Ratingskala (NRS 0-10) eine Selbsteinschätzung folgender Schmerzintensitäten abzugeben:

Mittels der elfstufigen nummerischen Ratingskala (NRS 0-10) wurden die Patienten zur Selbsteinschätzung folgender Schmerzintensitäten angehalten:

- momentane Schmerzstärke
- durchschnittliche Schmerzstärke in den letzten 4 Wochen
- größte Schmerzstärke in den letzten 4 Wochen
- erträgliche Schmerzstärke bei erfolgreicher Behandlung

Als weiteres Kriterium zur Beurteilung der Beschwerden wurden über den „Pain Disability Index" (PDI) die Einschränkungen der Patienten durch den Schmerz in folgenden 7 Lebensbereichen mittels 11-stufiger Ratingskala erfasst (Dillmann et al. 1994):

---

[14] Im Anhang B sind alle für die Studienauswertung relevanten Inhalte des bei Rehabilitationsbeginn verteilten Fragebogens dargestellt

- Familiäre und häusliche Verpflichtungen
- Erholung
- Soziale Aktivitäten
- Beruf
- Sexualleben
- Selbstversorgung
- Lebensnotwendige Tätigkeiten

Als weiterer Parameter, der Rückschlüsse über die Beschwerden der Patienten zulässt, wurde die Einnahme von Schmerzmedikamenten (welches Medikament nach WHO-Stufenschema, mit welcher Häufigkeit bzw. Dosierung) ermittelt.

Neben der Evaluation der von den Patienten empfundenen Beschwerden wurde das allgemeine Wohlbefinden über eine nummerischen Ratingskala (NRS) von sehr schlecht (= -100) bis sehr gut (= +100) ermittelt. Außerdem erfolgte die Erfassung der gesundheitsbezogenen Lebensqualität über ein ergänzendes SF-36-Fragebogenmodul.

Neben der Schulbildung und der familiären Lebenssituation (allein lebend, Partner, Kinder) wurden folgende psychosozialen Rahmenbedingungen des Patienten über ein selbst entwickeltes Fragebogenmodul erfragt:

- Gültiges Arbeitsverhältnis
- Androhung einer bevorstehenden Kündigung
- Zufriedenheit und erlebte Belastung am Arbeitsplatz
- Offene Schmerzensgeldverhandlungen bzw. finanzielle Forderungen an Unfallgegner, Versicherungen oder andere Kostenträger
- Laufendes Rentenverfahren

Letztlich wurde die Patientenerwartung hinsichtlich der Effektivität des stationären Heilverfahrens in Bezug auf Funktionsgewinn und Schmerzlinderung erfragt und inwieweit der Patient glaubt, wieder in seinem alten Beruf arbeiten zu können (Selbsteinschätzung). Diese Fragen wurden nach Abschluss der 3-4-wöchigen Behandlung in der Klinik erneut gestellt.

Die Befragungen am Ende des stationären Rehabilitationsaufenthalts und bei den beiden Nachuntersuchungen beinhalteten erneut alle o. g. Assessments (Schmerzintensitäten NRS, PDI, Schmerzmedikation, NRS allgemeines Wohlbefinden, SF-36), um eine Verlaufsbeurteilung der Beschwerdeparameter und der gesundheitsbezogenen Lebensqualität zu ermöglichen. Außerdem wurde erfragt, ob das Arbeitsverhältnis noch besteht bzw. ob vom Arbeitgeber eine Kündigung angedroht wurde und ob noch offene finanzielle Forderungen (Unfallgegner, Kostenträger) ungeklärt sind.

Darüber hinaus interessierte bei den Folgebefragungen besonders die berufliche Situation der Probanden. Dazu wurden folgende Punkte ermittelt:

- Berufliche Eingliederungsmaßnahmen (Arbeitserprobung)
- Beginn der vollen Arbeitsfähigkeit / Dauer der Arbeitsunfähigkeit
- Arbeitsplatzsicherheit und –zufriedenheit
- Geplante bzw. erfolgte Umsetzung auf eine andere Tätigkeit im Betrieb
- Antrag auf vorzeitige Berentung / laufendes Rentenverfahren

Ein weiterer Fokus wurde auf die nach der stationären Behandlung erfolgten Therapiemaßnahmen gelegt. Hier sollten die Probanden Angaben zu Inhalt und Häufigkeit der weiteren Behandlungen machen (EAP, ambulante Physio- oder Ergotherapie, Anzahl der Therapiesitzungen).

Für die Beantwortung der Fragebögen benötigten die Probanden an allen vier Messzeitpunkten (Rehabeginn, Rehaende, 4 Wochen- und 6 Monate-Follow-Up) 30 bis 45 Minuten Zeit. Die Fragebogen-Ausgabe erfolgte während des stationären Klinikaufenthalts persönlich durch den Untersucher. Mit der schriftlichen Einladung zu den beiden Nachuntersuchungen wurden die Fragebögen 4-6 Tage vor der ambulanten Wiedervorstellung postalisch versandt und die Patienten aufgefordert, die Unterlagen ausgefüllt zu diesem Termin mitzubringen.

2.2.2 Funktionsmessungen und OMA-Score

Am ersten Tag des Klinikaufenthalts oder spätestens am Tag nach der stationären Aufnahme erfolgte eine ausführliche physiotherapeutische Befundung der Probanden. Neben der Erfragung von Körpergröße und Messung des Körpergewichts wurden die Beweglichkeitsmaße im oberen und unteren Sprunggelenk auf der gesunden und der betroffenen Seite nach der Neutral-Null-Methode (Debrunner 1971) ermittelt (vgl. Abb. 9).

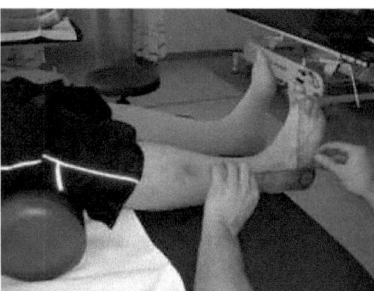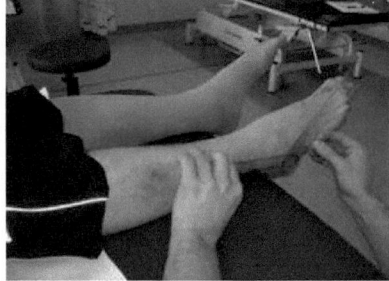

Abbildung 9: Goniometer-Messung der aktiven OSG-Beweglichkeit nach der Neutral-Null-Methode von Debrunner (1971)

Im nächsten Schritt wurde die funktionelle Kraft der Wadenmuskulatur mittels beid- und einbeinigen Zehenständen getestet. Hier wurde dokumentiert, ob ein beid- bzw. einbeiniger statischer Zehenstand für 10 Sekunden möglich war oder nicht. Die Beurteilung der dynamischen Streckkraft des gesamten Beines erfolgte über einen selbst entwickelten Treppentest: Hierbei wurden die Probanden aufgefordert, zunächst von einer halben Treppenstufe (8 cm Höhe) mit der Ferse des nicht getesteten Beines 15 Mal den Boden anzutippen und wieder zurück zu steigen (Abb. 10). War dies kraft- und schmerzbedingt möglich, wurde die Treppenstufe auf eine gängige Höhe (16 cm) erweitert und es erfolgten wiederum maximal 15 Wiederholungen der Testbewegung.

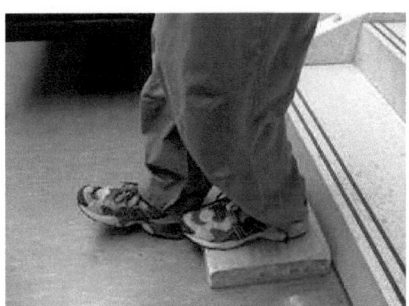 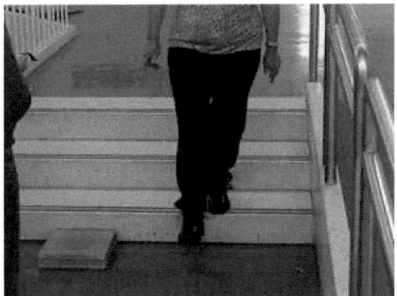

Abbildung 10: Treppentest mit halber Stufe (links) und ganzer Treppenstufe (rechts)

Um das Gleichgewicht als limitierenden Faktor auszuschalten, hatten die Patienten die Möglichkeit, sich seitlich an einem Geländer zu halten, allerdings ohne sich abzustützen. Im Prüfbogen (vgl. Abbildung 11) wurde die Anzahl der insgesamt möglichen Testwiederholungen (maximal 30) dokumentiert.

Die Beurteilung der statischen Gleichgewichtsfähigkeit erfolgte über den Einbeinstand beginnend auf der gesunden, anschließend auf der betroffenen Seite: Dabei wurde der Test zunächst mit geöffneten Augen auf einer 1,5 cm dünnen Schaumstoff-Matte durchgeführt. Die Instabilität der Unterlage führt hier zu mehr oder weniger großen Gleichgewichtsreaktionen und notwendigen Ausgleichsbewegungen. Ein zweiter Testdurchlauf erfolgte ohne Matte auf stabilem, ebenem Untergrund mit geschlossenen Augen, um optische Rückkopplungen zur Gleichgewichtssteuerung zu vermeiden. Dies führt zu einer größeren Anforderung für die propriorezeptiven Analysatoren in Muskulatur, Sehnen und Gelenkstrukturen, was das Halten des Gleichgewichts in der Einbeinstand-Position trotz der stabilen Unterlage schwieriger macht als beim ersten Test.

Die Beurteilung der Gleichgewichtsfähigkeit erfolgte über die mögliche Zeit (in Sekunden) im Einbeinstand. Die maximale Haltezeit im Einbeinstand wurde auf 30 Sekunden festgelegt.

BG Unfallklinik Tübingen — Abteilung Physiotherapie

Datenblatt Rehabeginn

Probandennummer:

Körpergröße: cm

Körpergewicht: kg

Ergebnisse der Funktionsmessungen:

1. Beweglichkeit Sprunggelenke:

li. OSG	Dorsalext: / Plantarflex:	° / °	**li. USG**	Inversion / Eversion	° / °
re. OSG	Dorsalext: / Plantarflex:	° / °	**re. USG**	Inversion / Eversion	° / °

2. Gleichgewicht:

Zeit im Einbeinstand mit geöffneten Augen (dünne Airex-Matte)	rechts / links	sec. / sec.
Zeit im Einbeinstand mit geschlossenen Augen (stabile Unterlage)	rechts / links	sec. / sec.

3. Ausdauer

Ergebnis IPN- -Test
Erreichte Leistung (absolut) Watt
Erreichte Leistung (relativ) Watt/kg
Erreichte Fitness-Stufe: 1 / 2 / 3 / 4 / 5

Angegebene **max. Gehzeit:** Minuten / Stunden

4. Kraft

10 sec-Zehenstand	bds.	□ möglich	□ nur ... sec möglich	□ nicht möglich
	li.	□ möglich	□ nur ... sec möglich	□ nicht möglich
	re.	□ möglich	□ nur ... sec möglich	□ nicht möglich

Treppentest
Anzahl der Gesamtwiederholungen rechts:
Anzahl der Gesamtwiederholungen links:
□ Durchführung des Treppentests nicht möglich aufgrund ......

CYBEX-Messung Auswertungsprotokoll
□ vorhanden
□ fehlt aufgrund ....

Fragebogen-Ergebnisse:

Fragebogen Rehabeginn liegt vor □ ja □ nein

Fragen vollständig ausgefüllt: □ ja □ nein

Sprunggelenksstudie — Joachim Merk

Abbildung 11: Erhebungsbogen für die Ergebnisse der Funktionsmessungen

Neben den genannten Funktionstests wurden die Probanden nach ihrer maximalen Gehzeit (in Minuten) auf ebener Strecke befragt. Außerdem wurden verschiedene Testbewegungen (in die Hocke gehen, laufen, auf der Stelle hüpfen etc.) durchgeführt, die neben den Befragungsangaben (Schmerz, Steifigkeit, Schwellung, Hilfsmittel, Alltagsaktivitäten) für die Vervollständigung des Funktionsscores von Olerud und Molander (1984) notwendig sind (Abb. 12):

BG Unfallklinik Tübingen		Joachim Merk
OMA-Score nach Olerud und Molander (1984)		
Patient/Prob.-Nr. .... Datum:		
☐ Rehabeginn ☐ Rehaende ☐ Followup 1 ☐ Followup 2		
Fragen:	**Antworten:**	**Punkte:**
Schmerz	nicht vorhanden	25
	beim Gehen auf unebenem Untergrund	20
	beim Gehen auf geradem Untergrund	10
	bei kurzen Strecken im Haus	5
	Dauerschmerz	0
Steifigkeit	nicht vorhanden	10
	vorhanden	0
Schwellung	nicht vorhanden	10
	nur abends	5
	dauerhaft / immer vorhanden	0
Springen/Hüpfen (auf der Stelle)	möglich	5
	nicht möglich	0
Hilfsmittel	nicht notwendig	10
	Verband / Bandage / Orthese	5
	Gehstock, Gehstützen oder andere Gehhilfen	0
Aktivitäten des täglichen Lebens / Arbeitsleben	alles wie vor dem Unfall möglich	20
	alles in langsamerem Tempo möglich	15
	Wechsel auf Teilzeit/einfachere Tätigkeiten notwendig	10
	schwere Einschränkung der Arbeitsfähigkeit	0
Laufen / Joggen	möglich	5
	nicht möglich	0
Treppen steigen (im Wechselschritt)	ohne Probleme	10
	eingeschränkt möglich	5
	nicht möglich	0
In die Hocke gehen	ohne Probleme	5
	nicht möglich	0
	Gesamtsumme: _____	

Auswertung / Gesamtbeurteilung Summenscore:

☐ ausgezeichnet   91 - 100 Punkte
☐ gut   61 - 90 Punkte
☐ ordentlich   31 - 60 Punkte
☐ schlecht, schwach 0 - 30 Punkte

Anklescore   SGsstudie

Abbildung 12: Dokumentationsvorlage für den OMA-Funktionsscore nach Olerud / Molander (1984)

Der Olerud-Molander-Ankle-Score (OMA) ist ein in klinischen Studien häufig eingesetztes Bewertungsinstrument für Funktionseinschränkungen nach Sprunggelenksfrakturen. Wie Abbildung 12 zeigt, evaluiert der OMA-Score über neun Subskalen verschiedene Funktionsbereiche und ermittelt über eine Aufsummierung der ermittelten Punkte ein Gesamtergebnis, das zwischen 0 und 100 liegen kann. Je höher die Gesamtpunktzahl, desto besser das erreichte Funktionsergebnis.

2.2.3 Apparative Kraft- und Ausdauermessungen

Als Ergänzung zu den angesprochenen Funktionstests wurden bei allen Patienten objektive apparative Messverfahren zur Bestimmung der sprunggelenksumgebenden Muskelkraft und der Grundlagenausdauer angewandt:

Die Krafttestung erfolgte mit dem isokinetischen Kraftmess-System Cybex NORM (Cybex, Division of Lumex, Inc., Ronkonkoma, New York, USA, Vertrieb durch die Fa. Proxomed GmbH, Alzenau). Die Kraftmesseinheit besteht aus einem variabel einstellbaren Sitz- bzw. Liegeelement, einem Dynamometer, einer computergestützten Steuerungseinheit, einem in alle Richtungen drehbaren Monitor und einem angeschlossenen Tintenstrahldrucker:

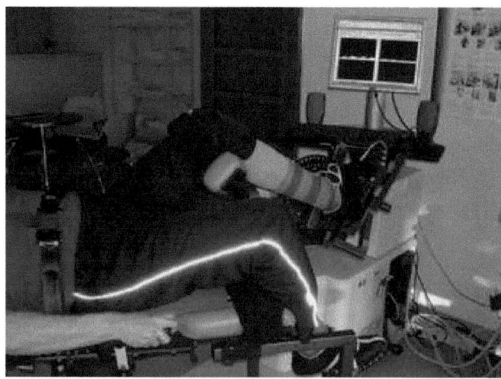

Abbildung 13: Standardisierte Messposition am Cybex NORM mit Fixation des Probanden an der Fußplatte, am Oberschenkel und mit Gurten an Oberkörper und Becken

Die je nach Größe und Körperkonstitution individuelle Positionierung der Probanden auf dem Mess-System wurde mit der zum System gehörenden Software (Fa. HUMAC, Version 4.3.8 für Windows) dokumentiert und konnte bei allen Messungen in gleicher Weise wiederholt werden. Dazu gehörte auch die exakte Ausrichtung der OSG-Gelenkachse zur maschinellen Drehachse.

Die Durchführung der Kraftmessungen erfolgte nach einem standardisierten Messprotokoll immer im Anschluss an die oben beschriebenen Funktionsmessungen: Dieses beinhaltete eine fünfminütige Aufwärmphase auf einem Fahrradergometer mit geringem Tretwiderstand (< 50 Watt). Nach der Kalibrierung (Eichung) des Mess-Systems und der individuellen Positionierung (Länge der Fußplatte, einheitlicher Kniebeugewinkel von 90°, Fixation mit Klettbändern) erfolgte die standardisierte Testinstruktion. Allen Patienten wurde dabei mitgeteilt, dass zunächst die Messung am gesunden Bein und anschließend am betroffenen Bein erfolgen wird. Als Standard-Testprotokoll der Muskulatur des oberen Sprunggelenks (Plantarflexoren, Dorsalextensoren) erfolgten die Kraftmessungen mit den beiden Testgeschwindigkeiten 30 Winkelgrade pro Sekunde (°/sec) zur Maximalkraft- und 120°/sec zur Kraftausdauer-Bestimmung. Begonnen wurde immer mit der neurophysiologisch limitierten Kraftqualität Maximalkraft (5 Testwiederholungen), anschließend erfolgte die Messung der Kraftausdauer (15 Testwiederholungen), die eher energetisch limitiert ist. Beide Messungen fanden erst statt, nachdem der Proband vier Probewiederholungen durchgeführt hat, um sich an den Bewegungsablauf und die Widerstandssteuerung des Mess-Systems zu gewöhnen.

Beim dargestellten isokinetischen Messvorgang werden kontinuierlich vom Dynamometer während der Gelenkbewegung entstehende Drehmomente gemessen und registriert. Dies ermöglicht die Berechnung eines maximal erreichten Drehmoments (Spitze der Kraftkurve) sowie die Erstellung einer Drehmomentkurve mit Berechnung der Kraft-Zeitverläufe (Abb. 14) und dem Integral unter den Kraftkurven (Arbeit).

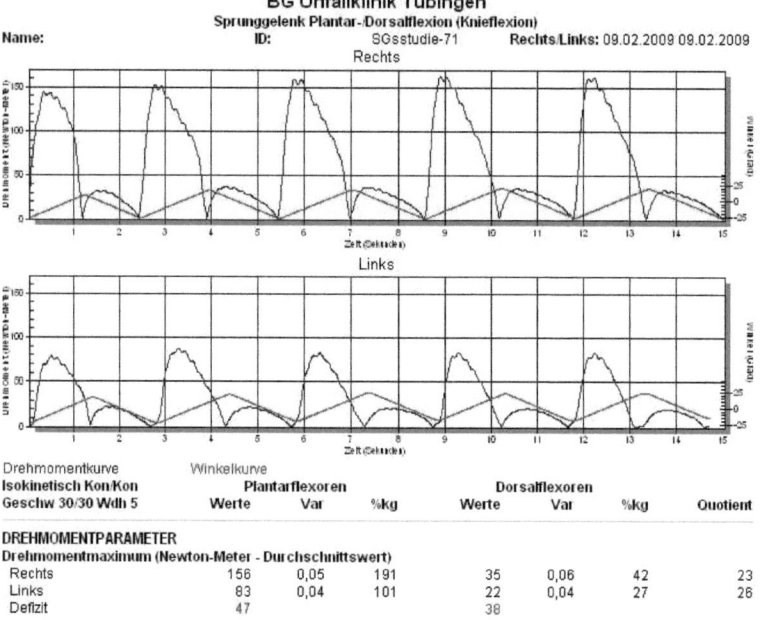

Abbildung 14: Drehmoment- (blau) und Winkelkurven (rot) einer Cybex NORM-Maximalkraft-Testung (30°/sec, 5 Messwiederholungen): Typische Kraft-Zeit-Verläufe und Rohdaten der durchschnittlichen Drehmomentmaxima bei linksseitig verletztem Sprunggelenk

Für die Auswertung und Kraftbeurteilung der Probanden wurden folgende Messwerte im Seitenvergleich bei Plantarflexoren und Dorsalextensoren bestimmt (vgl. Rohdaten in den Abbildungen 14 und 15):

- Durchschnittliche absolute und relative Drehmomentmaxima bei 30°/sec als Maß für die Maximalkraft (Grundlage für die Berechnung des relativen Drehmomentmaximums ist das Körpergewicht des Probanden – Einheit in %kg).
- Gesamtarbeit (Fläche unter den Kraftkurven) bei 120°/sec als Maß für die Kraftausdauer

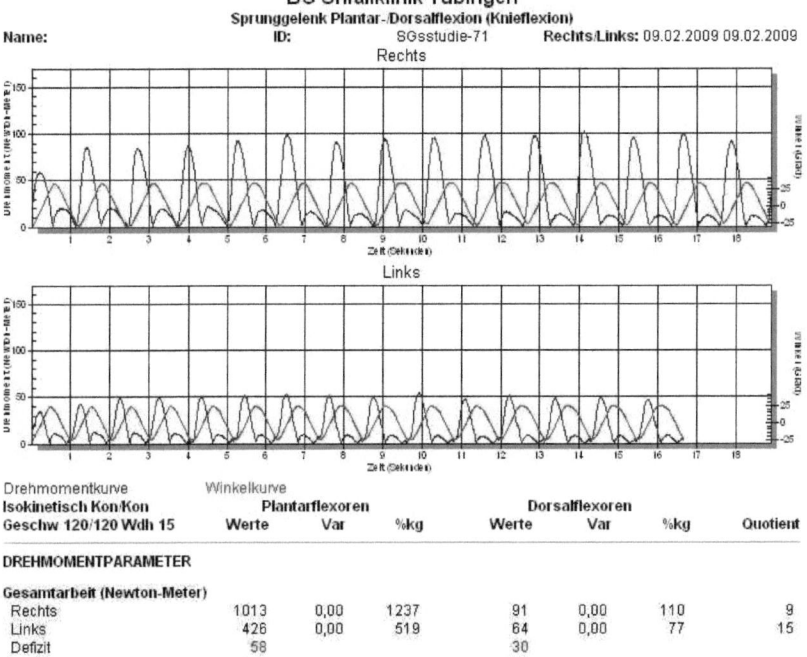

Abbildung 15: Drehmoment- (blau) und Winkelkurven (rot) einer Cybex NORM-Kraftausdauer-Testung (120°/sec, 15 Messwiederholungen): Typische Kraft-Zeit-Verläufe und Rohdaten der Gesamtarbeit bei linksseitig verletztem Sprunggelenk

Zusammengefasst erlauben die isokinetischen Kraftmessungen eine Beurteilung der beiden Kraftqualitäten Maximalkraft und Kraftausdauer im Seitenvergleich (vgl. Defizit gesund-betroffen) sowie eine Beurteilung der Kraftverhältnisse zwischen Agonist und Antagonist (vgl. Quotient). In der Evaluation der individuellen Kraftsituation können die ermittelten Messergebnisse mit Normwerten verglichen (Abb. 16) und objektive Veränderungen der Kraftwerte über den Untersuchungszeitraum erfasst werden (Verlaufsdokumentation).

Gelenk	Bewegung	A v [°/s]	B Durch- schnittl. Beweg. bereich [°]	Whd. pro min	C Kraftentwicklung [Nm] (1) (2)		D % Max. Drehm./ Körpergew. (1) (2)		E Quotient Antago- nist/ Agonist
Sprunggelenk	Plantar- (1)/ Dorsalflexion (2)	30	70	13	70-215	15- 40	80-75	15	25
		60	26	170	55-170	14- 30	60	12	30
		120		52	30-135	10- 23	40	8	33
		180		78	20- 75	5- 20	28	7	50

Abbildung 16: Normwerttabelle Isokinetik nach Davies (1985, aus Eggli 1987)

Neben den Cybex-Kraftmessungen wurde über ein weiteres apparatives Messverfahren die Grundlagenausdauer der Patienten bestimmt. Dazu wurde der im medizinischen Trainingsbereich häufig eingesetzte IPN-Test[15] nach Lagerstrøm/Trunz (1997) ausgewählt. Mit einem Fahrradergometer (Modell Kardiofit, Fa. Proxomed, Alzenau) erfolgte die rechnergesteuerte Belastungssteigerung. Die computergestützte Auswertung ermöglichte die Kardiofit-Software (Version 2.0 R6, Fa. Proxomed, Alzenau):

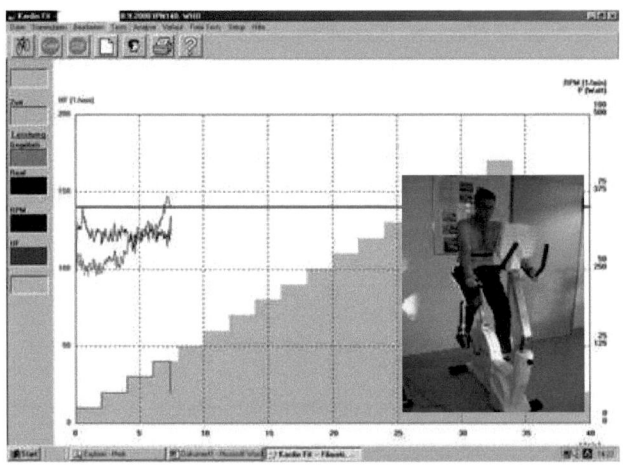

Abbildung 17: Grafisches IPN-Testprotokoll: Verlauf des Herzfrequenz-Anstiegs (rot) bei stufenweise ansteigender Wattbelastung, Zielpulsfrequenz: 140 Schläge pro Minute

---

[15] IPN steht für Institut für Prävention und Nachsorge GmbH (Kirchstraße 13 - 50996 Köln)

Die Bestimmung der aeroben Ausdauerleistungsfähigkeit erfolgte bei diesem Stufenbelastungstest anhand von individuellen Angaben des Patienten (Alter, Geschlecht, Gewicht, Ruheherzfrequenz). Gemessen wurde die hierbei aerob erreichte Leistung in Watt pro Kilogramm Körpergewicht bei der aus den persönlichen Angaben des Probanden berechneten Zielpulsfrequenz (z.B. 140 Schläge pro Minute beim IPN-140). Dieser Test ist deshalb im rehabilitativen Bereich sehr praktikabel, weil nicht wie bei anderen Ergometertests eine maximale kardiopulmonale Ausbelastung der Patienten erforderlich wird. Außerdem kann die gemessene aerobe Leistungsfähigkeit mit einer alters- bzw. geschlechtsspezifischen Norm-Soll-Leistungstabelle verglichen werden. Die Einordnung des Testergebnisses erfolgt - an der Normpopulation orientiert - in fünf Fitness-Stufen und stellt die Grundlage für die Ableitung von Trainingsempfehlungen dar:

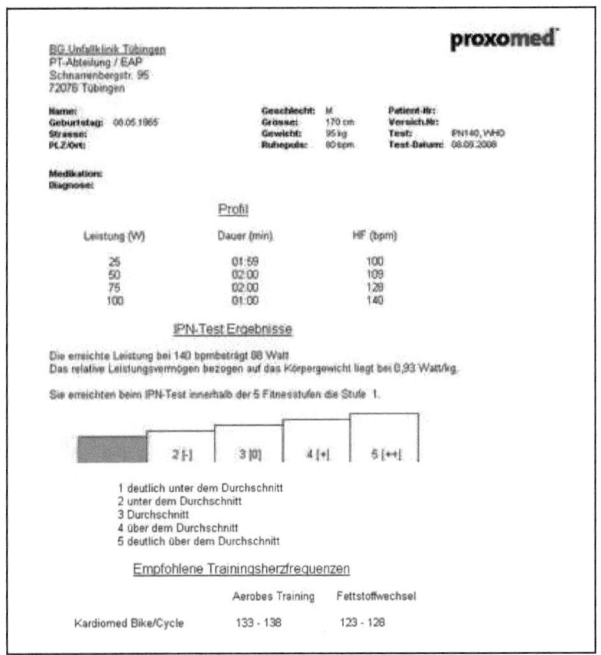

Abbildung 18: Ergebnisprotokoll des IPN-Tests mit Berechnung des absoluten und relativen Leistungsvermögens, Zuordnung der Fitness-Stufe

2.2.4 Standardisiertes Behandlungsprogramm

Jeder Proband der vorliegenden Untersuchung absolvierte während seines 3-4-wöchigen stationären Rehabilitationsaufenthalts folgende täglich bzw. fünf Mal wöchentlich (Montag bis Freitag) stattfindenden Behandlungsinhalte:

1. 30 Minuten physiotherapeutische Einzeltherapie (Gangschulung, Manualtherapie am Sprunggelenk, aktive Kräftigungs-, Koordinations- und Beweglichkeitsübungen etc. → befundorientierte Vorgehensweise)

2. 2 physiotherapeutische Gruppenbehandlung(en) trocken à 30 Minuten: Fußgruppe (Hockergymnastik mit Sensibilitäts-, Kräftigungs-, Koordinations- und Beweglichkeitsübungen) und Gehgruppe (Kräftigungs- und Gleichgewichtsübungen in Stand und Gang, spielerische Koordinations- und Gangschulung mit Geräten)

3. 30 Minuten Bewegungsbad in der Gruppe (Gangschulung im Wasser mit Kräftigungs- und Ausdauerübungen im Stand gegen den Wasserwiderstand)

4. 15 Minuten Wechselbäder (kalt / warm)

5. Andere physikalische Methoden (Eis oder Wärme) je nach individuellem Empfinden des Patienten

6. Medizinisches Aufbautraining (Krafttraining an der Beinpresse, Beinstrecker, Beinbeuger, Gleichgewichts- und Propriozeptionstraining auf instabilen Standflächen, nur 5 Minuten Aufwärmen und kein Ausdauertraining auf Stepper bzw. Fahrrad- und Laufbandergometer)

7. 30 Minuten Ergotherapie (Alltagstraining mit Gewichtsbelastung und Gleichgewichtsanforderungen, Perlenbad zur Durchblutungsanregung)

Das tägliche Behandlungsprogramm begann am zweiten stationären Behandlungstag ab 8.00 Uhr morgens und endete nachmittags gegen 16.00 Uhr.

Mit allen Patienten wurde in der ersten Woche der BGSW durch einen Anästhesisten mit Weiterbildung in spezieller Schmerztherapie ihre Medikamentensituation abgeklärt – gegebenenfalls erfolgte eine Anpassung der Schmerzmedikation auf den individuellen Bedarf.

2.2.5 Ausdauertraining (Versuchsgruppe 1)

Neben dem oben erwähnten standardisierten komplexen Behandlungsprogramm führten die Probanden der Versuchsgruppe 1 zusätzlich noch ein individuell dosiertes pulsgesteuertes Ausdauertraining auf dem Fahrradergometer durch. Das Standfahrrad ermöglicht Fußpatienten durch die geringe Belastung der unteren Extremität ein Ausdauertraining ohne wesentliche Schmerzbeeinträchtigung. Auf der Grundlage verschiedener Forschungsarbeiten zum Thema chronischer Schmerz und aktivierender Therapie (Schiltenwolf et al. 2008, Tiemann 2005) sind von einem aeroben Training der Grundlagenausdauer verschiedene positive Wirkungen zu erwarten: Neben der Steigerung der allgemeinen Belastbarkeit in Bezug auf Ausdauer und Kraft kann auch eine Reduktion der Schmerzwahrnehmung durch eine Erhöhung des Endorphinspiegels im Blutplasma erwartet werden (Schwarz/Kindermann 1989). Außerdem wird einem niedrig-dosierten und schonenden (nicht-körpergewichtsbelastenden) Ausdauertraining von mehreren Autoren (Thacker 2001, Geffen 2003) eine positive Wirkung in Bezug auf das konditionierte Belastungsvermeidungsverhalten bei länger dauernden Schmerzzuständen zugewiesen. Neben den möglichen Effekten auf Kraft, Ausdauer und Schmerz könnte ein Fahrradergometertraining auch durch die aktiven Bewegungen beim Pedaltreten eine Verbesserung der Beweglichkeit im oberen Sprunggelenk bewirken.

Die Dosierung des Ergometertrainings erfolgte anhand des IPN-Testprotokolls (vgl. Abb. 18), wobei die Herzfrequenzempfehlung für ein aerobes Ausdauertraining übernommen wurde. Die dabei erreichten Herzfrequenz-Bereiche (zwischen 120 und 150 Schlägen pro Minute) orientierten sich an vergleichbaren Studienprotokollen (Jones et al. 2006). Die Patienten wurden dazu über die praktische Anwendung der Herzfrequenzmessung mittels Polar®-Brustgurt und die Belastungssteuerung mit dem Fahrradergometer instruiert: Das Training erfolgte täglich mit einem drehzahlunabhängigen wattgesteuerten Programm, wobei in der ersten Trainingssitzung unter Anwesenheit des Untersuchers die Wattbelastung solange schrittweise erhöht wurde, bis der Zielpulsfrequenzbereich erreicht war.

Der Trainingsaufbau begann abhängig von der individuellen Leistungsfähigkeit mit einer Dauer von 10 Minuten bei schlechtem Ausdauergrad (Fitness-Stufe 1) und 15 Minuten bei besserem Trainingszustand (Fitness-Stufe 2). Die Zeitdauer wurde täglich um zwei Minuten gesteigert, sodass die Probanden am Ende der zweiten Woche der BGSW bei einer Obergrenze von 30 Minuten Trainingszeit ankamen. Wurde der Zielpulsfrequenzbereich aufgrund des sich im Laufe des Trainingsprozesses verbessernden Trainingszustands bei den Probanden nicht mehr erreicht, erfolgte eine entsprechende Anpassung bzw. Erhöhung der Wattbelastung. Die Dosierungsparameter (Wattbelastung, Trainingszeit) und die tägliche Durchführung des Ausdauertrainings auf dem Fahrradergometer wurden von den Probanden auf einem Trainingsprotokoll dokumentiert (vgl. Abb. 19).

Es gab im Studienverlauf keinen Patienten in der Experimentalgruppe 1, der aufgrund von Schmerzen oder sonstigen Belastungsreaktionen das Training am Fahrradergometer abbrechen musste oder nicht durchführen konnte.

BG Unfallklinik Tübingen   Abteilung Physiotherapie

Trainingsprotokoll Ausdauertraining - Fahrradergometer

Probanden-Nummer: 47

Ergebnis IPN- 140 -Test: Erreichte Leistung (absolut)   122 Watt
(Test Rehabeginn) Erreichte Leistung (relativ)   1,53 Watt/kg
Erreichte Fitness-Stufe: [1] / 2 / 3 / 4 / 5

Laut IPN-Test empfohlener **Trainingspuls-Bereich:**   125-135 Schläge/min

Trainingsparameter Wochentag, Datum	Trainingsintensität [Watt]	Trainingszeit [min]	Training absolviert (Unterschrift!)
Montag			
Dienstag			Aufnahmetag
Mittwoch 30.07.08	55	15	Unterschrift des Patienten
Donnerstag 31.07.08	55	17	Unterschrift des Patienten
Freitag 01.08.08	60	19	Unterschrift des Patienten
Montag 04.08.08	60	21	Unterschrift des Patienten
Dienstag 05.08.08	60	23	Unterschrift des Patienten
Mittwoch 06.08.08	65	25	Unterschrift des Patienten
Donnerstag 07.08.08	65	27	Unterschrift des Patienten
Freitag 08.08.08	65	29	Unterschrift des Patienten
Montag 11.08.08	70	30	Unterschrift des Patienten
Dienstag 12.08.08	75	30	Unterschrift des Patienten
Mittwoch 13.08.08	75	30	Unterschrift des Patienten
Donnerstag 14.08.08	75	30	Unterschrift des Patienten
Freitag 15.08.08	80	30	Unterschrift des Patienten
Montag 18.08.08	80	30	Unterschrift des Patienten
Dienstag 19.08.08	85	30	Unterschrift des Patienten
Mittwoch			Abschlussmessung
Donnerstag			
Freitag			

Gesamtanzahl der Ergometer-Trainingseinheiten im BGSW: __15__

Ergebnis IPN- 140 -Test: Erreichte Leistung (absolut)   141 Watt
(Test Rehaende) Erreichte Leistung (relativ)   1,79 Watt/kg
Erreichte Fitness-Stufe: 1 / [2] / 3 / 4 / 5

Sprunggelenksstudie   Joachim Merk

Abbildung 19: Protokoll-Beispiel für das Ausdauertraining auf dem Fahrradergometer mit im Trainingsprozess gesteigerten Dosierungsparametern und Patientenunterschrift

2.2.6 Vibrationstraining (Versuchsgruppe 2)

Die Probanden des zweiten experimentellen Behandlungsarmes (Versuchsgruppe 2) absolvierten in Ergänzung zum erläuterten standardisierten Behandlungsprogramm täglich ein individuell dosiertes Ganzkörper-Vibrationstraining auf einem Galileo-Gerät (Modell Galileo Fitness, Fa. Novotec Medical, Pforzheim). Das Galileo-System trainiert Muskulatur durch Vibrationen nach einem seitenalternierenden Wipp-Prinzip, die reflektorisch im rhythmischen Wechsel zwischen linker und rechter Körperseite hervorgerufen werden:

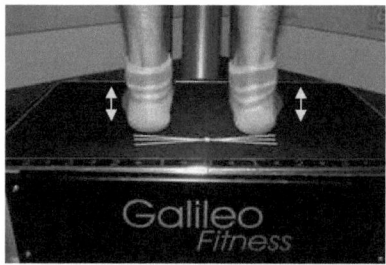 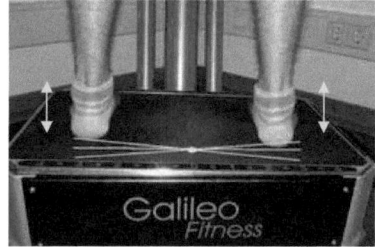

Abbildung 20: Seitenalternierendes Wipp-Prinzip beim Galileo-Vibrationstraining: Verschieden breite Fußpositionen führen zu unterschiedlichen Amplituden der Schwingplatte um die Drehachse

Die Effekte des Trainings mittels Ganzkörpervibration (WBV - whole body vibration) hängen nach Burkhardt (2006) sowohl von der Art der Schwingbewegung[16] als auch von der Amplitude und der Schwingungsfrequenz ab. Die Schwingungsamplitude wird vom Bewegungsausmaß der Standplatte bestimmt, wobei diese beim Galileosystem umso größer wird, je breiter die Fußstellung gewählt ist (0-12 mm). Bezüglich der therapeutischen Effekte unterschiedlicher

---

[16] Die Industrie bietet unterschiedliche Vibrationssysteme für die Therapie an: Rein vertikale Schwingungsreize führen nach Burkhardt (2006) zu anderen muskulären Aktivierungsmustern als eher dreidimensional aktivierende Wippsyteme um eine mittige Drehachse (Galileo-Gerät).

Schwingungsfrequenzen gibt es ein breites Spektrum an Erwartungen von Seiten der Gerätehersteller, die sich nicht immer mit den Angaben in der Literatur decken. Bei Wippsystemen scheint Einigkeit zwischen Industrie und Studienlage darüber zu bestehen, dass Schwingungsfrequenzen über 30 Hertz (Hz) zu hoch sind, um therapeutisch nutzbare muskuläre Reaktionen zu erreichen.

Neben einer Verbesserung der Muskelkraft (Rees et al. 2007, Berschin/Sommer 2004, Costantino et al. 2006, Bosco et al. 1998) werden abhängig von Trainingsfrequenz und –dauer Durchblutungssteigerungen (Kerschan-Schindl et al. 2001), Propriozeptionsverbesserungen (Fontana et al. 2005) und eine verbesserte Balance und Koordination (Haas et al. 2004, Kawanabe 2007) von einem solchen Training erwartet. Allerdings finden sich auch randomisiert kontrollierte Studien, die keine signifikanten Unterschiede des Vibrationstrainings im Vergleich zu einer nicht auf diese Weise trainierten Übungsgruppe in Bezug auf Kraft, Gleichgewicht und andere neuromuskuläre Leistungsparameter (Sprintfähigkeit, Sprunghöhe) nachweisen konnten (de Ruiter et al. 2003, Delecluse et al. 2005, Cochrane et al. 2004). Beim Literaturvergleich zeigt sich neben den zum Teil gegensätzlichen Effekten vorliegender Studien eine sehr große Bandbreite an verwendeten Dosierungsparametern (Vibrationsart und -frequenz, Amplitude, Trainingsdauer), die über ganz unterschiedliche Zeiträume (2 bis 25 Wochen) untersucht wurden. Abgeleitet aus diesen Erkenntnissen und in Absprache mit dem Gerätehersteller und erfahrenen Vibrationstherapeuten wurde für die vorliegende Studie ein standardisiertes Behandlungsprotokoll entwickelt, das im Folgenden näher erläutert wird:

Die Vibrationsfrequenzen für das Galileo-Training wurden auf 15, 20 und 25 Hz festgelegt, um verschiedene muskuläre Belastungsreize zu setzen und eine Adaptation auf gleichbleibende Frequenzen zu umgehen. Bezüglich der Zeitdauer des täglich durchgeführten Vibrationsreizes wurde der Empfehlung von Haas (2008a) Rechnung getragen, nur wenige Belastungsserien mit kurzer Dauer durchzuführen. Da Patienten mit Verletzungen der unteren Extremität höhere Vibrationsfrequenzen als intensiver und belastender empfinden, wurde die Übungsdauer kürzer gewählt: Der Trainingsaufbau am Galileosystem erfolgte deshalb nach folgendem Schema:

1. 90 Sekunden Aufwärmen bei 8 Hz im Sitz
2. 120 Sekunden bei 15 Hz im Stand
   60 Sekunden Pause: Gehen im Raum
3. 90 Sekunden bei 20 Hz im Stand
   60 Sekunden Pause: Gehen im Raum
4. 60 Sekunden bei 25 Hz im Stand
   60 Sekunden Pause: Gehen im Raum
5. 90 Sekunden Abwärmen bei 8 Hz im Sitz

Um dem Trainingsprinzip der progressiven Belastung gerecht zu werden, wurde die Übungsdauer bei den Vibrationseinheiten im Stand (vgl. 2.-4.) täglich um 10 Sekunden verlängert, bis bei 15 Hz eine Obergrenze von 180 Sekunden, bei 20 Hz höchstens 150 Sekunden und bei 25 Hz eine maximale Übungszeit von 120 Sekunden erreicht wurde.

Alle Trainingseinheiten auf dem Galileo-Gerät erfolgten unter direkter Anleitung des Untersuchers, wobei die Fußstellung parallel zur Übungszeit im Laufe des Trainingsprozesses von Position 1 auf Position 3 verbreitert wurde (vgl. Abb. 22). Ein weiterer wichtiger Dosierungsparameter betrifft die verschiedenen Körperpositionen der Probanden während des Vibrationstrainings, die in Abbildung 21 dargestellt sind. Diese wurden immer für 10-15 Sekunden eingenommen und dann nach einer festgelegten Reihenfolge abgewechselt: Nach der Aufwärmeinheit im Sitzen wurde das Training immer in leichter Beugestellung der Beingelenke begonnen, bevor in eine tiefere Position (60° Kniegelenksflexion) gewechselt wurde. Anschließend erfolgte der statische Ballenstand, der wiederum von einem Stand mit wechselnder Gewichtsbelastung rechts-links abgelöst wurde. Abschließend erfolgte eine erneute tiefe Standposition (60° Knieflexion) mit abwechselndem Anheben der rechten und linken Ferse. Bei instabilen Körperpositionen (z.B. Ballenstand) war es den Probanden möglich, das Gleichgewicht am vorderen Geländer zu sichern. In allen anderen Standpositionen wurden die Patienten angehalten, möglichst frei zu stehen. Alle 5 Übungspositionen im Stand wurden während der 3 Vibrationsfrequenzen (15, 20 und 25 Hz) eingenommen, wobei sich die Zeitdauer in den verschiedenen Standpositionen durch Verlängerung der Gesamtübungszeit im Trainingsprozess von 10-15 auf 20-30 Sekunden verdoppelte.

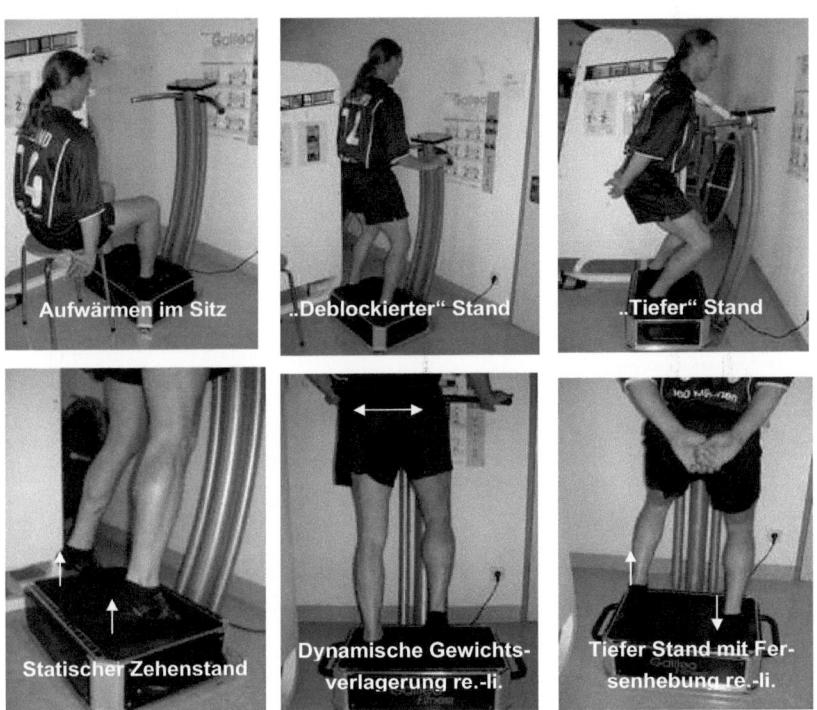

Abbildung 21: Wechsel der verschiedenen Körperpositionen nach jeweils 10-15 Sekunden während des Vibrationstrainings

Für jeden Probanden der Experimentalgruppe 2 (Galileotraining) wurde analog zur Versuchsgruppe 1 (Ergometertraining) ein Trainingsprotokoll zur Dokumentation der Belastungszeiten und Fußpositionen (Amplituden) erstellt (Abb. 22). Dies ermöglichte eine standardisierte Durchführung des etwa 15 bis 20 Minuten dauernden Vibrationstrainings unter gleich bleibenden Bedingungen für alle Probanden.

BG Unfallklinik Tübingen　　　　　　　　　　　　　　　　　　　　　　　Abteilung Physiotherapie

Trainingsprotokoll Vibrationstraining - Galileo

Probanden-Nummer: 65

Dosierungsparameter	Amplitude [Fußposition]	Frequenz [Hertz]	Trainingszeit [sec]	Bemerkungen (z.B. zur Ausgangsstellung)
Standardisierter Trainingbeginn und -aufbau:	0 · 1 · 2 · 3 · 4 ↓ im Trainings- prozess zunehmend Amplitude (max. 3) erhöhen	8	120	Aufwärmen: Sitz
Steigerung von Amplitude nach individuellen Möglichkeiten des Patienten, Steigerung der Trainingszeit täglich um 10 Sekunden pro Serie bis Obergrenze (siehe rechts)		15	120 → 180	Variation bezüglich der Übungsposition im Stand: - leichte Beugestellung der Beine - tiefe Beugestellung (60° Knieflex) - Ballenstand beidseits statisch - Schwerpunktverlagerungen rechts-links - tiefer Stand + wechselseitig Fersen anheben
		20	90 → 150	
		25	60 → 120	
		8	120	Abwärmen: Sitz

Trainingsparameter Wochentag, Datum	Amplitude [Fußposition]	Frequenz [Hertz]	Trainingszeit [sec]	Bemerkungen (z.B. zur Ausgangsstellung)
Montag	0 · 1 · 2 · 3 · 4			
Dienstag,	0 · 1 · 2 · 3 · 4			Aufnahmetag
Mittwoch, 03.12.08	0 · 1 · 2 · 3 · 4	15 / 20 / 25	120/90/60	
Donnerstag, 04.12.08	0 · 1 · 2 · 3 · 4	15 / 20 / 25	130/100/70	
Freitag, 05.12.08	0 · 1 · 2 · 3 · 4	15 / 20 / 25	140/110/80	
Montag, 08.12.08	0 · 1 · 2 · 3 · 4	15 / 20 / 25	150/120/90	
Dienstag, 09.12.08	0 · 1 · 2 · 3 · 4	15 / 20 / 25	180/130/100	
Mittwoch, 10.12.08	0 · 1 · 2 · 3 · 4	15 / 20 / 25	170/140/110	
Donnerstag, 11.12.08	0 · 1 · 2 · 3 · 4	15 / 20 / 25	180/150/120	
Freitag, 12.12.08	0 · 1 · 2 · 3 · 4	15 / 20 / 25	180/150/120	
Montag, 15.12.08	0 · 1 · 2 · 3 · 4	15 / 20 / 25	180/150/120	
Dienstag, 16.12.08	0 · 1 · 2 · 3 · 4	15 / 20 / 25	180/150/120	
Mittwoch, 17.12.08	0 · 1 · 2 · 3 · 4	15 / 20 / 25	180/150/120	
Donnerstag, 18.12.08	0 · 1 · 2 · 3 · 4	15 / 20 / 25	180/150/120	
Freitag, 19.12.08	0 · 1 · 2 · 3 · 4	15 / 20 / 25	180/150/120	
Montag, 22.12.08	0 · 1 · 2 · 3 · 4	15 / 20 / 25	180/150/120	
Dienstag	0 · 1 · 2 · 3 · 4			Entlasstag
Mittwoch	0 · 1 · 2 · 3 · 4			
Donnerstag	0 · 1 · 2 · 3 · 4			
Freitag	0 · 1 · 2 · 3 · 4			

Gesamtanzahl der Galileo-Trainingseinheiten im BGSW: __14__

Sprunggelenksstudie　　　　　　　　　　　　　　　　　　　　　　　　　Joachim Merk

Abbildung 22: Protokoll-Beispiel für das Vibrationstraining auf dem Galileo-Gerät mit im Trainingsprozess gesteigerten Dosierungsparametern (Trainingszeit und Fußposition/Amplitude)

2.3 Begründete Fallzahlabschätzung und statistische Analyse

In der Planungsphase der Studie wurde anhand von Vergleichsstudien in Zusammenarbeit mit Herrn Dr. G. Blumenstock vom Institut für medizinische Biometrie der Eberhard-Karls-Universität Tübingen eine Fallzahlabschätzung durchgeführt. Dabei wurde berechnet, dass 36 Probanden für die beiden Versuchsgruppen (2 x 18) und 18 Probanden für die Kontrollgruppe ausreichend sind, um klinisch relevante Differenzen innerhalb der drei Behandlungsarme (Effektivität der Programme) mittels der definierten Hauptzielkriterien zu ermitteln. Als die für die Fallzahlabschätzung ausschlaggebenden beiden Hauptzielkriterien wurden die Schmerzminderung auf der Numeric Rating Skale (NRS) um 30 % und die Reduktion der subjektiven Beeinträchtigung durch den Schmerz um 20 % im Pain Disability Index (PDI) im Zeitraum der 3-4-wöchigen stationären Nachbehandlung festgelegt[17].

Daneben ergab die Fallzahlabschätzung, dass der Nachweis statistisch signifikanter Unterschiede zwischen den 3 Behandlungsprogrammen (bedingt durch die zusätzliche interindividuelle Variation) deutlich größere Fallzahlen als 54 Probanden erfordern würde. Eine verlässliche Abschätzung ließ sich im Vorfeld der eigentlichen Studiendurchführung nicht vornehmen, da keine genaueren Angaben zu den mittleren Effekten und zur erwarteten Streuung in den drei Behandlungsgruppen vorlagen. Ein Ziel der vorliegenden Studie ist es, die Effekte und Streuungsmaße zu ermitteln, um diese in einer potenziellen Folgestudie vergleichen zu können. Um statistisch signifikante Gruppenunterschiede erfassen zu können, wäre laut biometrischen Berechnungen ein Fallzahlumfang in der Größenordnung von über 100 Probanden pro Therapiearm erforderlich.

Die angestrebte Gesamt-Probandenzahl der Studie wurde in Absprache mit Herrn Dr. Blumenstock und der ärztlichen Klinikleitung der BGU Tübingen auf

---

[17] Die erwähnten Schmerzparameter wurden deshalb als Hauptzielkriterien zur Fallzahlabschätzung festgelegt, weil in ausführlichen Literaturrecherchen keine vergleichbaren Patientenstudien mit anderen überprüften Funktionsparametern gefunden wurden.

90 Probanden festgelegt (pro Untersuchungsgruppe 30 Probanden). Diese Anhebung über die berechnete notwendige Fallzahl (n = 54) hinaus begründete sich einerseits aus den zu erwartenden „Drop-Outs" bzw. „Lost to Follow-ups" im Untersuchungsverlauf (vgl. CONSORT-Schema in Abb. 8). Andererseits ergab sich für die weiteren zu vergleichenden Merkmale (Funktionsparameter, psychosoziale Faktoren, Anzahl der Krankheitstage etc.) ein höherer Fallzahlbedarf, um statistisch fundiertere Aussagen zu Merkmalszusammenhängen treffen zu können. Letztlich konnten deshalb nur 76 Probanden in die Studie eingeschlossen werden, weil zum einen ein unerwartet hoher Anteil an einschließbaren Patienten kein Interesse an einer Studienteilnahme hatte (n = 16) bzw. nicht ausreichende deutsche Sprachkenntnisse vorwies (n = 12). Zum anderen wurde ab Januar 2009 etwa ein Drittel der in der BG Unfallklinik Tübingen behandelten Rehabilitationspatienten aus Umbaugründen in eine Kooperationsklinik (Bad Sebastiansweiler) verlegt, sodass ab diesem Zeitraum weniger potenzielle Probanden zur Verfügung standen.

Die bei den Funktionstests und Befragungen ermittelten Daten wurden in das Statistikprogramm SPSS (Version 17.0.1) eingegeben. Die Messvariablen der jeweiligen Untersuchungszeitpunkte wurden zum Vergleich in gemeinsame Datensätze zusammengeführt und ausgewertet. Mithilfe der SPSS-Software wurden fehlende Variablen (z.B. Alter, BMI, Funktionsresultate betroffene/nichtbetroffene Seite) neu berechnet bzw. umkodiert. Die Datenanalyse erfolgte zunächst deskriptiv anhand der tabellarischen und grafischen Darstellung von Mittelwerten, Streuungsmaßen (insbesondere Standardabweichung) und Häufigkeiten (absolut bzw. prozentual) im gruppenspezifischen Vergleich. Über die Prüfung der Normalverteilung der erhobenen Daten (Shapiro-Wilk-Test) wurden induktive statistische Testverfahren (einfaktorielle Varianzanalyse, H-Test, lineare Messwertwiederholung) zur Beurteilung klinischer Unterschiede im Zeitverlauf und Gruppenvergleich angewendet, um statistische Signifikanzen bzw. Korrelationen zu bestimmen (vgl. Kapitel 3.3). Alle statistischen Prüfungen erfolgten in enger Absprache mit Herrn Dr. Blumenstock vom Institut für medizinische Biometrie der Eberhard Karls Universität Tübingen.

3 Ergebnisse

Die Darstellung der Ergebnisse erfolgt nach folgender Systematik: Im ersten Teil (Kapitel 3.1) werden die Resultate der Funktionsmessungen und im zweiten Teil (Kapitel 3.2) die Ergebnisse der Fragebögen tabellarisch bzw. grafisch vorgestellt und erläutert (beschreibende Statistik). Im abschließenden Kapitel 3.3 werden anhand der in Kapitel 1.3 formulierten Fragestellungen Zusammenhänge zwischen den Funktionsmessungen und den Befragungsergebnissen dargestellt und die dabei verwendeten induktiven statistischen Testverfahren näher erläutert.

3.1 Ergebnisse Funktionsmessungen

In den folgenden Unterkapiteln werden zunächst die Ergebnisse der Funktionsmessungen zu Beginn und am Ende der stationären Rehabilitationsmaßnahmen deskriptiv dargestellt (Kap. 3.1.1 bis 3.1.5). Dabei werden in der Ergebnisdarstellung nur diejenigen Probanden berücksichtigt, welche die Eingangs- und Abschlussmessungen durchgeführt haben (n = 69, ohne Drop-Outs). Am Ende dieses Kapitels (Kap. 3.1.6) wird der mittel- und langfristige Verlauf der Funktionsparameter bei den Folgeuntersuchungen nach 4 Wochen und 6 Monaten erläutert.

3.1.1 Outcome Beweglichkeit

Um eine schnelle Übersicht über die während der stationären Behandlung erreichten Veränderungen in der Beweglichkeit der Sprunggelenke zu bekommen, werden die Ergebnisse nachfolgend tabellarisch dargestellt. Jede Tabelle zeigt die Ergebnisse aufgeteilt nach Gruppenzugehörigkeit, wobei die unterste Zeile die Resultate bzw. Veränderungen in der Gesamtstichprobe aufzeigt. Die Spalten der Tabelle stellen den Vergleich der betroffenen mit der gesunden Seite bei der jeweiligen Bewegungsrichtung dar. Die auf der nächsten Seite folgenden Tabellen 3 und 4 listen die Messergebnisse des oberen Sprunggelenks (Dorsalextension, Plantarflexion) auf:

Tabelle 3: Dorsalextensionsbeweglichkeit (in Winkelgraden) im Seitenvergleich: Veränderungen während der stationären Rehabilitation

Gruppenzugehörigkeit	OSG-Bewegung (in °)	Dorsalextension betroffene Seite			Dorsalextension gesunde Seite		
		ROM 1. Messung	ROM 2. Messung	Mittelwertdifferenz	ROM 1. Messung	ROM 2. Messung	Mittelwertdifferenz
Standardbehandlung (n = 23)	m	7,17	10,22	+ 3,05	13,48	15,00	+ 1,52
	SD	± 6,88	± 6,82		± 5,72	± 4,52	
Ausdauertraining (n = 24)	m	7,71	11,67	+ 3,96	15,21	14,79	- 0,42
	SD	± 6,25	± 4,58		± 6,33	± 3,12	
Galileo-Training (n = 22)	m	8,41	12,27	+ 3,86	14,32	15,23	+ 0,91
	SD	± 8,07	± 6,85		± 8,06	± 3,92	
Gesamtgruppe (n = 69)	m	7,75	11,38	+ 3,63	14,35	15,00	+ 0,65
	SD	± 6,99	± 6,11		± 6,69	± 3,83	

n = Probandenanzahl, m = Mittelwert, SD = Standardabweichung, ROM = range of motion

Tabelle 4: Plantarflexionsbeweglichkeit (in Winkelgraden) im Seitenvergleich: Veränderungen während der stationären Rehabilitation

Gruppenzugehörigkeit	OSG-Bewegung (in °)	Plantarflexion betroffene Seite			Plantarflexion gesunde Seite		
		ROM 1. Messung	ROM 2. Messung	Mittelwertdifferenz	ROM 1. Messung	ROM 2. Messung	Mittelwertdifferenz
Standardbehandlung (n = 23)	m	22,39	25,43	+ 3,04	33,26	32,39	- 0,87
	SD	± 6,37	± 6,55		± 5,95	± 4,73	
Ausdauertraining (n = 24)	m	24,37	27,92	+ 3,55	35,00	33,96	- 1,04
	SD	± 7,56	± 5,29		± 6,75	± 4,88	
Galileo-Training (n = 22)	m	21,82	25,68	+ 3,86	32,05	33,64	+ 1,59
	SD	± 5,46	± 6,03		± 7,81	± 5,81	
Gesamtgruppe (n = 69)	m	22,90	26,38	+ 3,48	33,48	33,33	- 0,15
	SD	± 6,55	± 5,99		± 6,87	± 5,12	

n = Probandenanzahl, m = Mittelwert, SD = Standardabweichung, ROM = range of motion

Die Ergebnisse zeigen sowohl bei der Plantarflexion als auch bei der Dorsalextension auf der verletzten Seite eine durchschnittliche Steigerung der Beweglichkeit zwischen drei und vier Winkelgraden. Insgesamt lag die Standardgruppe (+ 20,6 %) unter und die Ausdauergruppe (+ 23,4 %) bzw. die Galileogruppe (+ 25,5 %) über den durchschnittlichen Verbesserungen der Gesamtgruppe (+ 23,2 %). Das gesunde obere Sprunggelenk zeigte bei der zweiten Messung in allen Gruppen nahezu unveränderte Werte (Veränderungen im Mittel < 1°).

Die folgenden Tabellen 5 und 6 zeigen die durchschnittlichen Veränderungen der Beweglichkeit in den unteren Sprunggelenken der betroffenen und gesunden Seite:

Tabelle 5: Inversionsbeweglichkeit (in Winkelgraden) im Seitenvergleich: Veränderungen während der stationären Rehabilitation

USG-Bewegung (in °) Gruppenzugehörigkeit		Inversion betroffene Seite			Inversion gesunde Seite		
		ROM 1. Messung	ROM 2. Messung	Mittelwertdifferenz	ROM 1. Messung	ROM 2. Messung	Mittelwertdifferenz
Standardbehandlung (n = 23)	m	12,39	18,04	+ 5,65	22,83	25,43	+ 2,60
	SD	± 10,21	± 8,49		± 8,23	± 6,01	
Ausdauertraining (n = 24)	m	11,88	20,21	+ 8,33	20,83	25,83	+ 5,00
	SD	± 7,19	± 9,14		± 6,01	± 7,89	
Galileo-Training (n = 22)	m	11,59	15,68	+ 4,09	21,77	23,86	+ 2,09
	SD	± 5,20	± 6,77		± 4,74	± 5,96	
Gesamtgruppe (n = 69)	m	11,96	18,04	+ 6,08	21,80	25,07	+ 3,27
	SD	± 7,72	± 8,32		± 6,46	± 6,66	

n = Probandenanzahl, m = Mittelwert, SD = Standardabweichung, ROM = range of motion

Tabelle 6: Eversionsbeweglichkeit (in Winkelgraden) im Seitenvergleich: Veränderungen während der stationären Rehabilitation

USG-Bewegung (in °) Gruppenzugehörigkeit		Eversion betroffene Seite			Eversion gesunde Seite		
		ROM 1. Messung	ROM 2. Messung	Mittelwertdifferenz	ROM 1. Messung	ROM 2. Messung	Mittelwertdifferenz
Standardbehandlung (n = 23)	m	6,74	9,35	+ 2,61	12,61	11,74	- 0,87
	SD	± 5,95	± 2,74		± 8,37	± 2,86	
Ausdauertraining (n = 24)	m	5,62	11,25	+ 5,63	11,04	13,33	+ 2,29
	SD	± 4,25	± 4,48		± 5,10	± 4,81	
Galileo-Training (n = 22)	m	4,09	8,41	+ 4,32	10,23	12,50	+ 2,27
	SD	± 4,53	± 3,23		± 4,49	± 3,70	
Gesamtgruppe (n = 69)	m	5,51	9,71	+ 4,20	11,30	12,54	+ 1,24
	SD	± 5,01	± 3,72		± 6,22	± 3,89	

n = Probandenanzahl, m = Mittelwert, SD = Standardabweichung, ROM = range of motion

Am unteren Sprunggelenk konnten über die Zeit der stationären Rehabilitation größere Unterschiede zwischen Beweglichkeitstest 1 und 2 gemessen werden. Die Verbesserungen lagen im Durchschnitt bei etwa 6 Winkelgraden bei der Inversion (+ 50,8 %) und 4 Winkelgraden bei der Eversion (+ 76,2 %) auf der betroffenen Seite. Insbesondere die Patienten der Ausdauergruppe verbesserten sich in Relation zu den beiden anderen Probandengruppen überdurchschnittlich stark auf der Seite des verletzten Sprunggelenks. Auf der gesunden Seite konnten bei beiden Bewegungsrichtungen in nahezu allen Therapiegruppen (nicht bei der Eversion in der Standardgruppe) minimale Steigerungen der USG-Beweglichkeit gemessen werden. Auch hier zeigten sich die größten Beweglichkeitszunahmen in der Fahrrad-Ergometergruppe.

Um die Veränderungen während der Rehabilitationsbehandlung zu quantifizieren, wurden in Tabelle 7 das Gesamtbewegungsausmaß der oberen Sprunggelenke im Seitenvergleich berechnet sowie der aus beiden Bewegungsrichtungen addierte Gesamtzuwachs der Beweglichkeit. In der letzten Tabellenspalte findet sich im gruppenbezogenen Vergleich das jeweilige Defizit zwischen betroffener und gesunder Seite in Winkelgraden:

Tabelle 7: Durchschnittliche Gesamtbeweglichkeit im oberen Sprunggelenk im Seitenvergleich: Absolute und prozentuale Veränderungen und Defizite am Ende der stationären Rehabilitation

Bewegungs-ausmaß (in °) Gruppen-Zugehörigkeit	OSG-Beweglichkeit betroffene Seite			OSG-Beweglichkeit gesunde Seite			OSG-Defizit (Reha-ende)
	ROM 1. Messung	ROM 2. Messung	Mittelwert-differenz	ROM 1. Messung	ROM 2. Messung	Mittelwert-differenz	
Standard-behandlung	29,56	35,65	+ 6,09 (+20,6 %)	46,74	47,39	+ 0,65 (+1,4 %)	- 11,42 (-24,1 %)
Ausdauer-training	32,08	39,59	+ 7,51 (+23,4 %)	50,21	48,75	- 1,46 (-2,9 %)	- 9,89 (-20,3 %)
Galileo-Training	30,23	37,95	+ 7,72 (+25,5 %)	46,37	48,87	+ 2,5 (+5,4 %)	- 9,40 (-19,2 %)
Gesamt-gruppe	30,65	37,76	+ 7,11 (+23,2 %)	47,83	48,33	+ 0,50 (+1,0 %)	-10,32 (-21,4 %)
ROM = range of motion							

Betrachtet man die Gesamtzuwächse der OSG-Beweglichkeit während der 3-4-wöchigen stationären Heilbehandlung, so zeigen sich in allen Gruppen Steigerungen um im Durchschnitt knapp über sieben Winkelgrade. Allerdings verbessern sich die Experimentalgruppen etwas deutlicher als die Standardgruppe, obwohl diese Gruppe den niedrigsten Ausgangswert beim Eingangstest zeigte. Diese Beobachtungen werden bestätigt, wenn man das erreichte Bewegungsausmaß am Ende des Rehabilitationsaufenthalts am betroffenen Fuß mit der gesunden Seite vergleicht: Die Standardgruppe zeigt hier noch ein Beweglichkeitsdefizit von 24,1% (- 11,42°) gegenüber der gesunden Seite. Die beiden Experimentalgruppen weisen im Vergleich zur nicht-betroffenen Seite niedrigere Defizite auf: In der Ausdauergruppe liegt das Defizit noch bei 20,3% (- 9,89°), bei der Galileogruppe fehlen noch 19,2% (- 9,40°) zum Bewegungsausmaß der gesunden Seite.

Erfasst man die in Tabelle 8 dargestellten Gesamtbewegungsausmaße des unteren Sprunggelenks, zeigen sich noch deutlichere Unterschiede innerhalb der 3 Behandlungsgruppen:

Tabelle 8: Durchschnittliche Gesamtbeweglichkeit im unteren Sprunggelenk im Seitenvergleich: Absolute und prozentuale Veränderungen und Defizite am Ende der stationären Rehabilitation

Bewegungsausmaß (in °) Gruppen-Zugehörigkeit	USG-Beweglichkeit betroffene Seite			USG-Beweglichkeit gesunde Seite			USG-Defizit (Reha-ende)
	ROM 1. Messung	ROM 2. Messung	Mittelwert-differenz	ROM 1. Messung	ROM 2. Messung	Mittelwert-differenz	
Standardbehandlung	19,13	27,39	+ 8,26 (+43,2 %)	35,44	37,17	+ 1,73 (+4,9 %)	- 8,92 (-24,0 %)
Ausdauertraining	17,50	31,46	+ 13,96 (+79,8 %)	31,87	39,16	+ 7,29 (+22,9 %)	- 4,06 (-10,4 %)
Galileo-Training	15,68	24,09	+ 8,41 (+53,6 %)	32,00	36,36	+ 4,36 (+13,6 %)	- 10,09 (-27,8 %)
Gesamtgruppe	17,47	27,75	+ 10,28 (+58,8 %)	33,10	37,61	+ 4,51 (+13,6 %)	- 7,61 (-20,2 %)
ROM = range of motion							

In Relation zu den durchschnittlichen Veränderungen in der Gesamtstichprobe lagen die Beweglichkeitszuwächse in der Fahrradergometer-Trainingsgruppe sowohl bei der Inversion als auch bei der Eversion deutlich über dem Durchschnitt. So konnten die Probanden der Ausdauergruppe ihre USG-Beweglichkeit auf der betroffenen Seite (31,46°) annähernd auf den ROM-Wert der gesunden Seite zu Beginn der BGSW (31,87°) verbessern. Da sich die Ausdauergruppe während der stationären Rehabilitation auch auf der gesunden Seite um über sieben Winkelgrade verbesserte, verbleibt bei Messung 2 ein USG-Beweglichkeitsdefizit von - 4,06 Winkelgraden (10,4 %). Bei den beiden anderen Gruppen fällt die Bewegungseinschränkung deutlicher aus: Bei der Standardgruppe fehlen noch knapp 9 Winkelgrade (24,0 %) zur gesunden Seite, die Galileogruppe weist am Ende der BGSW noch ein Defizit von etwa 10 Winkelgraden gegenüber der nicht-betroffenen Seite auf (27,8 %).

3.1.2 Outcome Gleichgewicht

Die Ergebnisse der durchgeführten Gleichgewichtstests werden der besseren Übersicht wegen für den Leser in vergleichbarer Tabellenform wie die Beweglichkeitsresultate dargestellt. Zunächst zeigt die Tabelle 9 die gemessenen Zeiten (in Sekunden) im Einbeinstand auf einer dünnen Airex-Matte mit geöffneten Augen. Dabei fällt auf, dass die Steigerungen während der BGSW im gruppenspezifischen Vergleich besonders deutlich bei der Galileogruppe zu sehen sind. Die Patienten dieser Gruppe konnten bei Abschluss der stationären Therapiemaßnahmen den Einbeinstand mehr als doppelt so lange halten (17,77 sec) wie zu Beginn der Therapie (7,55 sec). Bei im Gruppenvergleich deutlich schlechterem Ausgangsniveau auf der gesunden Seite (22,27 sec) gelang es den Teilnehmern dieser Gruppe, sich dem besseren Gleichgewichtslevel der beiden anderen Gruppen anzupassen (ca. 28,50 sec) und damit auch auf der gesunden Seite größere Zuwächse zu erzielen.

Allerdings muss bemerkt werden, dass der Gleichgewichtstest im Einbeinstand insgesamt maximal 30 Sekunden andauerte, sodass bei besserem Ausgangsniveau nur noch geringere Steigerungen möglich waren.

Tabelle 9: Mittelwerte der Zeiten im Einbeinstand (in Sekunden) mit geöffneten Augen auf dünner Airex-Matte im Seitenvergleich: Veränderungen während der stationären Rehabilitation

Gruppen-zugehörigkeit	Zeit (in sec)	Einbeinstand betroffene Seite (Augen geöffnet, auf dünner Matte)			Einbeinstand gesunde Seite (Augen geöffnet, auf dünner Matte)		
		1. Messung	2. Messung	Mittelwertdifferenz	1. Messung	2. Messung	Mittelwertdifferenz
Standardbehandlung (n = 23)	m	8,30	15,43	+ 7,13	27,17	28,57	+ 1,40
	SD	± 9,46	± 10,73		± 7,21	± 4,48	
Ausdauertraining (n = 24)	m	10,92	17,08	+ 6,16	25,25	28,42	+ 3,17
	SD	± 11,10	± 11,50		± 7,84	± 4,34	
Galileo-Training (n = 22)	m	7,55	17,77	+ 10,22	22,27	28,50	+ 6,23
	SD	± 8,90	± 11,73		± 8,94	± 3,43	
Gesamtgruppe (n = 69)	m	8,97	16,75	+ 7,78	24,94	28,49	+ 3,55
	SD	± 9,86	± 11,20		± 8,14	± 4,06	

n = Probandenanzahl, m = Mittelwert, SD = Standardabweichung, sec = Sekunden

Die in Tabelle 10 ersichtlichen Mittelwerte im Einbeinstand mit geschlossenen Augen (auf stabiler Standfläche) zeigen deutlich kürzere Standzeiten: Auf der betroffenen Seite war dies zu Beginn der Therapie in allen Gruppen etwa zwei bis vier Sekunden möglich. Am Ende der stationären Behandlung wurden Zeiten zwischen fünf und sieben Sekunden gemessen, was einer annähernden Verdoppelung der möglichen Haltedauer im Einbeinstand entspricht. Im Gruppenvergleich konnte sich auch hier die Galileogruppe (+ 117,1%) am deutlichsten steigern, vor der Ausdauergruppe (+ 86,5 %) und der Standardgruppe (+ 69,8 %). Auf der gesunden Seite waren die Verbesserungen insbesondere bei der Standardgruppe (+ 42,9 %) und noch deutlicher bei der Galileogruppe (+ 65,4 %) messbar. Der Zuwachs der Ausdauergruppe auf der gesunden Seite war demgegenüber minimal (+ 8,6 %).

Tabelle 10: Mittelwerte der Zeiten im Einbeinstand (in Sekunden) mit geschlossenen Augen auf stabiler Standfläche im Seitenvergleich: Veränderungen während der stationären Rehabilitation

Gruppen-zugehörigkeit	Zeit (in sec)	Einbeinstand betroffene Seite (Augen geschlossen, keine Matte)			Einbeinstand gesunde Seite (Augen geschlossen, keine Matte)		
		1. Messung	2. Messung	Mittelwert-differenz	1. Messung	2. Messung	Mittelwert-differenz
Standardbehandlung (n = 23)	m	3,48	5,91	+ 2,43	9,43	13,48	+ 4,05
	SD	± 6,11	± 7,59		± 7,09	± 9,86	
Ausdauertraining (n = 24)	m	3,71	6,92	+ 3,21	10,29	11,17	+ 0,88
	SD	± 6,80	± 7,62		± 10,80	± 8,72	
Galileo-Training (n = 22)	m	2,45	5,32	+ 2,87	8,41	13,91	+ 5,50
	SD	± 2,19	± 6,04		± 6,93	± 10,52	
Gesamtgruppe (n = 69)	m	3,23	6,07	+ 2,84	9,41	12,81	+ 3,40
	SD	± 5,43	± 7,07		± 8,43	± 9,64	

n = Probandenanzahl, m = Mittelwert, SD = Standardabweichung, sec = Sekunden

Trotz der erreichten Steigerungen zeigen sich am Ende des stationären Behandlungsaufenthalts noch deutliche Defizite in der Gleichgewichtsfähigkeit der Patienten: Nimmt man die gemessenen Werte der gesunden Seite als Normorientierung, so liegen die Defizite im Durchschnitt der Gesamtgruppe beim Gleichgewichtstest mit geöffneten Augen immerhin noch bei 41,2 % und beim Einbeinstand ohne optische Kontrolle sogar bei 52,6 %.

3.1.3 Outcome Kraft

Die Beurteilung der Kraft der Probanden erfolgte wie in Kapitel 2.2 beschrieben einerseits über alltagsorientierte, funktionelle Testbewegungen (Treppentest, Zehenstand), andererseits über die apparativen Messungen mit dem Cybex-Dynamometer. Zunächst werden nun wiederum tabellarisch bzw. grafisch die Ergebnisse der durchgeführten Funktionstests dargestellt und erläutert.

Die Ergebnisse des Treppentests in Tabelle 11 zeigen die Mittelwerte der erreichten Wiederholungszahlen der Probanden, wobei die Anzahl der Testbewegungen auf der zunächst niedrigen Stufe (maximal 15) mit denen der höheren Stufe (ebenfalls maximal 15 Wiederholungen) aufsummiert wurden. Das maximal erreichbare Testergebnis lag also bei 30 Gesamtwiederholungen.

Tabelle 11: Mittelwerte der erreichten Wiederholungen beim Treppentest im Seitenvergleich: Veränderungen während der stationären Rehabilitation

Gruppen-zugehörigkeit	Wiederholungszahl	Treppentest betroffene Seite			Treppentest gesunde Seite		
		1. Messung	2. Messung	Mittelwertdifferenz	1. Messung	2. Messung	Mittelwertdifferenz
Standardbehandlung (n = 23)	m	8,52	22,26	+ 13,74	28,30	28,78	+ 0,48
	SD	± 9,48	± 10,10		± 3,84	± 5,41	
Ausdauertraining (n = 24)	m	15,75	23,33	+ 7,58	29,38	30,00	+ 0,62
	SD	± 11,86	± 9,06		± 2,24	± 0,00	
Galileo-Training (n = 22)	m	11,68	24,36	+ 12,68	27,09	29,32	+ 2,23
	SD	± 11,14	± 7,98		± 5,89	± 3,19	
Gesamtgruppe (n = 69)	m	12,04	23,30	+11,26	28,29	29,38	+ 1,09
	SD	± 11,14	± 9,01		± 4,25	± 3,59	
n = Probandenanzahl, m = Mittelwert, SD = Standardabweichung							

Im stationären Rehabilitationsverlauf zeigten sich deutliche Steigerungen der Wiederholungszahlen beim Treppentest, wobei auf der betroffenen Seite insbesondere die Standardgruppe (+ 161,3 %) und die Galileogruppe (+ 108,6 %) die größten Zuwächse zeigten. Beide Gruppen konnten allerdings bei Therapiebeginn im Durchschnitt den Treppentest nur auf der niedrigen Stufe durchführen, wohingegen die Probanden der Ausdauergruppe bereits hier über 15 Wiederholungen im Mittel bewältigt hatten. Letztlich näherten sich am Ende des stationären Behandlungsaufenthalts alle drei Therapiegruppen dem Mittelwert der Gesamtgruppe (23,3 Wiederholungen) an.

Auf der gesunden Seite zeigten sich ähnlich wie beim Gleichgewichtstest keine nennenswerten Steigerungen mehr, da bereits bei der ersten Messung mit 27-29 Testwiederholungen annähernd in allen Gruppen der Maximalwert von 30 erreicht wurde.

Berechnet man die bei der zweiten Messung noch vorhandenen Defizite auf der verletzten Seite, so sind geringere Defizite als beim Gleichgewicht erkennbar. Die Unterschiede zwischen gesunder und betroffener Seite liegen im Durchschnitt bei 20,7 % (Gesamtgruppe), wobei die Galileogruppe mit 16,9 % das geringste Defizit aufweist. Die anderen beiden Gruppen liegen bei knapp über 22 % Seitenunterschied.

Die Ergebnisse der mit den Probanden durchgeführten Zehenstände werden nachfolgend grafisch dargestellt. Bei diesem Funktionstest wurde ermittelt, ob die Patienten zunächst einbeinig auf der gesunden, dann auf der betroffenen Seite den Zehenstand schafften und falls ja, ob dieser über zehn Sekunden gehalten werden konnte. Im Erhebungsbogen wurde also dokumentiert „Zehenstand möglich" oder „Zehenstand nur wenige Sekunden möglich" oder „Zehenstand nicht möglich". Auf der gesunden Seite konnten alle Patienten einen Zehenstand aufbauen, nur 6 von 69 Patienten (8,7 %) konnten den Zehenstand kraftbedingt nicht über 10 Sekunden halten. Bei der Abschlussmessung war dies bei allen 69 Probanden möglich. Die Fähigkeit, auf der betroffenen Seite einen Zehenstand einzunehmen und zu halten, war für die Probanden hingegen deutlich schwieriger:

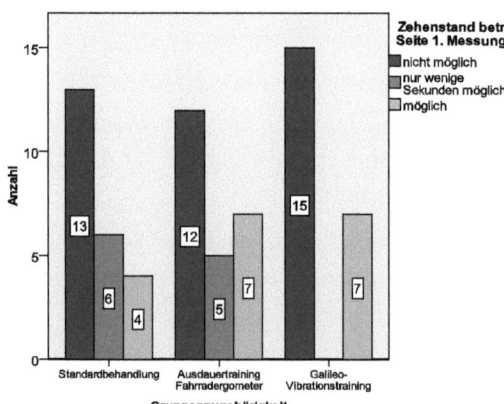

Abbildung 23: Häufigkeitsverteilung Zehenstände mit dem betroffenen Bein (Messung Rehabilitationsbeginn)

Wie Abbildung 23 zeigt gelang ein Zehenstand bei der Eingangsmessung nur 18 Probanden (Standard 4, Ausdauer 7, Galileo 7), 11 Probanden konnten ihn nur wenige Sekunden halten (Standard 6, Ausdauer 5). Somit konnten 40 von 69 Probanden (58,0 %) zu Beginn der stationären Behandlung keinen Zehenstand nach den vorliegenden Testkriterien durchführen.

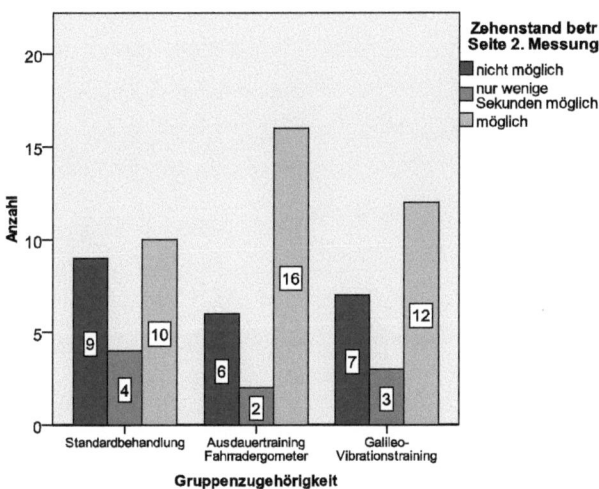

Abbildung 24: Häufigkeitsverteilung Zehenstände mit dem betroffenen Bein (Messung Rehabilitationsende)

Am Ende der stationären Rehabilitation erhöhte sich die Gesamtzahl der Probanden, die einen Zehenstand mit dem betroffenen Bein schafften, von 18 auf 38 von 69 (55,1%). Abbildung 24 zeigt die Verteilung auf die verschiedenen Gruppen, wobei grafisch auffällt, dass insbesondere in der Ausdauergruppe mit 16 von 24 Patienten deutlich mehr Probanden den Zehenstand schafften als in den anderen Gruppen. Rechnet man die Probanden zusammen, die bisher keinen Zehenstand einnehmen konnten bzw. dies nur kurze Zeit schafften, so fällt auf, dass vor allem in der Standardgruppe immer noch 13 von 23 Patienten (56,5 %) in diese Kategorie fallen. In der Galileo-Gruppe sind dies 10 von 22 Probanden (45,5 %) und in der Ausdauergruppe 8 von 24 Probanden (33,3 %).

Bei den apparativen Kraftmessungen mittels isokinetischem Cybex-Dynamometer wurden folgende Messparameter der sprunggelenksumgebenden Muskulatur (Plantarflexoren, Dorsalextensoren) im Seitenvergleich für die Auswertung analysiert:

- Durchschnittliche absolute Drehmomentmaxima (DMMabs) bei 30°/sec (Maximalkraft) in Newtonmeter – Diese Werte stellen den Mittelwert der ermittelten Hochpunkte der Kraftkurven bei 5 Testwiederholungen mit 30°/sec dar (vgl. Abb. 14 in Kapitel 2.2.3)
- Gesamtarbeit bei 120°/sec (Kraftausdauer in aufsummierten Newtonmeter – Fläche unter der Kraftkurve)

Die Ergebnisse werden in der Reihenfolge der o. g. Messparameter zunächst für jede Muskelgruppe tabellarisch dargestellt und im Anschluss im Text erläutert:

Tabelle 12: Mittelwerte der durchschnittlichen absoluten Drehmomentmaxima der Dorsalextensoren im Seitenvergleich: Veränderungen während der stationären Rehabilitation

DMMabs 30°/sec (in Nm) Gruppenzugehörigkeit		Maximalkraft DExt betroffene Seite			Maximalkraft DExt gesunde Seite		
		1. Messung	2. Messung	Mittelwertdifferenz	1. Messung	2. Messung	Mittelwertdifferenz
Standardbehandlung (n = 23)	m	17,74	23,74	+ 6,00	27,35	29,74	+ 2,39
	SD	± 8,75	± 9,05		± 8,00	± 8,51	
Ausdauertraining (n = 24)	m	19,83	24,46	+ 4,63	26,71	28,75	+ 2,04
	SD	± 7,86	± 8,56		± 7,37	± 7,53	
Galileo-Training (n = 22)	m	17,05	22,77	+ 5,72	28,23	30,32	+ 2,09
	SD	± 6,24	± 6,47		± 7,88	± 9,09	
Gesamtgruppe (n = 69)	m	18,25	23,68	+ 5,43	27,41	29,58	+ 2,17
	SD	± 7,69	± 8,04		± 7,66	± 8,28	
n = Probandenanzahl, m = Mittelwert, SD = Standardabweichung DMMabs = durchschnittliche absolute Drehmomentmaxima, Nm = Newtonmeter							

Die Ergebnisse der absoluten Drehmomentmaxima zeigen auf der betroffenen Seite durchschnittliche Steigerungen der Maximalkraftwerte um ca. 30% des

Ausgangswertes in der Gesamtgruppe. Die Verbesserungen waren im Gruppenvergleich am größten bei der Standardgruppe (+ 33,8 %) und der Galileogruppe (+ 33,5 %). Am geringsten fielen die Zuwächse bei der Ausdauergruppe mit einer Steigerung des Ausgangswertes um 23,3 % aus.

Auf der gesunden Seite verbesserten sich die Probanden bezüglich ihrer absoluten Maximalkraftwerte auch, wobei die Zuwächse mit 7,9 % deutlich geringer ausfielen als auf der betroffenen Seite. Im Gruppenvergleich gibt es auf der nicht-betroffenen Seite keine wesentlichen Unterschiede in Bezug auf die erreichten Kraftzuwächse: Die Verbesserungen liegen hier zwischen 8,7 % (Standardgruppe) und 7,4 % (Galileogruppe).

Vergleicht man die Maximalkraftverhältnisse der Dorsalextensoren in der Gesamtgruppe zwischen betroffener und nicht-betroffener Seite, so wurden im Rehabilitationsverlauf die Defizite von 33,4 % bei Messung 1 auf 19,9 % bei Messung 2 reduziert.

Nachfolgend werden die Ergebnisse der Maximalkraft-Messungen der Plantarflexoren dargestellt:

Tabelle 13: Mittelwerte der durchschnittlichen absoluten Drehmomentmaxima der Plantarflexoren im Seitenvergleich: Veränderungen während der stationären Rehabilitation

Gruppenzugehörigkeit	DMMabs 30°/sec (in Nm)	Maximalkraft PFlex betroffene Seite			Maximalkraft PFlex gesunde Seite		
		1. Messung	2. Messung	Mittelwertdifferenz	1. Messung	2. Messung	Mittelwertdifferenz
Standardbehandlung (n = 23)	m	33,96	65,57	+ 31,61	89,78	114,13	+ 24,35
	SD	± 20,22	± 36,09		± 36,90	± 40,60	
Ausdauertraining (n = 24)	m	49,92	78,38	+ 28,46	85,17	112,29	+ 27,12
	SD	± 33,69	± 40,77		± 33,48	± 35,55	
Galileo-Training (n = 22)	m	36,14	58,23	+ 22,09	89,05	117,18	+ 28,13
	SD	± 19,69	± 22,98		± 34,24	± 38,90	
Gesamtgruppe (n = 69)	m	40,20	67,68	+ 27,48	87,94	114,46	+ 26,52
	SD	± 26,22	± 34,89		± 34,44	± 37,84	

n = Probandenanzahl, m = Mittelwert, SD = Standardabweichung
DMMabs = durchschnittliche absolute Drehmomentmaxima, Nm = Newtonmeter

Die für die Plantarflexion zuständige Muskulatur zeigte bei den Probanden im Bereich des betroffenen Fußes bei den Eingangsmessungen noch deutlichere Defizite als die ventral lokalisierte Muskulatur: Bei der Gesamtgruppe lag die durchschnittliche absolute Maximalkraft der verletzten Seite bei nur 45,7 % im Vergleich zur gesunden Seite (100 %). Betrachtet man die einzelnen Therapiegruppen, fällt der Vergleich zwischen gesunder Seite und betroffener Seite noch deutlicher aus: In der Gruppe „Standardtherapie" hatte die verletzte Seite 37,8 %, in der Galileogruppe 42,4 % und in der Ausdauergruppe 58,6 % der Maximalkraft der nicht-betroffenen Seite.

In allen Gruppen wurden bei der Messung zum Ende der BGSW deutliche Verbesserungen der absoluten Maximalkraftwerte registriert: Die größten Zuwächse konnten auf der betroffenen Seite bei der Standardbehandlung (93,1 %) erzielt werden. In der Galileogruppe lagen die Maximalkraftgewinne bei 61,1 % und in der Ausdauergruppe bei 57,0 %. Auf der gesunden Seite fielen die Verbesserungen der Maximalkraft bei den beiden Experimentalgruppen (Ausdauer + 31,8 %, Galileo + 31,6 %) höher aus als in der Standardgruppe (+ 27,1 %).

Betrachtet man die absolute Maximalkraft bei der sprunggelenksumgebenden Muskulatur im Seitenvergleich, so zeigt sich am BGSW-Ende im Mittel bei der Gesamtgruppe noch ein verbleibendes Kraftdefizit der betroffenen Seite von 40,9 %. Dieser nach wie vor relativ große Unterschied bei Messung 2 begründet sich aus den sehr deutlichen Kraftzuwächsen auf beiden Seiten während der stationären Heilbehandlung: So konnte sich bezogen auf die Messwerte der Gesamtgruppe im Verlauf der stationären Rehabilitation die betroffene Seite um 27,48 Nm (+ 68,4%) verbessern und die gesunde Seite um 26,52 Nm (+ 30,2 %).

Im Folgenden werden die Ergebnisse der Kraftausdauer-Messungen am isokinetischen Dynamometer tabellarisch dargestellt. Dieser Messparameter wird durch das Integral des Drehmoments über den Gelenkwinkel gebildet und über die Fläche unter der Drehmomentkurve berechnet. Im Gegensatz zu den Maximalkrafttests (30°/sec, 5 Wdh.) wurden die Kraftausdauer-Messungen bei einer

Testgeschwindigkeit von 120°/sec mit 15 Messwiederholungen durchgeführt[18].

In Tabelle 14 und 15 sind die durchschnittlichen Werte der Gesamtarbeit bei den Dorsalextensoren und Plantarflexoren dargestellt:

Tabelle 14: Mittelwerte der Gesamtarbeit der Dorsalextensoren im Seitenvergleich: Veränderungen während der stationären Rehabilitation

Arbeit 120°/sec (in Nm) Gruppenzugehörigkeit		Gesamtarbeit DExt betroffene Seite			Gesamtarbeit DExt gesunde Seite		
		1. Messung	2. Messung	Mittelwertdifferenz	1. Messung	2. Messung	Mittelwertdifferenz
Standardbehandlung (n = 23)	m	30,74	33,91	+ 3,17	66,39	60,26	- 6,13
	SD	± 15,98	± 22,89		± 30,69	± 36,01	
Ausdauertraining (n = 24)	m	38,08	51,83	+ 13,75	68,75	74,21	+ 5,46
	SD	± 19,89	± 25,04		± 48,89	± 31,88	
Galileo-Training (n = 22)	m	36,14	40,91	+ 4,77	62,82	70,32	+ 7,50
	SD	± 20,00	± 29,13		± 29,95	± 40,27	
Gesamtgruppe (n = 69)	m	35,01	42,38	+ 7,37	66,07	68,32	+ 2,25
	SD	± 18,71	± 26,46		± 37,37	± 36,05	
n = Probandenanzahl, m = Mittelwert, SD = Standardabweichung DMMabs = durchschnittliche absolute Drehmomentmaxima, Nm = Newtonmeter							

Tabelle 15: Mittelwerte der Gesamtarbeit der Plantarflexoren im Seitenvergleich: Veränderungen während der stationären Rehabilitation

Arbeit 120°/sec (in Nm) Gruppenzugehörigkeit		Gesamtarbeit PFlex betroffene Seite			Gesamtarbeit PFlex gesunde Seite		
		1. Messung	2. Messung	Mittelwertdifferenz	1. Messung	2. Messung	Mittelwertdifferenz
Standardbehandlung (n = 23)	m	148,22	288,57	+ 140,35	546,78	614,04	+ 67,26
	SD	± 109,79	± 224,20		± 287,871	± 283,85	
Ausdauertraining (n = 24)	m	235,54	392,46	+ 156,92	565,83	701,50	+ 135,67
	SD	± 196,39	± 248,37		± 239,852	± 275,36	
Galileo-Training (n = 22)	m	156,64	273,50	+ 116,86	561,86	643,00	+ 81,14
	SD	± 127,12	± 169,01		± 223,459	± 216,78	
Gesamtgruppe (n = 69)	m	181,28	319,90	+ 138,62	558,22	653,70	+ 95,48
	SD	± 153,43	± 220,99		± 248,51	± 260,01	
n = Probandenanzahl, m = Mittelwert, SD = Standardabweichung DMMabs = durchschnittliche absolute Drehmomentmaxima, Nm = Newtonmeter							

---

[18] Der Arbeitswert gilt bei isokinetischen Messungen als Maß für die Kraftausdauer, da er die tatsächliche muskuläre Ermüdung des Patienten besser widerspiegelt als das absolute Drehmoment. Dies lässt sich bei höheren Testgeschwindigkeiten und Wiederholungszahlen besser darstellen, weil hier die Muskelbelastung über den gesamten Bewegungsbereich größer ist und dadurch eine stärkere Ermüdung erfolgt (Felder 1999).

Legt man den Fokus zunächst auf die Messungen der dorsalextensorischen Muskulatur, so zeigten sich zu Beginn der stationären Rehabilitation im Mittel bei der Gesamtstichprobe Defizite in der Kraftausdauer von 47,0 %. Am Ende der stationären Heilbehandlung hatten die betroffenen Seiten im Durchschnitt noch 38,0 % weniger Kraftausdauer als die gesunden Seiten. Allerdings fallen die gemessenen Veränderungen in den verschiedenen Therapiegruppen deutlich unterschiedlich aus: So konnten die eindeutig größten Zuwächse der betroffenen Seite bei der Ausdauergruppe (+ 36,1 %) gemessen werden, bei den anderen beiden Gruppen fielen die Verbesserungen deutlich geringer aus (Galileo: + 13,2 %, Standard: + 10,3 %). Auf der gesunden Seite wurden Kraftsteigerungen nur in den beiden Experimentalgruppen registriert (Galileo: + 11,9 %, Ausdauer: + 7,9 %). Bei den Probanden der Standardgruppe wurde auf der nicht-betroffenen Seite bei der zweiten Messung sogar ein um 9,2 % geringerer Kraftausdauer-Wert gemessen.

Vergleicht man die Kraftausdauer der Plantarflexoren auf der gesunden Seite mit denen der betroffenen Seite, so zeigten sich im Rehabilitationsverlauf die deutlichsten Steigerungen, aber am Ende auch noch die größten Defizite aller bisher betrachteten Kraftqualitäten: So hatte die betroffene Seite bei der Gesamtgruppe anfänglich nur 32,5 % der Kraftausdauer der gesunden Seite. Dieser Wert steigerte sich bis zum Ende der stationären Therapie auf 48,9 %. Dies zeigt, dass die mittleren Kraftsteigerungen auf der betroffenen Seite (+ 76,5 %) deutlich größer ausfielen als auf der gesunden Seite (+ 17,1 %). So konnte sich die Standardgruppe auf der verletzten Seite um 94,7 % verbessern, die Galileogruppe um 74,6 % und die Ausdauergruppe um 66,6 %. Auf der nicht-betroffenen Seite erreichte die Ausdauergruppe (+ 24,0 %) die größten Steigerungen, im Vergleich zu den Probanden der Galileogruppe (+ 14,4 %) und der Standardgruppe (+ 12,3 %).

3.1.4 Outcome Ausdauer und Gehbelastbarkeit

Im nun folgenden Kapitel werden zunächst tabellarisch und grafisch die Ergebnisse der apparativen Ausdauermessungen (IPN-Test) vorgestellt. Im Anschluss daran wird gezeigt, wie sich die Gehbelastbarkeit der Probanden in Form der maximalen Gehzeit im Laufe der stationären Behandlung verändert hat.

Bei der Auswertung der Ergebnisse des IPN-Ausdauertests muss erwähnt werden, dass im Vergleich zu den bisherigen Messungen (n = 69) nur die Daten von 68 Patienten berücksichtigt werden konnten, weil ein Proband der Galileogruppe aufgrund einer Erkältung im Hals-Nasen-Ohren-Bereich zu Beginn der stationären Heilbehandlung den IPN-Test nicht ausführen konnte.

Die IPN-Ergebnisse in Tabelle 16 zeigen im linken Teil die absolut erreichten Mittelwerte der Wattzahlen bei der jeweiligen Zielpulsfrequenz bei Messung 1 und 2. Im rechten Teil der Tabelle sind die am Körpergewicht orientierten relativen IPN-Leistungen dargestellt, die in den jeweiligen Therapiegruppen und bei der Gesamtgruppe erreicht wurden. Diese relativen Ausdauerwerte bilden die Grundlage für die Beurteilung des Fitness-Zustandes der Probanden. Die Häufigkeitsverteilung der verschiedenen Fitness-Stufen zu Beginn und am Ende der stationären Rehabilitation erfolgt anschließend gruppenbezogen in den Abbildungen 25 und 26.

Tabelle 16: Mittelwerte der absoluten und relativen IPN-Leistungswerte beim Ausdauertest: Veränderungen während der stationären Rehabilitation

Ausdauer Gruppenzugehörigkeit		IPN-Leistung (absolut) in Watt			IPN-Leistung (relativ) in Watt/kg		
		1. Messung	2. Messung	Mittelwertdifferenz	1. Messung	2. Messung	Mittelwertdifferenz
Standardbehandlung (n = 23)	m	96,48	108,35	+ 11,87	1,1830	1,3509	+ 0,1679
	SD	± 35,23	± 37,17		± 0,4135	± 0,4807	
Ausdauertraining (n = 24)	m	104,71	120,67	+ 15,96	1,3267	1,5142	+ 0,1875
	SD	± 36,78	± 37,74		± 0,4578	± 0,4666	
Galileo-Training (n = 21)	m	107,10	116,38	+ 9,28	1,3524	1,4605	+ 0,1081
	SD	± 30,54	± 36,74		± 0,4151	± 0,4410	
Gesamtgruppe (n = 68)	m	102,66	115,18	+ 12,52	1,2860	1,4424	+ 0,1564
	SD	± 34,22	± 37,05		± 0,4303	± 0,4621	
n = Probandenanzahl, m = Mittelwert, SD = Standardabweichung, kg = Kilogramm							

Die Ergebnisse der relativen und absoluten IPN-Leistungen zeigen in allen Gruppen Verbesserungen der Ausdauerleistungsfähigkeit über den Zeitraum der stationären Behandlung. Die absoluten IPN-Steigerungen sind in der Ausdauergruppe am deutlichsten (+ 15,2 %), gefolgt von der Standardgruppe (+ 12,3 %). Bei den Galileo-Probanden fiel der Zuwachs am geringsten aus (+ 8,7 %).

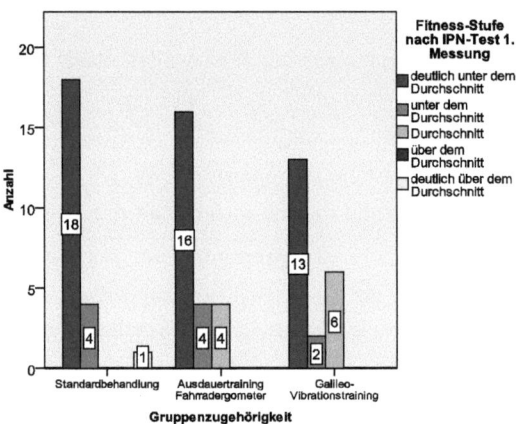

Abbildung 25: Verteilung der Fitness-Stufen in den drei Therapiegruppen zu Beginn der stationären Rehabilitation

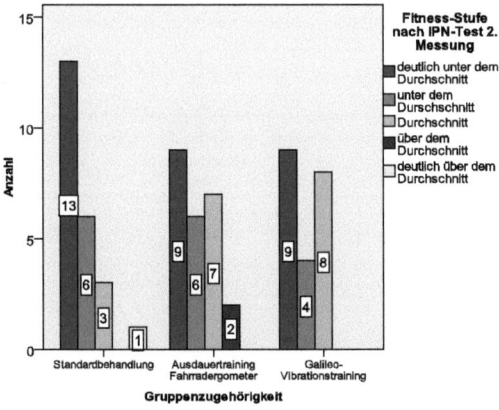

Abbildung 26: Verteilung der Fitness-Stufen in den drei Therapiegruppen am Ende der stationären Rehabilitation

Betrachtet man die Häufigkeitsverteilung der individuell nach IPN-Test zugeordneten Fitness-Stufen, so fällt in der Gesamtgruppe auf, dass die Probanden in einem insgesamt sehr schwachen Ausdauertrainingszustand den Rehabilitationsaufenthalt begannen: Von den insgesamt 68 Probanden befanden sich 47 Patienten (69,1 %) auf dem Fitness-Level „deutlich unter dem Durchschnitt". Weitere 10 Patienten (14,7 %) wurden in die Stufe „unter dem Durchschnitt" eingeordnet und weitere 10 Patienten (14,7 %) erreichten „durchschnittliche" Ausdauerwerte. Ein einziger Proband der Standardgruppe zeigte zu Beginn und am Ende der stationären Heilbehandlung einen Fitness-Zustand, der „deutlich über dem Durchschnitt" liegt. Der Vergleich der Fitnessverteilung am Ende der Rehabilitation macht deutlich, dass 28 von 68 Probanden (41,2 %) während der stationären Rehabilitation ihre Ausdauerleistungsfähigkeit um eine Fitness-Stufe verbessern konnten. Richtet man den Fokus bei o. g. Fitness-Verbesserungen auf den Gruppenvergleich, so zeigt sich, dass 14 Probanden der Ausdauergruppe, 8 Probanden der Standardgruppe und 6 Teilnehmer der Galileogruppe zum Rehabilitationsende eine höhere Fitness-Stufe erreichten. Insgesamt ergaben sich in der Ausdauergruppe bei der 2. Messung bei 9 von 24 Probanden (37,5 %) durchschnittliche oder überdurchschnittliche Ausdauerresultate. Im Vergleich dazu erreichten eine durchschnittliche Fitness-Stufe 8 von 21 Probanden (38,1 %) in der Galileogruppe und nur 4 von 23 Probanden (17,4 %) in der Standardgruppe.

Die Gehbelastbarkeit wurde anhand der maximalen Gehzeit der Probanden in Minuten erfragt. Es wurde nicht unterschieden, ob diese Fähigkeit von der allgemeinen Ausdauerleistungsfähigkeit oder vom während des Gehens zunehmenden Schmerz limitiert wurde. Um die maximale Gehzeit der Probanden übersichtlicher beurteilen zu können, wurden die Befragungsangaben der Probanden in 6 Stufen kategorisiert:
1. kein Gehen ohne Gehhilfen möglich
2. 1-10 Minuten Gehen möglich
3. 11-30 Minuten Gehen möglich
4. 30-60 Minuten Gehen möglich

5. 60-120 Minuten Gehen möglich
6. über 120 Minuten Gehen möglich

Die Abbildungen 27 und 28 zeigen die Befragungsangaben der Probanden zu Beginn und am Ende der stationären Rehabilitation:

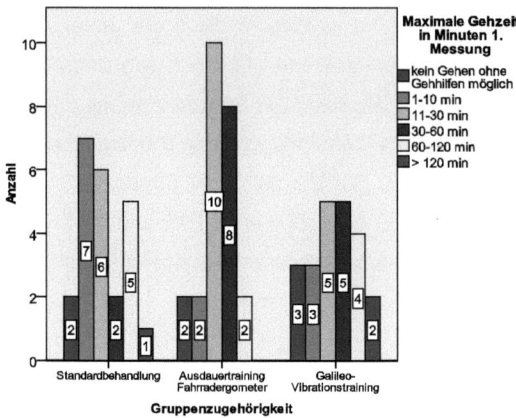

Abbildung 27: Verteilung der Angaben zur maximalen Gehzeit in den drei Therapiegruppen zu Beginn der stationären Rehabilitation

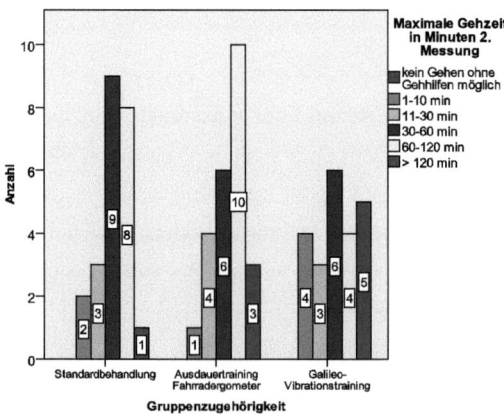

Abbildung 28: Verteilung der Angaben zur maximalen Gehzeit in den drei Therapiegruppen am Ende der stationären Rehabilitation

Bei der Betrachtung der Ergebnisse zeigt sich, dass keiner der sieben Probanden, die zu Beginn der BGSW noch auf Gehhilfen angewiesen waren, am Ende immer noch Gehstützen benötigte. Der Anteil der Probanden, die länger als 120 Minuten am Stück gehen konnten, hat sich während der stationären Behandlung von anfänglich 3 von 69 Probanden (4,3 %) auf 9 von 69 Probanden (13,0 %) verdreifacht. 8 von 9 dieser Probanden, die keine oder eine nur geringe Einschränkung der Gehbelastbarkeit aufweisen, finden sich in den Experimentalgruppen Ausdauer: 5, Galileo: 3.

Zusammenfassend kann festgehalten werden, dass sich die Probanden aller Therapiegruppen bezüglich ihrer maximal möglichen Gehzeit deutlich verbessern konnten. Allerdings gibt es am Ende der stationären Rehabilitation immer noch 38 von 69 Probanden (55,1 %), die nach eigenen Angaben nicht in der Lage sind, länger als eine Stunde am Stück zu gehen.

3.1.5 Outcome OMA-Score

Der Sprunggelenksscore von Olerud und Molander (1984) gibt einen schnellen Überblick über die funktionellen Alltagseinschränkungen bei sprunggelenksverletzten Probanden. In der Auswertung können zwischen zwei Messungen einerseits die Punktsummen verglichen werden. Andererseits kann die Interpretation der Ergebnisse auch über die zugeordneten Resultatsgruppen erfolgen (vgl. Kap. 2.2.2, Abb. 12). In Tabelle 17 werden zunächst die aufsummierten Punktergebnisse dargestellt:

Tabelle 17: Mittelwerte der Gesamtpunktsummen im OMA-Score: Veränderungen während der stationären Rehabilitation

Gruppenzugehörigkeit / OMA-Score		Gesamtpunktsumme Olerud-Molander-Ankle-Score		
		1. Messung	2. Messung	Mittelwertdifferenz
Standardbehandlung (n = 23)	m	25,43	47,83	+ 22,40
	SD	± 16,09	± 16,70	
Ausdauertraining (n = 24)	m	29,58	55,00	+ 25,42
	SD	± 19,27	± 19,78	
Galileo-Training (n = 22)	m	29,77	59,09	+ 29,32
	SD	± 16,86	± 22,28	
Gesamtgruppe (n = 69)	m	28,26	53,91	+ 25,65
	SD	± 17,35	± 19,94	
n = Probandenanzahl, m = Mittelwert, SD = Standardabweichung				

Bei Rehabilitationsbeginn lagen die durchschnittlichen Punktwerte der Probanden aller Therapiegruppen im Durchschnitt noch im „schwachen" Bereich (0 - 30 Punkte). Die größten Zuwächse erreichten die Probanden der Galileogruppe (+ 98,5 %) vor der Gruppe Ausdauertraining (+ 85,9 %). Bei den Probanden im Kollektiv Standardbehandlung war der absolute Punktezuwachs am geringsten (+ 22,4), allerdings der relative Zuwachs aufgrund des geringeren Ausgangswertes vergleichbar mit der Ausdauergruppe (+ 88,1 %). Am Ende der stationären Heilbehandlung lagen die Probanden im Mittel im Bereich der Auswertungskategorie „ordentliches Funktionsergebnis". In der Ausdauergruppe fehlten nur knapp 2 Summenpunkte bis zur nächst höheren Kategorie („gut"). Die Abbildungen 29 und 30 zeigen die Verteilung der Summenscore-Ergebnisbereiche innerhalb der Patientengruppen:

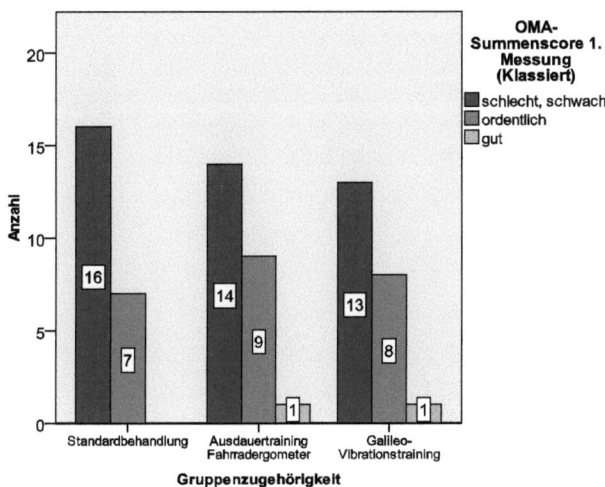

Abbildung 29: Verteilung der Auswertungsbereiche beim OMA-Score in den drei Therapiegruppen zu Beginn der stationären Rehabilitation

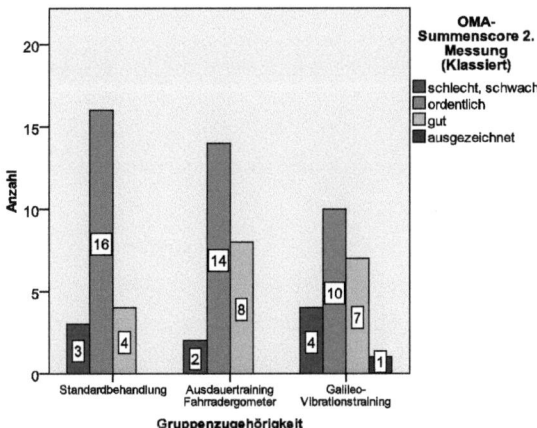

Abbildung 30: Verteilung der Auswertungsbereiche beim OMA-Score in den drei Therapiegruppen am Ende der stationären Rehabilitation

Die Verteilung der verschiedenen OMA-Ergebniskategorien in den einzelnen Therapiegruppen zeigt, dass zu Beginn der Rehabilitation in allen drei Gruppen der niedrigste Ergebnisscore („schlechtes, schwaches Funktionsergebnis") mit insgesamt 43 von 69 Probanden (62,3 %) dominiert. In der zweiten Ergebniskategorie „ordentlich" finden sich 24 von 69 Probanden (34,8 %), nur in der Ausdauer- und Galileogruppe gibt es bei Messung 1 jeweils einen Probanden im „guten" Bereich. Vergleicht man diese Ergebnisse mit der Verteilung am Ende des stationären Rehabilitationsaufenthalts, so zeigt sich insbesondere in den Experimentalgruppen, dass die Probanden höhere Punktbereiche erreichten: In der Galileogruppe erreichte ein Proband sogar den „ausgezeichneten" Ergebnisbereich und 7 Patienten ein „gutes" Resultat. In der Ausdauergruppe waren ebenfalls 8 Probanden besser als „ordentlich" und damit doppelt so viele wie in der Standardgruppe. In den Versuchsgruppen konnten sich die meisten Probanden um eine Ergebniskategorie verbessern: In der Galileogruppe waren das 17 von 21 Probanden (81,0 %), in der Ausdauergruppe 19 von 24 Probanden (79,2 %) und in der Standardbehandlungsgruppe 17 von 23 Probanden (73,9 %).

3.1.6 Mittel- und langfristiger Verlauf der Funktionsparameter

Nachfolgend werden die Veränderungen an der betroffenen Extremität in den Funktionsparametern Beweglichkeit, Kraft, Gleichgewicht und Ausdauer über den gesamten Studienzeitraum mittels Liniendiagrammen grafisch dargestellt. Der Verlauf der Funktionsparameter wird dabei über die vier Messzeitpunkte spezifisch nach Therapiegruppen aufgezeichnet, wobei immer die Ergebnisse der Standardgruppe in blauer Farbe, die der Ausdauergruppe in Grün und die Resultate der Galileogruppe in Rot gekennzeichnet sind. In der grafischen Auswertung wurden nur diejenigen Probanden berücksichtigt, die alle 4 Messungen absolviert haben (n = 50). Im Text wird jeweils erläutert, ob und in welchem Maß am Ende des Untersuchungszeitraums (6 Monate nach der stationären Rehabilitation) noch Defizite in Relation zur gesunden Seite gemessen wurden.

Die Abbildungen 31 und 32 zeigen die Langzeitergebnisse der OSG- und USG-Beweglichkeit an der verletzten Extremität:

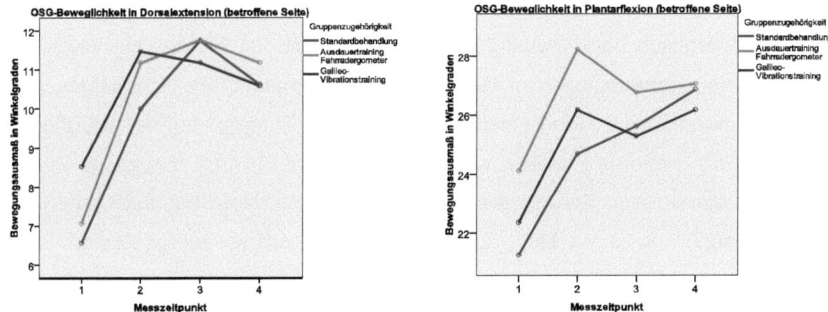

Abbildung 31: Veränderung der OSG-Bewegungsausmaße (betroffene Seite) in Dorsalextension und Plantarflexion über die 4 Messzeitpunkte

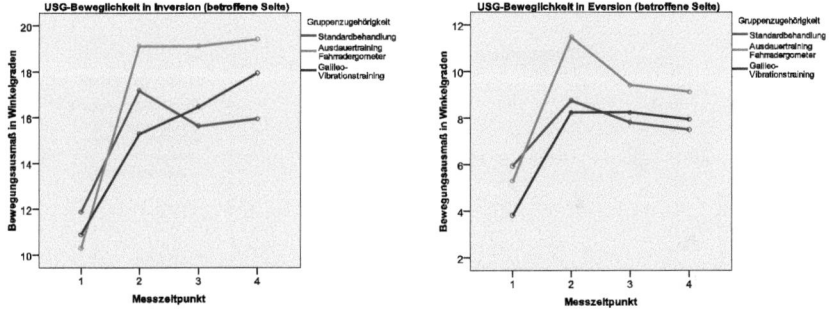

Abbildung 32: Veränderung der USG-Bewegungsausmaße (betroffene Seite) in Inversion und Eversion über die 4 Messzeitpunkte

Die zeitlichen Verläufe der Sprunggelenksbeweglichkeit am betroffenen Fuß zeigen, dass die in der stationären Heilbehandlung erarbeiteten deutlichen Steigerungen insgesamt gesehen erhalten bleiben. Teilweise gibt es noch weitere kleine Verbesserungen, andererseits kommt es in der Folgezeit auch wieder zu leichten Beweglichkeitseinbußen. Betrachtet man die gruppenspezifischen Verläufe, so zeigt sich bei Messung 4 nur beim unteren Sprunggelenk eine bessere Beweglichkeit in den beiden Experimentalgruppen (insbesondere in der Ausdauergruppe), obwohl die Standardgruppe zu Beginn der Messungen die größte USG-Beweglichkeit aufwies. Das obere Sprunggelenk zeigt im Gruppenvergleich bei der Abschlussmessung in beiden Richtungen vergleichbare Bewegungsausmaße. Im Mittel beträgt die Gesamtbeweglichkeit des oberen Sprunggelenks 6 Monate nach der stationären Therapie auf der betroffenen Seite 37,5°, wobei in Relation zur gesunden Seite (47,4°) insgesamt 20,9% fehlen. Beim unteren Sprunggelenk beträgt das Gesamtbewegungsausmaß auf der verletzten Seite im Mittel 26,0°, was im Verhältnis zur gesunden Seite (35,2°) einem Defizit von 26,1% entspricht. Dies entspricht den gemessenen Bewegungsausmaßen bzw. Defiziten am Ende der BGSW (vgl. Tab. 7 und 8).

Der funktionelle Treppentest zur Beurteilung der Kraft zeigte am betroffenen Bein folgenden Langzeitverlauf:

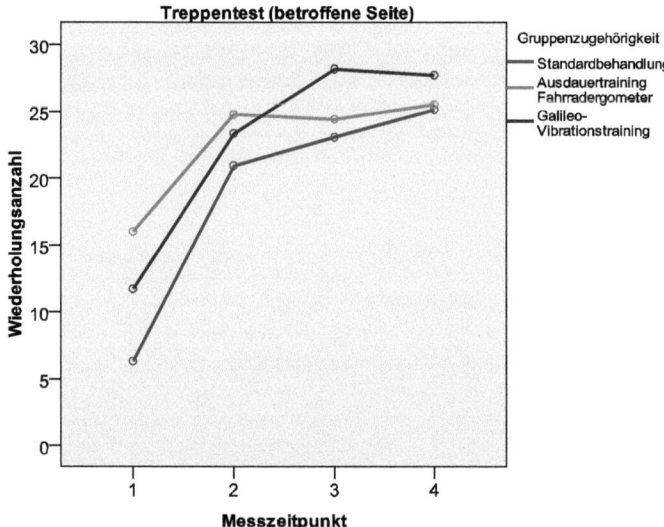

Abbildung 33: Veränderung der Kraftfähigkeit beim Treppentest über die 4 Messzeitpunkte

Es zeigt sich, dass nach den großen Verbesserungen während der stationären Behandlung in allen Therapiegruppen noch kleine Zuwächse erreicht wurden. Die Galileogruppe erreichte mit durchschnittlich 27,7 Wiederholungen bei Messung 4 den höchsten Wert vor der Ausdauergruppe (25,5 Wdh.) und den Patienten der Standardgruppe (25,1 Wdh.).

Um die zeitlichen Verläufe der Kraftverhältnisse objektiver beurteilen zu können, sind nachfolgend in den Abbildungen 34 und 35 die Ergebnisse der Cybex-Messungen über alle 4 Untersuchungszeitpunkte dargestellt:

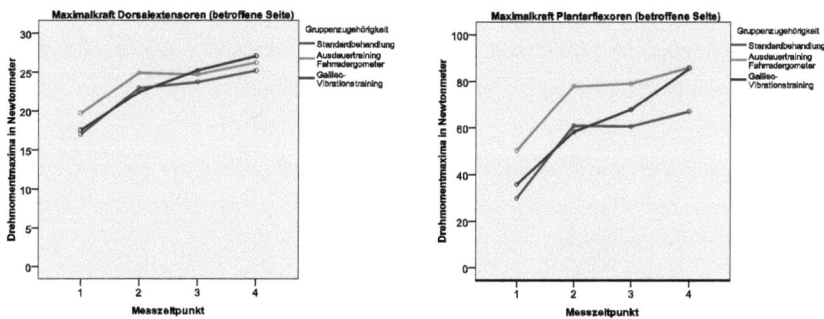

Abbildung 34: Veränderung der Maximalkraft der Dorsalextensoren und Plantarflexoren der betroffenen Seite über die 4 Messzeitpunkte

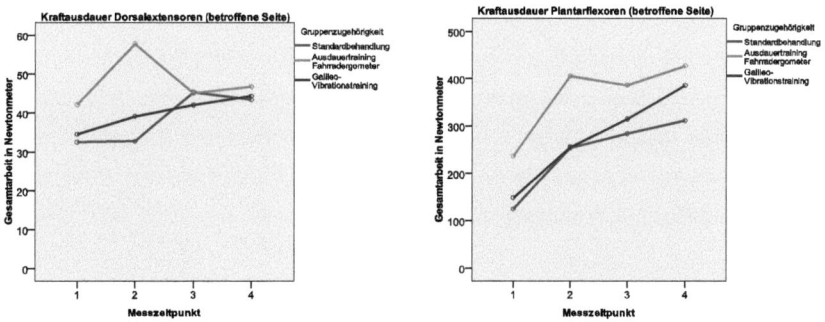

Abbildung 35: Veränderung der Kraftausdauer der Dorsalextensoren und Plantarflexoren der betroffenen Seite über die 4 Messzeitpunkte

Es zeigten sich im zeitlichen Verlauf auch nach der stationären Therapie in nahezu allen Therapiegruppen weitere Kraftsteigerungen: Diese Kraftzuwächse betrafen vorwiegend die plantarflexorische Muskulatur, die sich im Mittel bei der Maximalkraft um 21,1% verbesserte und bei der Kraftausdauer um 22,8 % des Wertes am Ende der stationären Heilbehandlung. Die Steigerungen der Kraftwerte bei den Dorsalextensoren fielen mit durchschnittlich 11,5 % bei der Maximalkraft und 3,3 % bei der Kraftausdauer verhältnismäßig gering aus. Vergleicht man die Kraftwerte der betroffenen Seite 6 Monate nach der stationären Therapie mit der unverletzten Seite, so interessieren wiederum die verbliebenen mittleren Kraftdefizite: Bei den Plantarflexoren fielen die verbliebenen Kraftverluste sehr viel größer aus als bei den antagonistischen Dorsalextensoren: Im Seitenvergleich wurde bei der plantarflexorischen Maximalkraft ein Durchschnittswert von 79,74 Nm auf der betroffenen Seite ermittelt, im Gegensatz zur gesunden Seite, die im Mittel 119,52 Nm erreichte. Dies entspricht einem mittleren Defizit von 33,3 %. Bei der Kraftausdauer betrug der Seitenunterschied zwischen betroffener und gesunder Seite durchschnittlich 48,0 %. Das Defizit der Dorsalextensionsmuskulatur der betroffenen Seite betrug bei der Maximalkraft 17,0 % und bei der Kraftausdauer 29,1 %.

Betrachtet man die Kraftverläufe in den einzelnen Therapiegruppen, so zeigt sich bei den Dorsalextensoren im Untersuchungszeitraum eine klare Annäherung der Kraftverhältnisse und kein Gruppenunterschied zum Messzeitpunkt 4. Bei den Plantarflexoren zeigten sich in beiden Experimentalgruppen bei der letzten Messung insgesamt um etwa 20% bessere Kraftverhältnisse als in der Standardgruppe. Betrachtet man in diesem Zusammenhang die Ausgangskraftwerte bei Messung 1, so konnten sich insbesondere die Probanden der Galileogruppe deutlich von den plantarflexorischen Kraftwerten der Patienten der Standardbehandlungsgruppe absetzen.

Die nun folgenden beiden Abbildungen 36 und 37 zeigen die zeitliche Entwicklung der Ergebnisse bei den beiden durchgeführten Gleichgewichtstests im Einbeinstand mit geöffneten bzw. geschlossenen Augen. Die Grafiken zeigen wieder nur die Messwerte beim Test der betroffenen Seite:

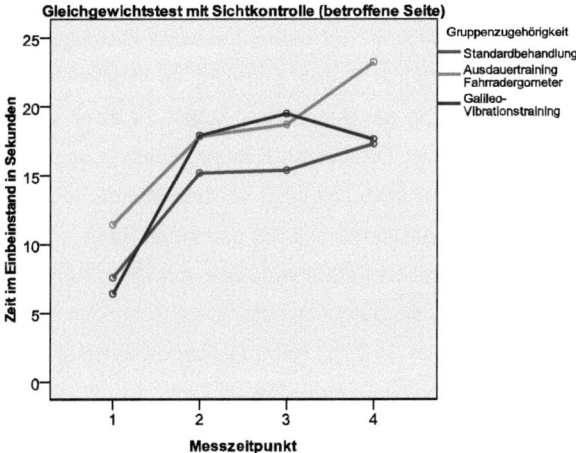

Abbildung 36: Veränderung der Gleichgewichtsfähigkeit im Einbeinstand mit geöffneten Augen über die 4 Messzeitpunkte

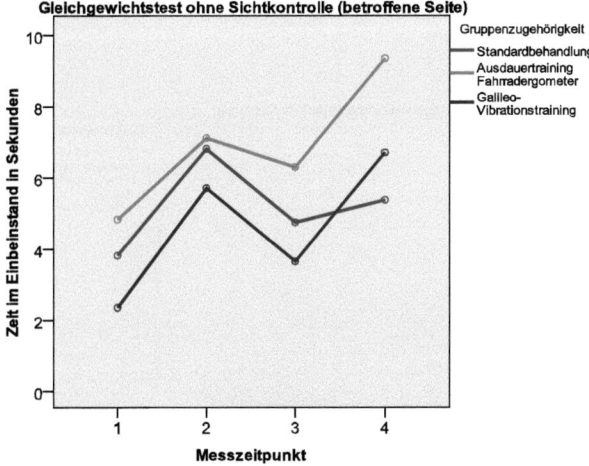

Abbildung 37: Veränderung der Gleichgewichtsfähigkeit im Einbeinstand mit geschlossenen Augen über die 4 Messzeitpunkte

Über den Zeitraum der 4 Messungen kommt es durchweg bei den Probanden zur Verbesserung der Fähigkeit, auf einem Bein das Gleichgewicht zu halten. Einzig zwischen Messzeitpunkt 2 und 3 kommt es in allen Therapiegruppen beim Gleichgewichtstest mit geschlossenen Augen zu einer kurzzeitigen Verschlechterung der Resultate. Die beiden Experimentalgruppen liegen mit ihren Testresultaten beim letzten Messzeitpunkt vor der Standardgruppe. Vergleicht man die Ergebnisse der betroffenen mit der gesunden Seite, so erreicht die gesunde Seite mit Sichtkontrolle im Mittel eine Zeit von 28,2 Sekunden im Gegensatz zur betroffenen Seite, die durchschnittlich 19,4 Sekunden erreicht hat. Dies entspricht einem Defizit von 31,2 %. Beim Gleichgewichtstest mit geschlossenen Augen wurde von der Gesamtgruppe im Durchschnitt auf der gesunden Seite ein Wert von 12,6 Sekunden und auf der betroffenen Seite eine mittlere Dauer von 7,2 Sekunden erreicht. Daraus kann ein verbliebenes Defizit von 42,9 % berechnet werden.

Als Maß für den Funktionsparameter „Ausdauerleistungsfähigkeit" wird in Abbildung 38 die absolute IPN-Leistung über den gesamten Untersuchungszeitraum dargestellt:

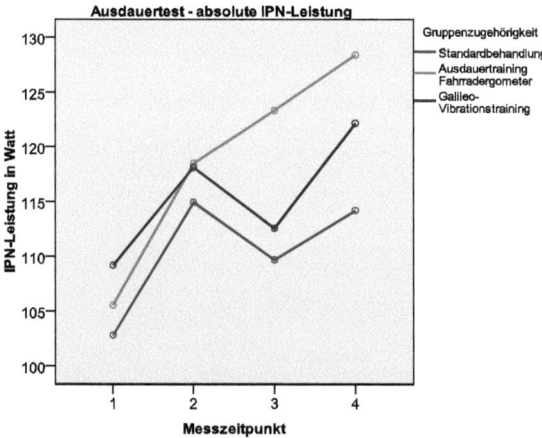

Abbildung 38: Veränderung der absoluten Ausdauerleistungsfähigkeit über die 4 Messzeitpunkte

Die Grafik zeigt, dass sich im zeitlichen Verlauf nur bei der Ergometertrainingsgruppe ein überdauernder Effekt bezüglich des linearen Anstiegs der Ausdauerleistungsfähigkeit einstellte. Sowohl die Standardgruppe als auch die Galileotrainingsgruppe hat im Anschluss an die stationäre Heilbehandlung (Messung 3) etwa 50% der erarbeiteten Ausdauerverbesserungen wieder verloren. Die Standardgruppe erreichte dann bei der Messung 4 (114,19 Watt) nicht einmal den IPN-Ausdauerwert der Messung am Ende der BGSW (114,94 Watt). Die Galileogruppe verbesserte sich zum Untersuchungsende wieder auf 122,19 Watt, was einer kleinen Steigerung von 3,4 % zum Abschlusswert am Ende der stationären Therapie entspricht. Die Probanden der Fahrradergometer-Ausdauergruppe konnten ihre IPN-Leistung bei der letzten Testung im Vergleich zum Messzeitpunkt 2 um 7,9 % auf 126,47 Watt verbessern. Die deutlichen Gruppenunterschiede in der Ausdauerleistungsfähigkeit am Ende der Untersuchung werden in Abbildung 39 deutlich:

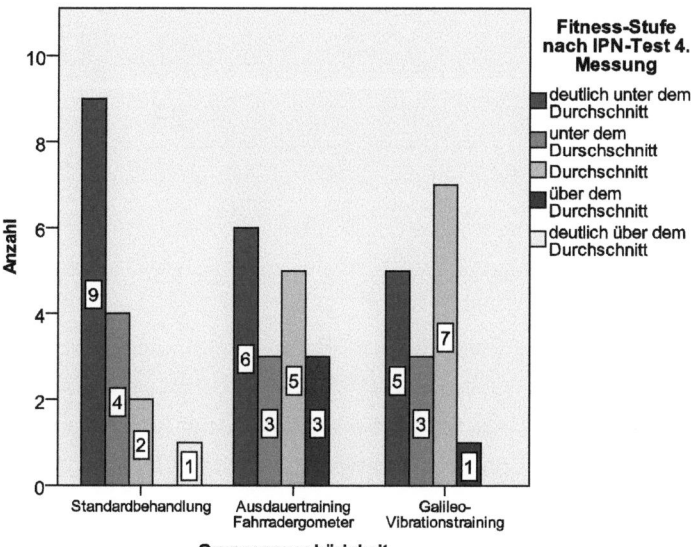

Abbildung 39: IPN-Ausdauertest – Gruppenspezifische Häufigkeitsverteilung der Fitness-Stufen bei der 4. Messung (n = 49)

Während in den beiden Experimentalgruppen etwa die Hälfte der Probanden eine Fitness-Stufe erreichten, die „durchschnittlich" oder besser ist, gelang das in der Standardgruppe nur 3 von 16 Probanden (18,8 %).

Als letzter Funktionswert wird in Abbildung 40 der zeitliche Verlauf des Olerud-Molander-Ankle (OMA)-Funktionsscores über die 4 Messzeitpunkte dargestellt:

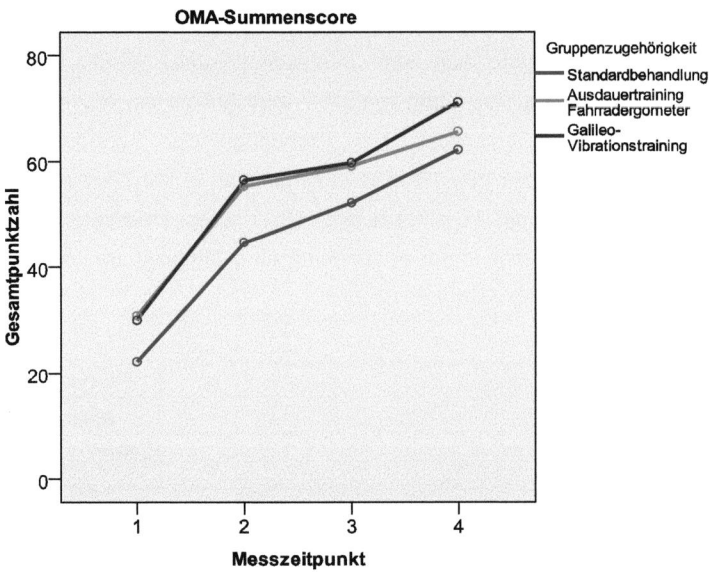

Abbildung 40: Veränderung des OMA-Funktionsscores über die 4 Messzeitpunkte

Es zeigte sich in allen Gruppen über den Untersuchungszeitraum ein linearer Anstieg im OMA-Summenscore. Während sich das mittlere Ergebnis der Gesamtgruppe bei der Messung am Rehaende noch im „ordentlichen" Bereich (52,3 Punkte) befand, steigerte sich dies über 57,1 bei Messung 3 bis in den Bereich „gutes Funktionsergebnis" mit durchschnittlich 66,4 Gesamtpunkten beim 6-Monate Follow-Up. Im Gruppenvergleich fand sich beim Abschlusstest ein überdurchschnittlicher Wert in der Galileogruppe (71,2 Punkte). Das Ergebnis der Ausdauergruppe entsprach mit 65,6 Punkten in etwa dem Mittel der Gesamtgruppe. Die Standardgruppe lag mit 63,3 Punkten etwas unter dem Durchschnitt.

Um einen differenzierteren Gruppenvergleich zu ermöglichen, wird in Abbildung 41 die Häufigkeitsverteilung der verschiedenen OMA-Auswertungskategorien in den einzelnen Therapiegruppen dargestellt:

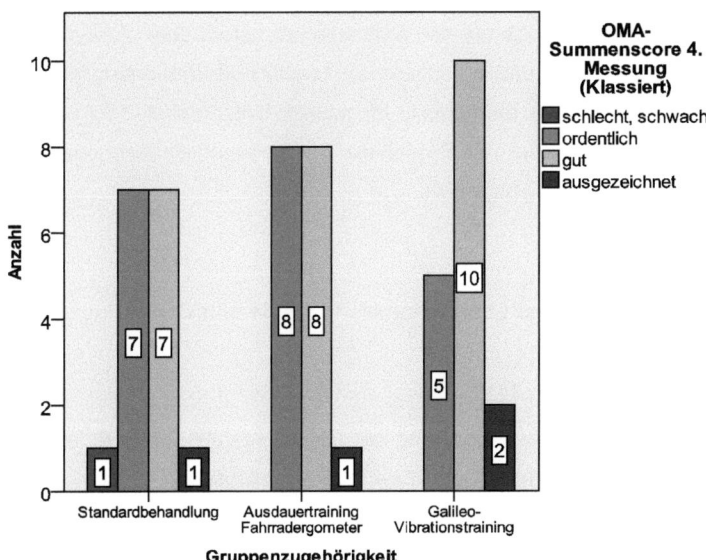

Abbildung 41: OMA-Funktionsscore – Gruppenspezifische Häufigkeitsverteilung der Auswertungskategorien bei der 4. Messung (n = 50)

Das Säulendiagramm zeigt, dass die Galileogruppe mit insgesamt 12 von 17 Probanden (70,6 %) in den beiden Auswertungskategorien „gut" und „ausgezeichnet" das beste Funktionsresultat bei Messung 4 erreichte. In der Ausdauergruppe erreichten nur 9 von 17 Patienten (52,9 %) und in der Standardgruppe nur 8 von 16 Probanden (50,0 %) die beiden oberen Auswertungsklassen. Zu diesem Messzeitpunkt befand sich nur in der Standardgruppe noch ein Proband in der niedrigsten Klasse „schlechtes, schwaches Funktionsergebnis".

3.2 Ergebnisse Fragebögen

In dem nun folgenden Teil der Arbeit werden die Befragungsergebnisse vorgestellt, wobei zunächst im ersten Unterkapitel 3.2.1 allgemeine Angaben zu den Probanden (Bildungsstand, vorstationäre Therapien und Erwartungen an die stationäre Behandlung) dargelegt werden. In den sich anschließenden Kapiteln werden die Veränderungen in den Schmerzparametern über die vier Messzeitpunkte (Kapitel 3.2.2) und der Stand der beruflichen Wiedereingliederung der Patienten (Kap. 3.2.3) dargestellt. Im letzten Unterkapitel 3.2.4 dieses Abschnitts wird der Verlauf der Ergebnisse zur gesundheitsbezogenen Lebensqualität der Probanden vorgestellt.

3.2.1 Bildung, prä-und poststationäre Therapie und Erwartungen der Probanden

Die Frage nach dem Bildungsstand der 69 Studienteilnehmer ergab, dass 47 Probanden (68,1%) einen Haupt- bzw. Volksschulabschluss hatten, 14 Patienten die mittlere Reife (20,3 %) und 1 Patient (1,4 %) das Abitur vorwies. Keinen Schulabschluss hatten 4 Studienteilnehmer (5,8 %) und 3 Probanden (4,3 %) machten keine Angaben zu ihrer Schulbildung.

Vor der stationären Behandlung war ein Großteil (85,1 %) der Probanden ambulant therapiert worden. Befragt nach der Art der Therapie gaben die Probanden zu 100 % physiotherapeutische Behandlungen an, wobei 44,8 % der Befragten die Maßnahmen als vorwiegend passive Therapieformen (Lymphdrainage, Manualtherapie, Massage) einordneten. 43,1 % bewerteten die vorstationären Therapien als Kombination aus aktivem Üben und passiven Anwendungen; nur 12,1 % wurden rein aktiv therapiert. Ergänzend zu den physiotherapeutischen Maßnahmen wurde bei 6,9 % der Patienten im Zuge der Behandlungsmaßnahmen vor der BGSW noch zusätzlich Ergotherapie verordnet.

Die Probanden wurden am Aufnahmetag nach ihren Erwartungen im Hinblick auf den Erfolg der bevorstehenden stationären Behandlung befragt: Es zeigte sich ein hoher Erwartungsgrad bei den Patienten: 20,3 % hofften auf einen „sehr erfolgreichen" und 75,0 % auf einen „erfolgreichen" stationären Behandlungsaufenthalt. Nur 4,7 % der Befragten gaben an, „weniger erfolgreiche" stationäre Behandlungseffekte zu erwarten. Am Ende der Rehabilitation wurden die Probanden gebeten, retrospektiv den stationären Behandlungserfolg zu bewerten: Dabei gaben 6,0 % an, dass die BGSW „sehr erfolgreich" gewesen sei, 62,7 % beurteilten das stationäre Heilverfahren als „erfolgreich". 29,9 % bewerteten es als „weniger erfolgreich" und 1 Proband (1,5 %) als „nicht erfolgreich".

Die Probanden wurden am Ende des stationären Heilverfahrens außerdem befragt, welchen der jeweiligen therapeutischen Anwendungen ein großer Anteil am Rehabilitationserfolg zugewiesen werden kann. Hierbei waren in den Antworten Mehrfachnennungen möglich. Nachfolgend werden die verschiedenen Anwendungen des standardisierten Behandlungsprogrammes in der Rangfolge ihrer Nennungen genannt:

- Physiotherapie-Einzelbehandlung (70,6 %)
- Bewegungsbad (54,4 %)
- Ergotherapie (36,8 %)
- Gruppentherapie (27,9 %)
- Medizinisches Aufbautraining / Eisbehandlung (26,5 %)
- Wechselbad (25,5 %)
- Medikamente (8,8 %)
- Wärmeanwendungen (5,9 %)
- Elektrotherapie (4,4 %)

Bei den Probanden der Experimentalgruppen wurde erfasst, welchen Erfolg sie der zusätzlichen Behandlungsmaßnahme beimessen. 50,0 % der Patienten in der Ausdauergruppe ordneten dem Ergometertraining und 81,0 % der Teilnehmer der Galileogruppe dem Vibrationstraining einen großen Anteil am Rehabilitationserfolg zu.

Bezüglich der Weiterbehandlung nach dem stationären Heilverfahren wurde erfasst, ob und in welchem Umfang sich weitere Therapiemaßnahmen angeschlossen haben: Im Anschluss an die Entlassung war bei 24 von 69 Patienten (34,8 %) eine weitere intensive ambulante Therapie (EAP) notwendig. Insgesamt wurden bei 89,8 % der entlassenen Patienten noch weitere Therapiemaßnahmen im Anschluss an die BGSW verordnet. Dabei wurde zu 100 % Physiotherapie genannt, wobei in der retrospektiven Bewertung der Behandlungsinhalte im Vergleich zur vorstationären Therapie eine leichte Verschiebung in Richtung aktive Übungsinhalte erfolgte: So gaben 22 von 48 Patienten (45,8 %) an, sowohl passive als auch aktive Übungsinhalte gemacht zu haben. 9 von 48 Probanden (18,8 %) berichteten über rein aktives Üben in der poststationären Physiotherapie und 17 von 48 Patienten (35,4 %) ordneten die mit ihnen durchgeführten Therapieformen eher in das passive Behandlungsspektrum ein.

3.2.2 Ergebnisse Schmerzbefragung

Die Darstellung der Ergebnisse der Schmerzbefragung erfolgt analog der Funktionsresultate in tabellarischer und grafischer Form. Das Hauptaugenmerk soll zunächst auf die Veränderungen der Schmerzparameter über den Zeitraum der stationären Heilbehandlung gelegt werden. Dazu sind in Tabelle 18 die Befragungsangaben zur momentanen und durchschnittlichen Schmerzintensität (Zeitfenster vier Wochen) nach 11-stufiger nummerischer Ratingskala (0 = kein Schmerz, 10 = stärkster vorstellbarer Schmerz) im Gruppenvergleich aufgelistet:

Tabelle 18: Momentane und durchschnittliche Schmerzintensität im Gruppenvergleich: Veränderungen während der stationären Rehabilitation

Schmerzintensität / Gruppenzugehörigkeit		Momentane Schmerzstärke			Durchschnittliche Schmerzstärke		
		NRS 1. Messung	NRS 2. Messung	Mittelwertdifferenz	NRS 1. Messung	NRS 2. Messung	Mittelwertdifferenz
Standardbehandlung (n = 23)	m	4,06	3,87	- 0,19	4,89	4,54	- 0,35
	SD	± 2,29	± 2,21		± 2,02	± 2,01	
Ausdauertraining (n = 24)	m	4,06	3,31	- 0,75	4,97	4,75	- 0,22
	SD	± 2,06	± 2,22		± 2,23	± 1,82	
Galileo-Training (n = 22)	m	3,50	2,70	- 0,80	4,56	3,56	- 1,00
	SD	± 2,22	± 2,05		± 1,59	± 1,75	
Gesamtgruppe (n = 69)	m	3,88	3,30	- 0,58	4,81	4,30	- 0,51
	SD	± 2,17	± 2,18		± 1,96	± 1,90	

n = Probandenanzahl, m = Mittelwert, SD = Standardabweichung, NRS = numeric rating scale

Die Ergebnisse in Tabelle 18 zeigen, dass während der stationären Rehabilitation in allen Gruppen Verbesserungen in beiden erfragten Schmerzintensitäten erfolgten. Bei der momentanen Schmerzstärke fallen die Unterschiede im Gruppenvergleich in den beiden Experimentalgruppen mit einer Reduktion von 18,5 % (Ausdauergruppe) bzw. 22,7 % (Galileogruppe) etwa viermal größer aus als bei der Standardgruppe (- 4,8 %). Bei den Veränderungen in der durchschnittlichen Schmerzstärke über den Zeitraum der stationären Behandlungsmaßnahmen fällt besonders auf, dass die Probanden der Galileogruppe die größten Verbesserungen angaben: Während sich in der Ausdauer- und in der Standardgruppe nur Mittelwertdifferenzen zwischen 4,6 % und 7,1 % ergaben, lag der Unterschied bei der Galileogruppe zum Rehaende bei minus 21,9 %.

Die sinkenden PDI-Scorewerte über den Befragungszeitraum der stationären Rehabilitation zeigen in allen Gruppen analog zu den NRS-Schmerzverbesserungen funktionell geringere Alltagseinschränkungen am Rehabilitationsende an (vgl. Tab. 19). Die gruppenspezifische Betrachtung der Ergebnisse zeigt vergleichbare Resultate wie bei der momentanen Schmerzstärke: In Relation zur Standardgruppe (+ 18,5 %) konnte sich zwischen den Messungen 1 und 2 die Ausdauergruppe um 26,1 % und die Galileogruppe um 27,2%, also etwas deutlicher verbessern.

Tabelle 19: Funktionelle Schmerzbeeinträchtigung (PDI) im Gruppenvergleich: Veränderungen während der stationären Rehabilitation

Gruppenzugehörigkeit Pain Disability Index (PDI)		Funktionelle Schmerzbeeinträchtigung im Alltag		
		PDI-Summenscore 1. Messung	PDI-Summenscore 2. Messung	Mittelwertdifferenz
Standardbehandlung (n = 23)	m	33,73	27,50	- 6,23
	SD	± 16,38	± 13,97	
Ausdauertraining (n = 24)	m	28,11	20,78	- 7,33
	SD	± 10,40	± 10,87	
Galileo-Training (n = 22)	m	32,59	23,73	- 8,86
	SD	± 12,93	± 12,54	
Gesamtgruppe (n = 69)	m	31,43	23,96	- 7,47
	SD	± 13,44	± 12,62	
n = Probandenanzahl, m = Mittelwert, SD = Standardabweichung				

Die mittel- und längerfristigen Veränderungen der Schmerzwerte werden in den nachfolgenden Abbildungen 42-44 grafisch mittels Liniendiagrammen dargestellt. Grundlage für die dargestellten Verläufe sind die Befragungsresultate von 57 Probanden, von denen für alle 4 Messzeitpunkte vollständige Fragebogenangaben vorlagen.

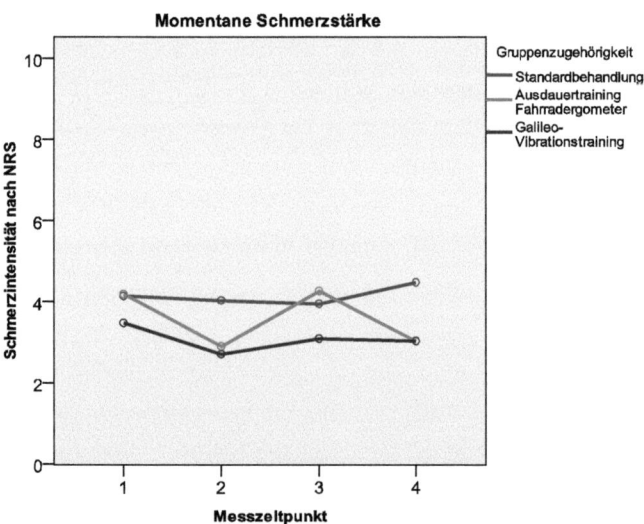

Abbildung 42: Verlauf der momentanen Schmerzstärke nach Numeric Rating Scale Gruppenvergleich über die 4 Messzeitpunkte (n = 57)

Der grafische Verlauf zeigt, dass selbst 6 Monate nach der stationären Rehabilitation in allen Gruppen noch vergleichbare Schmerzangaben vorliegen wie zu Behandlungsbeginn. Allerdings stellen sich die leichten Verbesserungen in den Experimentalgruppen, die sich über die stationäre Heilbehandlung in Relation zur Standardgruppe entwickelt haben, zumindest zum 4. Messzeitpunkt wieder ein: In Zahlen ausgedrückt weist die Galileogruppe (n = 18) zum Untersuchungsende mit 2,9 von 10 die geringste mittlere Schmerzangabe auf. Die Ausdauergruppe (n = 19) liegt mit ihrem mittleren Wert von 3,0 von 10 ebenfalls deutlich unter der Angabe der Standardgruppe (n = 20) mit 4,4 von 10.

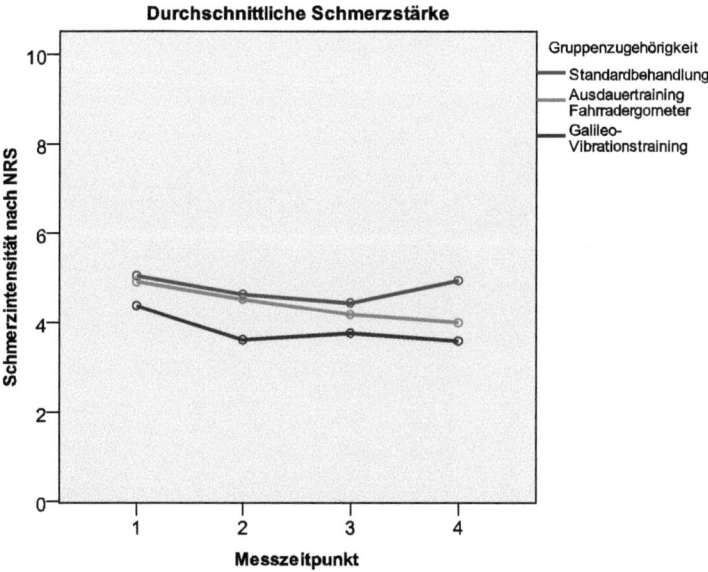

Abbildung 43: Verlauf der durchschnittlichen Schmerzstärke nach NRS - Gruppenvergleich über die 4 Messzeitpunkte (n = 57)

Bei der durchschnittlichen Schmerzstärke zeigt sich im Gesamtverlauf der Untersuchung eine nur geringfügige Verbesserung der von den Patienten geäußerten Beschwerden. Die Standardgruppe zeigt bis zur Messung 3 leichte Verbesserungen, die sich allerdings bei Messung 4 wieder bis zum Ausgangswert verschlechtert haben. Es bleibt in dieser Gruppe mit einem mittleren NRS-Wert von 4,8 von 10 bei einer nur unwesentlichen Verbesserung im Vergleich zur Eingangsmessung (4,9 von 10). Die Ausdauergruppe weist bei jeder Folgemessung eine leichte Beschwerdebesserung auf und erreicht bei Untersuchungsabschluss einen um 0,9 Punkte niedrigeren Wert als bei der Messung 1 (4,9 von 10). Die größte absolute Verbesserung erreicht die Galileogruppe, die sich von 4,8 von 10 bei Untersuchungsbeginn auf 3,4 von 10 bei der Abschlussmessung verbessern kann.

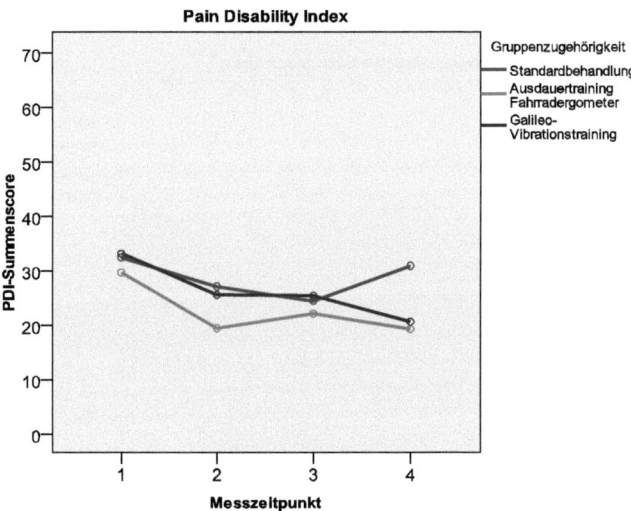

Abbildung 44: Verlauf der funktionellen Schmerzbeeinträchtigung (PDI-Summenscore) Gruppenvergleich über die 4 Messzeitpunkte (n = 57)

Im Gesamtbild der PDI-Verlaufsergebnisse fällt erneut der annähernd parallele Verlauf der Messergebnisse in den verschiedenen Behandlungsgruppen bis 4 Wochen nach der stationären Rehabilitation auf. Anschließend separieren sich die Resultate der beiden Experimentalgruppen von der Standardgruppe. Durch einen Anstieg der PDI-Werte von der 3. zur 4. Messung auf 30,6 Punkte zeigt die Gruppe Standardbehandlung im gesamten Untersuchungszeitraum nur eine Verbesserung um 7,9 %. Im Gegensatz dazu verbesserte sich die Ausdauergruppe um 34,9 % auf 19,3 Punkte und die Galileogruppe um 39,4 % auf 19,7 Punkte.

Die Probanden wurden an allen 4 Messzeitpunkten zu den von Ihnen eingenommenen Schmerzmedikamenten befragt. Die angegebenen Schmerzwirkstoffe wurden nach dem WHO-Schema in nicht-steroidale Antirheumatika und schwach bzw. stark wirksame Opioide kategorisiert. Die Kuchendiagramme in Abbildung 45 zeigen die prozentualen Verteilungsangaben zur Medikamenteneinnahme in der Gesamtgruppe:

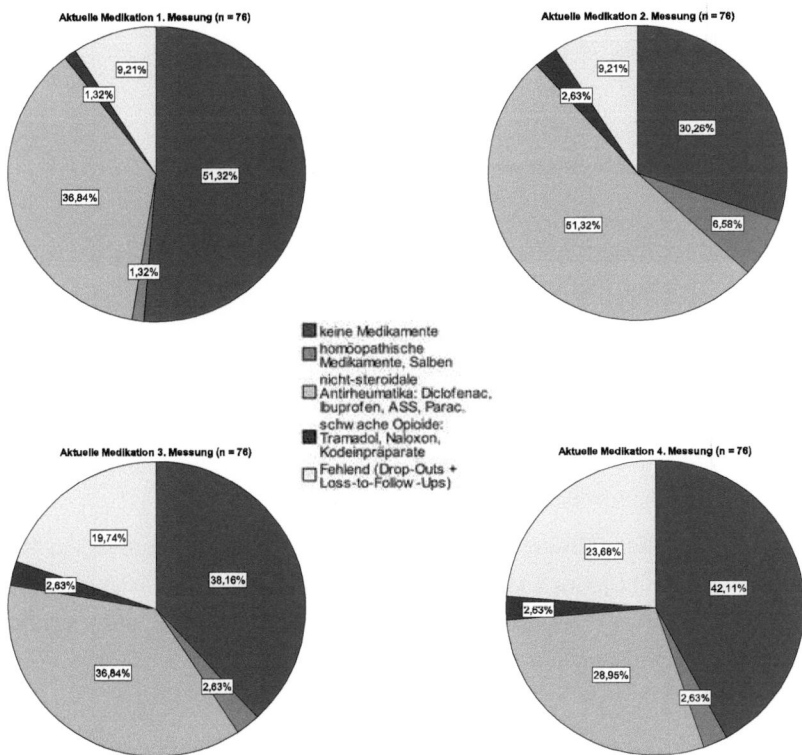

Abbildung 45: Angaben zur Medikamenteneinnahme der Probanden an den verschiedenen Messzeitpunkten (prozentuale Häufigkeiten)

Während der stationären Heilbehandlung reduzierte sich der Anteil der Probanden ohne Schmerzmittel von 39 auf 23 Patienten. Der Hauptanteil an verordneten Schmerzmitteln betrifft die nicht-steroidalen Antirheumatika, deren Verordnung sich während des Klinikaufenthalts bei anfänglich 28 auf 39 Patienten erhöhte. Zum Rehabeginn nahm nur ein Patient ein schwach wirksames Opioid. Dieser Wert erhöhte sich auf 2 Patienten am Ende der BGSW und blieb bis zur Messung 4 konstant. Am Ende des Untersuchungszeitraums nahmen noch 22 Probanden nicht-steroidale Antirheumatika ein, 2 Patienten verwendeten Salben bzw. schmerzlindernde Gels und 32 Befragte benötigten keine Schmerzmedikamente mehr. Allerdings nahm zu diesem Messzeitpunkt nur jeder Vierte (27,6 %) der Patienten, die noch Schmerzmedikamente benötigten, diese auch regelmäßig, d.h. täglich ein.

3.2.3 Berufliche Situation und Wiedereingliederung

Da das Hauptinteresse der Kostenträger der frühestmöglichen Wiedereingliederung der unfallverletzten Patienten in den Arbeitsprozess gilt, spielen zeitliche Überlegungen zum Ablauf der medizinischen Rehabilitation eine große Rolle. Um die Vergleichbarkeit in den Probandengruppen des vorliegenden Studienkollektivs darzustellen, werden in Tabelle 20 zunächst zeitliche Aspekte des Rehabilitations- und Untersuchungsverlaufs dargestellt, bevor im Anschluss daran die berufliche Situation der Probanden näher erläutert wird.

Die durchschnittliche Zeitdauer zwischen Unfall und Rehabilitationsbeginn liegt in allen Gruppen bei etwa 6 Monaten. Für die Zeitabschnitte im Zusammenhang mit den vorliegenden Untersuchungs- bzw. Messzeitpunkten ergeben sich für alle Probandengruppen einheitliche Zeitverläufe.

Tabelle 20: Zeitliche Angaben zum Rehabilitationsbeginn und zu den durchgeführten Nachuntersuchungen - Gruppenvergleich

	Standard-behandlung	Ausdauer-training	Vibrations-training	gesamt
Mittlere Zeitdauer zwischen Unfall und Rehabeginn in Tagen	179,5 (± 164,5)	184,4 (± 101,6)	216,1 (± 129,0)	189,7 (± 132,8)
Mittlere Zeitdauer in Tagen: Stationäre Rehabehandlung	21,5 (± 4,2)	21,4 (± 3,1)	20,9 (± 3,3)	21,2 (± 3,5)
Rehaende bis Follow-Up 1-Messung	30,9 (± 5,3)	29,5 (± 4,9)	29,0 (± 5,1)	29,8 (± 5,1)
Rehaende bis Follow-Up 2-Messung	169,5 (± 6,3)	165,1 (± 6,8)	167,1 (± 6,1)	167,2 (± 6,6)

Alle an der Studie teilnehmenden Patienten wurden zu ihrer beruflichen Tätigkeit vor dem Unfall befragt. Die Ergebnisse wurden zur besseren Übersicht in Tätigkeitskategorien zusammengefasst (vgl. Tabelle 21):

Tabelle 21: Berufstätigkeit der Probanden vor dem Unfall

	Standard-behandlung (n = 23)	Ausdauer-training (n = 24)	Vibrations-training (n = 22)	Gesamt-gruppe (n = 69)
Berufliche Tätigkeit (vor Unfall)				
Bauarbeiter/Handwerker	5	10	11	26
Kfz-Mechatroniker	5	1	2	8
Kraft-/Taxi-/Busfahrer	4	4	1	9
Einzelhandel/Verkauf	1	2	0	3
Lagerarbeiter/Staplerfahrer	2	1	1	4
Raumpfleger/Reinigung	2	0	0	2
Hausmeister	1	0	0	1
Büro/Verwaltung	1	1	3	5
Koch/Küchenpersonal	0	1	1	2
Arbeiter Metallindustrie	1	4	1	6
Landwirt/Erntehelfer	1	0	2	3

Es zeigte sich im Gesamtkollektiv ein relativ hoher Anteil an Arbeitern in handwerklichen bzw. industriellen Berufen. Es gibt wenige Probanden, die vor ihrem Unfall eine rein sitzende Tätigkeit ausführten, sodass davon ausgegangen werden konnte, dass über 90 % der unfallverletzten Patienten auch nach der medizinischen Rehabilitation einer Tätigkeit mit Gewichtsbelastung der unteren Extremität sollten nachgehen können.

Um die Arbeitsfähigkeit der Probanden adäquat erfassen zu können, wurden die ausgegebenen Fragebögen der Nachuntersuchungen ausgewertet und mit den Angaben aus der Patientenakte abgestimmt bzw. verifiziert:

Vor Beginn des stationären Rehabilitationsaufenthalts waren nur 3 von 69 Probanden (4,3 %) „voll arbeitsfähig", allerdings mit deutlichen funktionellen Einschränkungen bzw. Beschwerden, sodass die Indikation für eine stationäre Heilbehandlung gestellt wurde. Von den anderen 66 arbeitsunfähigen Probanden hatten nach dem Unfall 5 Patienten ihre Arbeitsstelle verloren.

Nach dem Ende des stationären Heilverfahrens wurden 10 der 69 Probanden (14,5 %) als „arbeitsfähig" entlassen. Von den 59 arbeitsunfähigen Patienten machten 24 Studienteilnehmer (40,7 %) im Anschluss eine ambulante Rehabilitation / EAP. Bei 21 Patienten (35,6 %) wurde eine Arbeits- und Belastungserprobung (ABE) eingeleitet und bei 14 Patienten (23,7 %) wurde die Arbeitsunfähigkeit bis zum nächsten ambulanten Wiedervorstellungstermin verlängert. Zum dritten Messzeitpunkt (4 Wochen nach der stationären Rehabilitation) erreichten zu den 10 bereits arbeitsfähigen Patienten 8 weitere Probanden diesen Status, sodass zu diesem Zeitpunkt noch insgesamt 43 von 69 Probanden (62,3 %) arbeitsunfähig waren.

Zum Zeitpunkt der letzten Befragung 6 Monate nach der Entlassung aus der stationären Heilbehandlung konnten von 62 Probanden die Ergebnisse zur beruflichen Situation erfasst werden: 49 Patienten (79,0 %) waren zu diesem Zeitpunkt voll arbeitsfähig, 13 Probanden (21,0 %) waren weiterhin arbeitsunfähig. Von den 13 nicht arbeitsfähigen Patienten war ein halbes Jahr nach der stationären Rehabilitationsmaßnahme bei 6 Unfallverletzten (46,2 %) eine berufliche Umschulung geplant, 3 Probanden (23,1 %) hatten einen Antrag auf vorzeitige Berentung gestellt.

Die zentrale Fragestellung der schnellen beruflichen Wiedereingliederung misst sich an der Zeitdauer zwischen Unfall und voller Arbeitsfähigkeit. Tabelle 22 zeigt die entscheidenden Zeitverläufe zur Erfassung der medizinisch-beruflichen Rehabilitationsdauer der Patienten:

Tabelle 22: Zeitliche Angaben zwischen Ende der stationären Rehabilitation bzw. Unfalldatum und voller Arbeitsfähigkeit - Gruppenvergleich

	Standard-behandlung (n = 18)	Ausdauer-training (n = 15)	Vibrations-training (n = 16)	Gesamt-gruppe (n = 49)
Mittlere Zeitdauer zwischen Rehaende und voller Arbeitsfähigkeit in Tagen (Mittelwert und Standardabweichung)	61,72 (± 46,7)	43,47 (± 39,1)	60,19 (± 44,0)	55,63 (± 43,5)
Mittlere Zeitdauer zwischen Unfall und voller Arbeitsfähigkeit in Tagen (Mittelwert und Standardabweichung)	277,44 (± 176,4)	230,27 (± 86,1)	272,12 (± 116,4)	261,3 (± 133,6)

Vergleicht man die Rehabilitationsdauer im vorliegenden Kollektiv (n = 49), so zeigt sich in der Ausdauergruppe eine im Mittel um 17-18 Tage kürzere Zeitdauer bis zur vollen Arbeitsfähigkeit nach der stationären Behandlung als in den beiden anderen Therapiegruppen. Bei der Gesamtdauer zwischen Unfalldatum und voller beruflicher Reintegration ergibt sich ebenfalls eine deutliche Differenz von 42-47 Tagen zwischen den Teilnehmern der Fahrradergometer-Trainingsgruppe und den beiden anderen Studiengruppen.

Betrachtet man die Verteilung der „arbeitsunfähigen" Patienten auf die einzelnen Therapiegruppen (vgl. Abb. 46), so zeigt sich kein wesentlicher Unterschied im Gruppenvergleich: Aus den vorliegenden beruflichen Daten der 62 Probanden waren in der Standardgruppe 4 von 22 Patienten (18,2 %), in der Ausdauergruppe 5 von 20 Patienten (25,0 %) und in der Galileogruppe 4 von 20 Patienten (20,0 %) arbeitsunfähig.

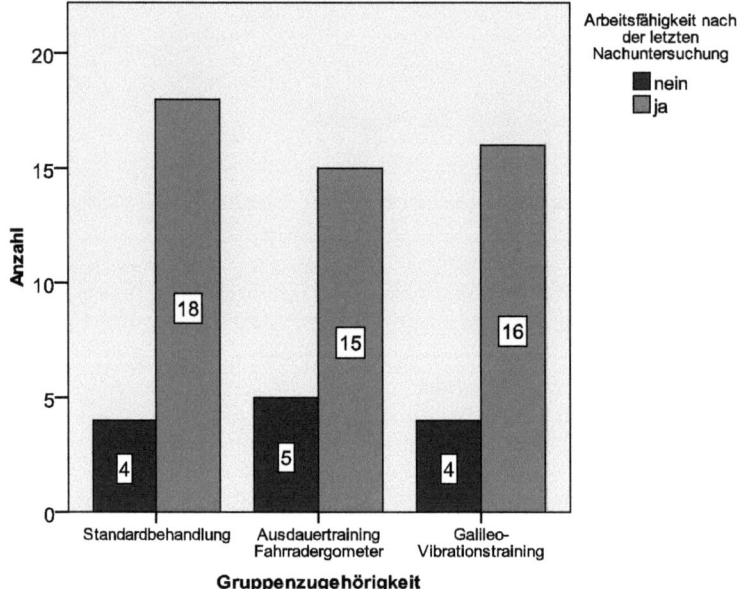

Abbildung 46: Häufigkeitsverteilung der arbeitsunfähigen bzw. arbeitsfähigen Probanden bei der letzten Befragung – Gruppenvergleich

Betrachtet man die erfragten anthropometrischen und psychosozialen Variablen der Probanden, so lassen sich Zusammenhänge zur Arbeitsfähigkeit bzw. Arbeitsunfähigkeit darstellen:

Zunächst stellt sich die Frage, ob das Alter der Probanden einen direkten Zusammenhang mit der beruflichen Wiedereingliederungsfähigkeit erkennen lässt. Dazu wurden die Studienteilnehmer in 4 Altersdekaden (jünger als 30 Jahre, 30-39 Jahre, 40-49 Jahre und älter als 50 Jahre) klassiert bzw. kategorisiert. Anschließend wurde berechnet, wie sich prozentual die verschiedenen Altersklassen auf die Gruppe der arbeitsfähigen (n = 49) und arbeitsunfähigen Patienten (n = 13) verteilen. Wie Tabelle 23 zeigt, kann im vorliegenden Probandenkollektiv kein auffälliger Zusammenhang zwischen höherem Alter und hoher Wahrscheinlichkeit bezüglich Arbeitsunfähigkeit hergestellt werden:

Tabelle 23: Alter und berufliche Wiedereingliederung der Probanden (6 Monate nach der stationären Heilbehandlung)

Status der beruflichen Wiedereingliederung \ Alter	jünger als 30 Jahre (n = 7)	30-39 Jahre (n = 17)	40-49 Jahre (n = 23)	älter als 50 Jahre (n = 15)
Arbeitsfähige Patienten (n = 49) (6 Monate nach der stationären Rehabilitation)	4,1 % (2 von 49)	34,7 % (17 von 49)	36,7 % (18 von 49)	24,5 % (12 von 49)
Arbeitsunfähige Patienten (n = 13) (6 Monate nach der stationären Rehabilitation)	38,5 % (5 von 13)	0,0 % (0 von 13)	38,5 % (5 von 13)	23,0 % (3 von 13)

Legt man den Fokus auf die individuelle berufliche Situation der einzelnen Patienten, so wurde bei den 5 arbeitsunfähigen Patienten (AUP) unter 30 Jahren im Zeitraum der Untersuchung eine berufliche Umschulung beschlossen, da alle eine körperlich belastende Tätigkeit (Bauhandwerk) wie vor dem Unfall nicht mehr ausüben konnten. Die drei arbeitsunfähigen Probanden in der fünften Altersdekade hatten allesamt einen Antrag auf vorzeitige Berentung gestellt. Bei den 5 Patienten der Alterskategorie „40 bis 49 Jahre" wurden im beruflichen Rehabilitationsprozess keine Umschulungen in die Wege geleitet. Ein 44-jähriger Patient dieser Altersgruppe gab an, einen Antrag auf Berentung stellen zu wollen.

Betrachtet man die Arbeitsunfähigkeit in Kombination mit der subjektiv empfundenen Arbeitsplatzbelastung der Patienten, so lässt sich ebenfalls kein unmittelbarer Zusammenhang ableiten: 89,4 % der arbeitsfähigen Patienten (AFP) gaben an, die Arbeitsplatzbelastung als „sehr hoch" (29,8 %) bzw. „hoch" (59,6 %) zu empfinden. Bei den arbeitsunfähigen Patienten konnte mit 84,6 % ein vergleichbar hoher Wert ermittelt werden, wobei hier 53,8 % der Patienten die Arbeitsbelastung als „sehr hoch" und nur 30,8 % als „hoch" einschätzten.

Dazu gegensätzlich stellen sich allerdings die Ergebnisse zur Arbeitsplatzzufriedenheit der Patienten dar: Hier zeigte sich bei den arbeitsunfähigen Studienteilnehmern ein eindeutig niedrigerer Zufriedenheitsgrad als bei den arbeitsfähigen Patienten: 68,3 % der AFP waren mit ihrem Arbeitsplatz „sehr zufrieden" oder „zufrieden" im Gegensatz zu den AUP, bei denen nur 37,5 % angaben „sehr zufrieden" oder „zufrieden" zu sein. Während der prozentuale Anteil derjenigen Probanden, die bei der Befragung angaben „weniger zufrieden" zu sein, in beiden Gruppen vergleichbar war (AFP 24,4 %, AUP 25,0 %), antworteten mit 37,5 % in der AUP-Gruppe deutlich mehr Patienten als in der AFP-Gruppe (7,3 %), sie seien „unzufrieden".

Neben der Arbeitsplatzbelastung und –zufriedenheit wurden die Patienten am Ende der stationären Rehabilitationsbehandlung befragt, wie hoch sie die Wahrscheinlichkeit einschätzen, wieder in ihrem alten Beruf (Tätigkeit vor dem Unfall) arbeiten zu können. Es zeigte sich, dass die arbeitsfähigen Patienten eine deutlich höhere Wahrscheinlichkeit zur erfolgreichen beruflichen Reintegration annahmen als die arbeitsunfähigen Studienteilnehmer: Insgesamt nahmen 54,3 % der AFP eine „sehr hohe" (21,7 %) bzw. „hohe Wahrscheinlichkeit" (32,6 %) an, wieder in ihrem alten Beruf arbeiten zu können. Die AUP-Gruppe hatte hier mit 30,0 % ein deutlich niedrigeres Erwartungsergebnis (0,0 % „sehr hoch" und 30,0 % „hoch"). Entsprechend größer war mit 70,0 % der Anteil derjenigen Patienten im Kollektiv der arbeitsunfähigen Patienten, die die Wahrscheinlichkeit der Wiederaufnahme der früheren beruflichen Tätigkeit als „eher niedrig" (50,0 %) bzw. „sehr niedrig" (20,0 %) einschätzten. Bei der AFP-Gruppe lag dieser aufsummierte Befragungswert bei 45,7 % (34,8 % „eher niedrig"; 10,9 % „sehr niedrig").

Mit der Frage nach noch offenen, allerdings nicht weiter differenzierten finanziellen Forderungen an den Unfallgegner bzw. den Kostenträger oder die Versicherung wurde zum letzten Untersuchungszeitpunkt ein weiterer Teilaspekt der beruflich-medizinischen Rehabilitation erfragt. Hier zeigte sich ein deutlich höherer Anteil an noch ausstehenden, erwarteten Geldern bei der Gruppe der arbeitsunfähigen Patienten (50,0 % gegenüber dem Unfallgegner, 75,0 % gegenüber der Versicherung) als bei der AFP-Gruppe (16,2 % Unfallgegner, 29,7 % Versicherung).

3.2.4 Allgemeines Wohlbefinden und gesundheitsbezogene Lebensqualität

Die Probanden wurden an allen 4 Messzeitpunkten nach ihrem allgemeinen Wohlbefinden befragt. Dazu sollten Sie auf einer nummerischen Ratingskala (NRS) zwischen - 100 (sehr schlechtes Befinden) und + 100 (sehr gutes Befinden) eine Position markieren, die ihrem derzeitigen Befindenszustand entspricht. In der Auswertung wurden die markierten Positionen ausgemessen und skalierungsgetreu in nummerische Werte umgewandelt. Von insgesamt 54 Probanden liegen vollständige Ergebnisse über alle 4 Messzeitpunkte vor:

Tabelle 24: Verlauf der Angaben zum allgemeinen Wohlbefinden über alle 4 Messzeitpunkte - Gruppenvergleich

Gruppenzugehörigkeit	Allgemeines Wohlbefinden	Allgemeines Wohlbefinden (Skala von -100 bis +100)			
		NRS 1. Messung	NRS 2. Messung	NRS 3. Messung	NRS 4. Messung
Standardbehandlung (n = 18)	m	4,50	4,89	17,50	- 5,33
	SD	± 52,08	± 61,64	± 50,61	± 60,86
Ausdauertraining (n = 18)	m	7,28	23,44	6,00	18,50
	SD	± 49,88	± 35,28	± 51,61	± 49,46
Galileo-Training (n = 18)	m	4,89	21,94	14,22	14,28
	SD	± 48,41	± 42,25	± 45,41	± 39,55
Gesamtgruppe (n = 54)	m	5,56	16,76	12,57	9,15
	SD	± 49,21	± 47,57	± 48,59	± 50,84

n = Probandenanzahl, m = Mittelwert, SD = Standardabweichung, NRS = numeric rating scale

Die Ergebnisse zeigen, dass sich die Probanden an nahezu allen Befragungszeitpunkten im Mittel besser als 0 (mittleres Wohlbefinden) einstufen. Einzig in der Standardgruppe zeigt sich beim 6-Monate-Follow-Up ein negativer Wert (NRS - 5,33). Gruppenspezifische Unterschiede zeigen sich bei der Veränderung der Werte im Verlauf der stationären Rehabilitation, an dessen Ende sich die beiden Experimentalgruppen mit knapp 20 Punkten mehr von der Standardgruppe absetzen können. Dieser Unterschied ist 6 Monate nach dem stationären Heilverfahren noch bzw. wieder vorhanden, nachdem bei Messung 3 kurzfristig die beiden Experimentalgruppen unter den Wert der Standardgruppe abgesunken sind (vgl. Abb. 47):

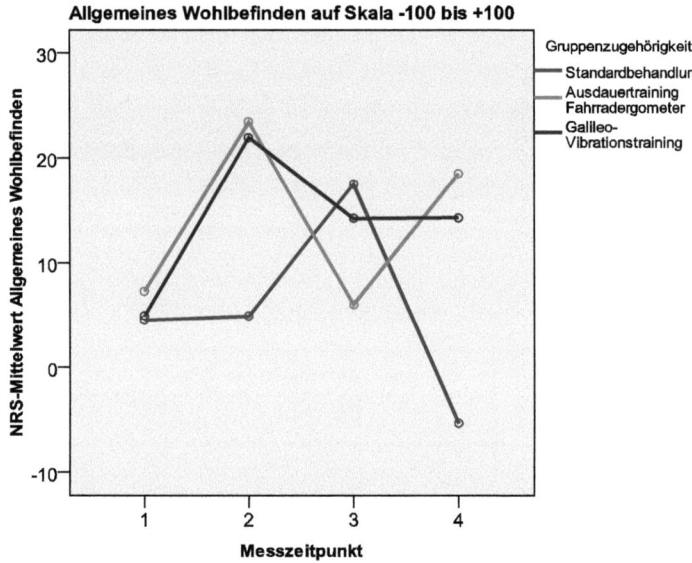

Abbildung 47: Grafischer Verlauf der Mittelwerte zum allgemeinen Wohlbefinden über die 4 Messzeitpunkte im Gruppenvergleich (n = 54)

Mit dem SF-36 Health Survey wurde im zur Verfügung stehenden Probandengut die subjektive Gesundheit in acht verschiedenen Dimensionen erfasst: Neben dem funktional-körperlichen Zustand wurde dabei auch das psychosoziale Befinden der Patienten erfragt. Tabelle 25 zeigt die einzelnen Skalen mit verwendeten Abkürzungen, die sich aus den 36 Items des Fragebogens berechnen lassen.

Tabelle 25: Skalen des SF-36 Health Survey

Dimensionen der gesundheitsbezogenen Lebensqualität	Abkürzung
Körperliche Funktionsfähigkeit	KÖFU
Körperliche Rollenfunktion	KÖRO
Körperliche Schmerzen	KÖSCHM
Allgemeine Gesundheitswahrnehmung	ALLG
Vitalität	VITA
Psychisches Wohlbefinden	PSYC
Emotionale Rollenfunktion	EMRO
Soziale Funktionsfähigkeit	SOFU
Körperliche Summenskala	KÖSUM
Psychische Summenskala	PSYSUM

Die Auswertung der SF-36 Fragebogen-Resultate erfolgte mittels Statistikprogramm SPSS (Version 17.0.1) mit SF-36-Transformationsmodul. Dabei wurden die einzelnen Antwort-Items zur Berechnung der Skalen addiert bzw. gewichtet und die verschiedenen Dimensionen zu einer körperlichen und psychischen Summenskala zusammengefasst. Um den Vergleich der Skalen miteinander bzw. auch über verschiedene Patientengruppen zu ermöglichen, erfolgte die Transformation der Einzeldimensionen und Summenskalen auf Werte zwischen 0 und 100. Der besseren Übersicht halber wird in der nachfolgenden deskriptiven Darstellung der verschiedenen SF-36-Skalen über die vier Befragungszeitpunkte auf die Auflistung der Streuungsmaße (Standardabweichungen) verzichtet. Tabelle 26 zeigt von den 54 vollständig vorliegenden Fragebögen (in jeder Gruppe 18 Probanden) lediglich die berechneten Mittelwerte gruppenspezifisch in Relation zur altersgleichen bundesdeutschen gesunden Normgruppe der fünften Altersdekade (41-50 Jahre). Je höher der dargestellte Wert in der jeweiligen SF-36-Subskala (0-100) ausfällt, desto besser fällt die Bewertung dieser Gesundheitskompo-nente aus, d. h. ein höherer Wert in der Schmerzskala (KÖSCHM) bedeutet eine geringere subjektive Schmerzwahrnehmung.

Tabelle 26: Mittelwerte der verschiedenen SF-36-Dimensionen im Gruppenvergleich über die 4 Messzeitpunkte mit Normorientierung

SF-36-Skala und Normorientierung	Gruppen-zugehörigkeit	Befragungszeitpunkt			
		Rehabilitations-beginn	Rehabilitations-ende	4-Wochen-Follow-Up	6-Monate-Follow-Up
Körperliche Funktionsfähigkeit Norm (41-50 J.): 88,95	Standardbehandlung	36,84	44,72	48,67	46,94
	Ausdauertraining	35,52	52,78	47,22	56,20
	Galileotraining	36,30	46,39	45,29	58,24
	Gesamtgruppe	36,21	48,21	47,00	54,15
Körperliche Rollenfunktion Norm (41-50 J.): 87,49	Standardbehandlung	11,76	16,67	16,67	37,50
	Ausdauertraining	5,56	12,50	11,11	33,33
	Galileotraining	8,80	8,33	19,12	33,33
	Gesamtgruppe	8,65	12,74	15,50	35,38
Körperliche Schmerzen Norm (41-50 J.): 78,90	Standardbehandlung	34,35	42,72	38,07	36,94
	Ausdauertraining	30,83	39,28	31,94	42,67
	Galileotraining	35,78	47,00	44,82	51,67
	Gesamtgruppe	33,64	43,23	38,16	44,17
Allgemeine Gesundheitswahrnehmung Norm (41-50 J.): 68,00	Standardbehandlung	50,24	52,85	50,58	51,43
	Ausdauertraining	53,78	57,74	54,67	53,22
	Galileotraining	56,00	63,28	51,06	62,61
	Gesamtgruppe	53,40	58,07	52,21	55,83
Vitalität Norm (41-50 J.): 64,13	Standardbehandlung	47,55	45,46	44,78	42,31
	Ausdauertraining	53,06	56,67	52,78	54,26
	Galileotraining	56,39	62,22	49,02	53,61
	Gesamtgruppe	52,42	54,87	49,10	49,97
Psychisches Wohlbefinden Norm (41-50 J.): 73,66	Standardbehandlung	66,35	61,56	59,87	54,00
	Ausdauertraining	62,61	71,11	63,11	65,78
	Galileotraining	72,22	71,33	70,04	70,00
	Gesamtgruppe	67,08	68,23	64,49	63,62
Emotionale Rollenfunktion Norm (41-50 J.): 91,51	Standardbehandlung	60,78	51,85	51,11	62,96
	Ausdauertraining	61,11	64,81	64,81	59,26
	Galileotraining	72,22	51,85	58,82	74,07
	Gesamtgruppe	64,78	55,35	58,67	66,67
Soziale Funktionsfähigkeit Norm (41-50 J.): 89,36	Standardbehandlung	68,38	68,06	60,83	60,42
	Ausdauertraining	70,14	77,78	70,83	70,14
	Galileotraining	64,58	72,92	65,44	75,00
	Gesamtgruppe	67,69	73,13	66,00	69,04

Der Vergleich der Subskalenwerte der Gesamtgruppe mit der gesunden gleichaltrigen Referenzgruppe (n = 423) ermöglicht eine Beurteilung der Abweichung der ermittelten Messresultate von den zu erwartenden Werten (vgl. Bullinger/Kirchberger 1998): Am Rehabilitationsbeginn zeigten sich vorwiegend in den körperlichen Gesundheitsdimensionen die größten Normabweichungen. Insbesondere bei der „körperlichen Rollenfunktion" ergab sich mit einer Differenz von 78,8 Punkten die deutlichste Abweichung von der Vergleichsgruppe. Aber auch die Dimensionen „körperliche Funktionsfähigkeit" (minus 52,7 Punkte) und „körperliche Schmerzen" (minus 45,3 Punkte) zeigten große Unterschiede zur Referenzgruppe. Die anderen SF-36-Skalen wiesen zwar bei Untersuchungsbeginn ebenfalls Differenzen bis 26,7 Punkte („emotionale Rollenfunktion") auf, unterschieden sich aber im Mittel nur um 10 – 20 Punkte von der gesunden Vergleichsgruppe.

Betrachtet man die Entwicklung der verschiedenen Gesundheitsdimensionen über den Zeitraum der stationären Heilbehandlung, so zeigten sich nur in der Ausdauergruppe in allen SF-36-Skalen Verbesserungen. Am deutlichsten fielen in dieser Gruppe die Steigerungen in der Kategorie „körperliche Funktionsfähigkeit" (+ 17,3 Punkte) aus. Stellt man hier den Gruppenvergleich an, so ergaben sich ebenfalls deutliche Steigerungen in den anderen Probandengruppen (Galileogruppe: + 10,1; Standardgruppe: + 7,9). Die zweitstärksten, positiven Veränderungen konnten über den Zeitraum der stationären Rehabilitationsbehandlung in der Dimension „körperliche Schmerzen" erfasst werden: Hier verbesserte sich die Galileogruppe (+ 11,22) am deutlichsten vor der Ausdauergruppe (+ 8,45) und der Standardgruppe (+ 8,37). Auffallend sind die Veränderungen in der Skala „psychisches Wohlbefinden": Hier konnte sich nur die Ausdauergruppe deutlich steigern (+ 8,50 Punkte), während der Wert der Galileogruppe nahezu unverändert blieb (- 0,89) und die Probanden der Standardgruppe sich verschlechterten (- 4,79). Bei den Skalen „Vitalität" und „soziale Funktionsfähigkeit" konnten sich nur die Probanden der Ausdauergruppe (+ 3,61 bzw. + 7,64) und die der Galileogruppe (+ 5,83 bzw. + 8,34) verbessern, während die Patienten der Standardgruppe sich etwas verschlechterten (- 2,09 bzw. - 0,32). Die SF-36-Dimension „allgemeine Gesundheitswahrnehmung" verbesserte sich in allen drei Probandengruppen (Galileo + 7,28, Ausdauer + 3,96 und Standard + 2,61). In der Kategorie „Emotionale Rollenfunktion" konnte die Galileogruppe den anfänglich hohen Wert von 72,22 Punkten nicht halten und rutschte bei

Messung 2 um 20,37 Punkte deutlich ab. In dieser Skala konnte sich wie beim „psychischen Wohlbefinden" nur die Ausdauergruppe (+ 3,70) verbessern; die Standardgruppe verlor im Vergleich zur 1. Messung 8,93 Punkte.

Wird der Fokus auf den Verlauf der SF-36 Werte über den gesamten Untersuchungszeitraum gerichtet, so zeigten sich wiederum die größten Zuwächse bei den körperlichen Skalenwerten: Die anfänglich schwächste Dimension „körperliche Rollenfunktion" erzielte hier die größten absoluten Zuwächse (Ausdauergruppe + 27,77, Standardgruppe + 25,74, Galileogruppe + 24,53). Bei den Skalen „körperliche Funktionsfähigkeit" und „körperliche Schmerzen" ergaben sich deutlichere positive Veränderungen in den beiden Experimentalgruppen (Galileogruppe + 21,94 bzw. + 15,89; Ausdauergruppe + 20,68 bzw. + 11,84) in Relation zur Standardgruppe (+ 10,10 bzw. + 2,59). In den restlichen psychosozialen SF-36-Kategorien fällt auf, dass die Veränderungen sich im Bereich +/- 8 Punkte bewegten. Eine Ausnahme stellt hier mit + 10,42 Punkten die deutliche Verbesserung der Galileogruppe in der Skala „soziale Funktionsfähigkeit" und die mit - 12,35 Punkten deutliche Verschlechterung der Standardgruppe beim „psychischen Wohlbefinden" dar.

Setzt man die Befragungsergebnisse am Untersuchungsende erneut in Relation zur gleichaltrigen gesunden Normgruppe so ergeben sich nach wie vor die größten Defizite der Studienpopulation im Bereich der körperlichen Skalen. Trotz zum Teil deutlicher Steigerungen im Rehabilitationsprozess liegen die Differenzen bei der „körperlichen Rollenfunktion" immer noch im Mittel bei 52,77 Punkten, bei der „körperlichen Funktionsfähigkeit" bei 35,15 Punkten und bei den „körperlichen Schmerzen" bei 35,14 Punkten. Bei den psychosozialen SF-36-Kategorien sind die Defizite zur Vergleichsgruppe mit im Durchschnitt 16,6 Punkten geringer, allerdings auch 6 Monate nach der stationären Rehabilitationsbehandlung noch vorhanden.

Aus den 8 Subkategorien des SF-36-Health-Survey wurden mittels SPSS-Statistik-Software die körperlichen und psychischen Summenskalen berechnet:

Tabelle 27: Mittelwerte der körperlichen und psychischen Summenskalen im Gruppenvergleich über die 4 Messzeitpunkte mit Normorientierung

SF-36-Skala und Normorientierung	Gruppen-zugehörigkeit	Befragungszeitpunkt			
		Rehabilitations-beginn	Rehabilitations-ende	4-Wochen-Follow-Up	6-Monate-Follow-Up
Körperliche Summenskala Norm (41-50 J.): 50,97	Standardbehandlung	27,79	32,29	32,37	34,17
	Ausdauertraining	27,37	31,68	30,09	35,35
	Galileotraining	27,03	32,61	31,32	36,70
	Gesamtgruppe	27,39	32,33	31,20	35,49
Psychische Summenskala Norm (41-50 J.): 51,43	Standardbehandlung	50,86	46,78	45,09	44,20
	Ausdauertraining	51,20	52,94	50,44	48,37
	Galileotraining	54,54	51,77	49,85	51,32
	Gesamtgruppe	52,23	50,44	48,64	48,20

Die Ergebnisse der Summenskalen bestätigen die bereits dargestellten Resultate der Einzelskalen: Die größten Defizite fanden sich im Bereich der körperlichen Gesundheitsdimensionen, wobei sich hier im Untersuchungsverlauf die quantitativ höchsten Verbesserungen während der stationären Heilbehandlung ergaben. Im Bereich der psychischen Summenskalen zeigten sich ebenfalls interessante Entwicklungen über den Studienzeitraum: Nur die Ausdauergruppe konnte sich während der stationären Klinikbehandlung leicht verbessern. Die beiden anderen Probandengruppen verschlechterten sich um 3-4 Summenpunkte. Allerdings lag die Galileogruppe bei Messung 1 sogar 3,11 Punkte über dem Summenwert der gesunden Referenzgruppe, an den sie sich bei Messung 2 angeglichen hat.

Um die Abstände zur gesunden gleichaltrigen Normgruppe übersichtlicher erfassen zu können, zeigt Abbildung 48 im grafischen Vergleich die Unterschiede der einzelnen Gruppen an den vier verschiedenen Befragungszeitpunkten. Dabei steht der Skalenwert 100 für die größte Ausprägung der jeweiligen Subkategorie, d.h. je weiter sich die Linien von der Mitte des Spinnennetz-Diagramms entfernen bzw. der Normgruppe annähern, desto besser das Ergebnis in der entsprechenden Gesundheitsdimension.

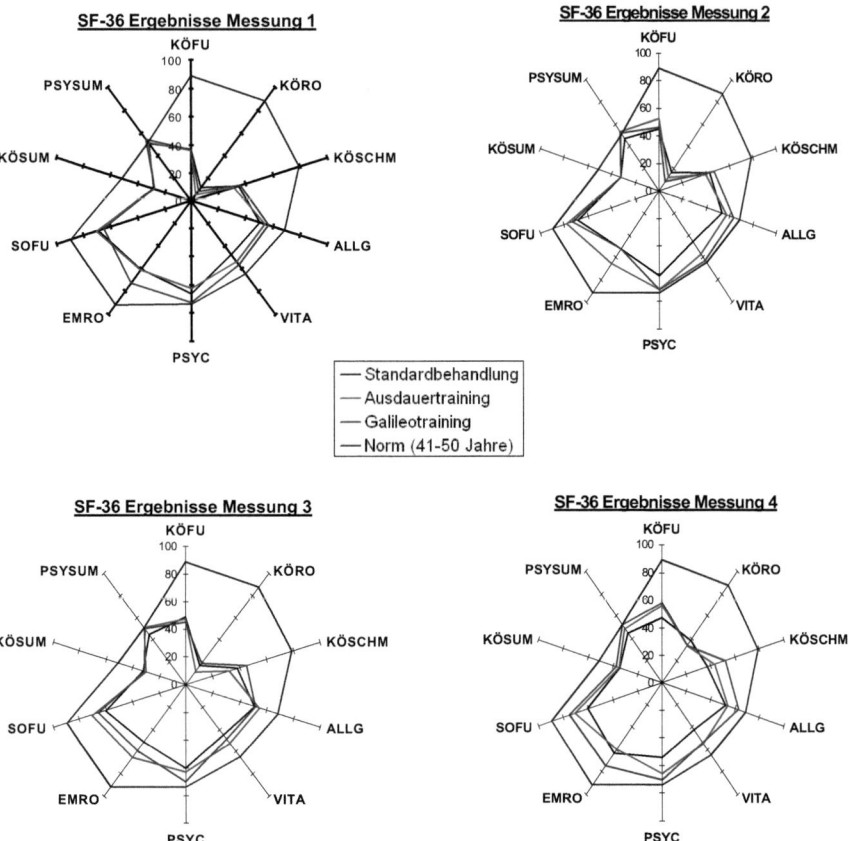

Abbildung 48: Veränderung der acht SF-36 Dimensionen über die 4 Messzeitpunkte Gruppenvergleich und Normorientierung

Sowohl bei der körperlichen Summenskala (KÖSUM) als auch bei den körperlichen Einzeldimensionen zeigten sich über den Gesamtverlauf der Untersuchung und bei der Abschlussmessung die bereits erwähnten Defizite, die sich als großen Abstand zur Normgruppe darstellen. Letztlich lagen bei der Abschlussmessung die Ergebnisse nahezu aller Gesundheitsdimensionen der beiden Experimentalgruppen, insbesondere der rot dargestellten Galileogruppe deutlich vor der Standardgruppe. Allerdings müssen bei der Betrachtung der Ergebnisse im Gruppenvergleich auch die zum Teil höheren Ausgangswerte bei Messung 1 Berücksichtigung finden (vgl. Tab. 26).

3.3 Induktive Statistik

Um signifikante Unterschiede innerhalb der Therapiegruppen zu ermitteln, wurden die Daten sämtlicher metrischer Funktionsparameter bzw. Befragungsvariablen zunächst auf Normalverteilung geprüft[19]. Die Durchführung des dazu erforderlichen Shapiro-Wilk-Tests erfolgte über das Statistikpaket SPSS (Version 17.0.1). Bei den normalverteilten Daten wurde der Gruppenvergleich über die univariate ANOVA (einfaktorielle Varianzanalyse) durchgeführt, ansonsten über den Kruskal-Wallis Test (H-Test) als nicht-parametrisches statistisches Testverfahren. Das Signifikanzniveau wurde beim Querschnittvergleich der Mittelwerte zu den untersuchten Messzeitpunkten 1 und 2 auf 5 % (a = 0,05) festgelegt. Bei Rehabilitationsbeginn konnte in keiner Messgröße ein signifikanter Unterschied innerhalb der Mittelwerte der untersuchten Probandengruppen ermittelt werden, d. h. die Gruppen unterschieden sich statistisch nicht signifikant. Zum Messzeitpunkt am Ende der stationären Heilbehandlung konnten über die o. g. statistischen Prozeduren bei zwei Messvariablen statistisch signifikante Unterschiede innerhalb der Therapiegruppen berechnet werden: Bei den Messgrößen „Eversionsbeweglichkeit im unteren Sprunggelenk" (p = 0,045) und „Kraftausdauer der Dorsalextensoren" (p = 0,018) unterschied sich jeweils die Ausdauergruppe auf der betroffenen Seite gegenüber den Mittelwerten der beiden anderen Therapiegruppen signifikant (vgl. Tabellen 6 und 14, Kapitel 3.1). Alle anderen met-

---

[19] Im Anhang C findet sich eine Tabelle mit den p-Werten aller mittels statistischer Signifikanztests geprüften Mess- und Befragungsvariablen.

rischen Messvariablen zeigten keine signifikanten Unterschiede zum Zeitpunkt der 2. Messung (Ende der stationären Rehabilitation).

Als weiteres induktives statistisches Testverfahren wurden über die SPSS-Prozedur „Allgemeines lineares Modell Messwiederholung" die Effekte des Faktors „Zeit" zwischen Messung 1 und 2 ermittelt: Als Ergebnis wurde ermittelt, dass bei allen Funktionsvariablen (Kraft-, Beweglichkeits- und Gleichgewichtswerte auf der betroffenen Seite sowie bei der Ausdauer und dem OMA-Score) und bei allen Schmerzwerten (Schmerzintensitäten, PDI) signifikante Verbesserungen über den Zeitraum der stationären Behandlung zu verzeichnen waren. Neben den also klar vorhandenen „Innersubjekteffekten" wurde über die SPSS-Prozedur „Messwertwiederholung" ebenfalls der Effekt des Faktors „Gruppe über die Zeit" (Zwischensubjekteffekt) berechnet. Hier konnte innerhalb der drei Behandlungsgruppen keine Signifikanz ermittelt werden, d. h. statistisch unterschieden sich die Therapiegruppen bei den Veränderungen über den Faktor „Zeit" nicht ($p > 0{,}05$).

Mit der SPSS-Testprozedur „Bivariate Korrelationen" wurden die psychosozialen Variablen „Arbeitsplatzzufriedenheit", „subjektive Arbeitsplatzbelastung" und „Erwartung, wieder im früheren Beruf arbeiten zu können" auf statistische Zusammenhänge untereinander erfasst. Des Weiteren wurden mit diesem Testverfahren Korrelationen zwischen diesen Variablen und der Zeitdauer der beruflichen Wiedereingliederung geprüft. Im vorliegenden Probandengut konnte keine statistisch aussagekräftige Korrelation zwischen den o. g. psychosozialen Variablen und der Zeitdauer der beruflichen Wiedereingliederung abgeleitet werden. Allerdings zeigte sich in den Spearman-Rangkorrelationskoeffizienten ($\alpha = 0{,}01$) sowohl bei Messung 1 ($\rho = 0{,}475$) als auch bei Messung 2 ($\rho = 0{,}355$) ein mittlerer Zusammenhang (Brosius 2008) zwischen der Arbeitsplatzzufriedenheit und der Erwartung, wieder im alten Beruf arbeiten zu können: Je größer dabei die Arbeitsplatzzufriedenheit der Probanden war, desto höher wurde die Wahrscheinlichkeit eingeschätzt, wieder die frühere berufliche Tätigkeit aufnehmen zu können.

4 Diskussion

Bezug nehmend auf die Fragestellungen der vorliegenden Studie (siehe Kapitel 1.3) sollen die Ergebnisse im Folgenden mit aktuellen Literaturquellen verglichen und diskutiert werden. Zuvor sind jedoch einige kritische Anmerkungen zu der angewandten Untersuchungsmethodik festzuhalten.

4.1 Methodenkritik / Fehlerquellen

4.1.1 Probandenauswahl / diagnostische Einschlusskriterien

Ein potenzieller Kritikpunkt an der Studienmethodik gilt der Auswahl des Probandenguts bzw. der festgelegten diagnostischen Einschlusskriterien. Hier stellt sich die Frage, ob Patienten mit distalen Unterschenkelfrakturen bezüglich ihrer funktionellen Einschränkungen und Beschwerden vergleichbar sind mit Knöchel-, Talus- oder Calcaneusfrakturen. Aus der jahrelangen klinischen Erfahrung in der Behandlung solcher Patienten ist ein Vergleich aus der Sicht des Untersuchers möglich. Es ist zu vermuten, dass bezüglich der Bewegungseinschränkungen ein Calcaneusfraktur-Patient aufgrund der Bruchlokalisation eher am unteren und ein Patient mit distaler Unterschenkelfraktur eher am oberen Sprunggelenk betroffen sein wird. Allerdings zeigen sich aufgrund des funktionellen Zusammenspiels beider Gelenke bei den genannten Patienten auch Defizite am jeweils von der Fraktur entfernter liegenden Sprunggelenk (Stöckle et al. 2000, Prokop et al 2007).

Eine weitere sinnvolle diagnoseorientierte Unterscheidung betrifft den Belastungsschmerz der unteren Extremität: Hier werden sicherlich vom Knöchelfraktur-Patienten andere Schmerzlokalisationen angegeben als beim Unfallverletzten mit Zustand nach Fersenbruch. Allerdings spielte die Lokalisation der Beschwerden in der vorliegenden Studie keine bedeutende Rolle. Vielmehr schien dem Untersucher wichtig, dass die posttraumatischen Beschwerden annähernd bei allen Patienten des Studienkollektivs vorliegen und die betroffenen Patienten sich dadurch im Alltag eingeschränkt fühlen. Sicherlich wäre eine isolierte Untersuchung mit z. B. nur Knöchel- oder nur Talusfrakturen sinnvoll und eventuell auch bezüglich des Erkenntnisgewinns für eine solche Probandengruppe aussagekräftiger als die vorliegenden Studienergebnisse. Um allerdings die geforderte Probandenanzahl dafür rekrutieren zu können, wäre für eine monozentrische Studie an der BG Unfallklinik Tübingen ein Einschlusszeitraum von 3-4 Jahren notwendig, was unter den gegebenen Bedingungen nicht leistbar gewesen wäre.

Durch die vorgenommene randomisierte Zuordnung der Probanden auf die drei Therapiegruppen konnte eine annähernd gleiche Verteilung der verschiedenen Patientendiagnosen erreicht werden (vgl. Kapitel 2.1.1). Da die Gruppen sich in allen Funktions- und Schmerzparametern zum Messzeitpunkt 1 nicht signifikant unterschieden (vgl. Kapitel 3.3), lassen sich deshalb auch aus der Sicht des Autors Erkenntnisse aus den Studienergebnissen für die Patientengruppe „Sprunggelenksnahe Frakturen" ableiten.

In der vorliegenden Untersuchungsmethodik wurden die Ergebnisse der Probandengruppen nicht mit einer „klassischen Kontrollgruppe" ohne stationäre Behandlungsintervention verglichen. Das ausschlaggebende Argument für diese Vorgehensweise war, den für die Studie in Frage kommenden unfallverletzten Personen eine Behandlung „mit allen geeigneten Mitteln" zu ermöglichen. Hätte man aus dem vorliegenden Probandengut eine nicht stationär behandelte Kontrollgruppe rekrutiert, wäre die Wahrscheinlichkeit groß geworden, dass deutlich mehr Probanden nicht ins Prüfprotokoll eingewilligt und nicht an der Studie teilgenommen hätten. Eine randomisierte Zuordnung zur Kontrollgruppe hätte für die Probanden bedeutet, sich mit einer ambulanten Therapie im wohnortnahen Umfeld zufrieden geben zu müssen. Da dies im Vorfeld der stationären Heilbehandlung aber bereits oft nicht zum gewünschten Erfolg geführt hatte, wäre damit auch dem Behandlungsauftrag der gesetzlichen Unfallversicherung nicht entsprochen worden, die Patienten mit allen geeigneten Maßnahmen, also optimal und schnellstmöglich medizinisch und beruflich zu rehabilitieren (vgl. Kapitel 1.1.4).

4.1.2 Apparative Messmethoden und klinische Funktionstests

Um eine möglichst geringe Verzerrung der Testresultate durch verschiedene Untersucher zu bekommen, wurden nahezu alle Messungen (259 von 261 Testungen) vom Studienleiter durchgeführt. Zwei Messungen konnten urlaubs- bzw. krankheitsbedingt nicht vom Untersucher durchgeführt werden und erfolgten über einen differenziert eingewiesenen und erfahrenen Therapeuten.

Die bei der Studie eingesetzten klinischen Funktionstests und apparativen Messverfahren sollen an dieser Stelle kritisch betrachtet werden:

Die Bestimmung der Sprunggelenksbeweglichkeit erfolgte nach der Neutral-Null-Methode (Debrunner 1966) mit Winkelmesser. Dieses Messverfahren ist im Bereich der ärztlich-orthopädischen Diagnostik und in der physiotherapeutischen Befundaufnahme fest etabliert. Es erhebt nicht den Anspruch, die an einen Test angelegten wissenschaftlichen Gütekriterien zu erfüllen, sondern bietet dem Behandler ein Screeningverfahren zur schnellen Beurteilung vorhandener Beweglichkeitsdefizite. Die ermittelten Ergebnisse können mit Normwerten (normales Bewegungsausmaß) verglichen werden. Bei dieser Messmethode können Streuungen von 5-10° bei ungenauem Goniometer-Anlegen bzw. -Ablesen auftreten (Bös 2001). Um größere Messfehler zu vermeiden, wurden in der vorliegenden Studie die Goniometer-Messungen mit den apparativen OSG-Beweglichkeitsmessungen am Cybex-Kraftsystem abgeglichen. Am unteren Sprunggelenk war dies nicht möglich, da an diesem Gelenk keine apparative Beweglichkeitstestung am Cybex-Gerät erfolgte. Der Vergleich mit der Normbeweglichkeit war im vorliegenden Kollektiv weniger aussagekräftig als die Orientierung an der nicht-betroffenen Seite. Beispielsweise finden sich in der Literatur für die OSG-Beweglichkeit Normwerte für Dorsalextension/Plantarflexion von 20-30 / 0 / 40-50. Im vorliegenden Probandengut war die durchschnittliche Beweglichkeit auf der unverletzten Seite für Dorsalextension/Plantarflexion bei 15 / 0 / 33 (Messung 2). Dies zeigt, dass die Normorientierung für das vorliegende Probandengut kein Maßstab sein konnte, der angestrebt werden sollte, da selbst das Bewegungsausmaß der gesunden Seite deutlich unter dem Normmaß lag.

Die bei den Messungen eingesetzten klinischen Funktionstests zur Bestimmung der funktionellen Beinkraft (Treppentest, Zehenstand) und des Gleichgewichts (Test im Einbeinstand) sind ebenfalls keine Verfahren, die sich zur alleinigen Beurteilung der funktionellen Kapazität der Patienten eignen. Allerdings ermöglichen diese einfachen klinischen Tests bei Einhaltung der Durchführungsvorgaben (vgl. Kapitel 2.2.2) eine schnelle Beurteilung der o. g. Funktionen und eine individuelle Verlaufskontrolle über den Untersuchungszeitraum. Sie erheben als Screeningverfahren nicht den Anspruch, allen Testgütekriterien gerecht zu werden bzw. eine Normorientierung zu gewährleisten. Bei der praktischen Durchführung dieser Tests fiel auf, dass nicht immer die Beinkraft oder das Gleichgewicht der limitierende Faktor für die Anzahl der erreichten Wiederholungen oder Zeitdauer war, sondern die Schmerzsituation am betroffenen Fuß. Im Sinne des Gütekriteriums „Objektivität" können diese Tests also nicht als Messverfahren zur alleinigen Beurteilung der Kraft oder des Gleichgewichts verwendet werden, sondern sie müssen auch die Beschwerden im Sinne von Belastungsschmerzen der Patienten berücksichtigen. Unabhängig von den genannten limitierenden Faktoren war das Ziel der vorliegenden Untersuchung, die Ausprägung und den Verlauf der Messergebnisse im inner- und intersubjektiven Vergleich zu erfassen und zu analysieren.

Die apparativ durchgeführte Kraftmessung am Cybex-Norm-System ist von den bisher genannten Verfahren am besten auf die klassischen Testgütekriterien Objektivität, Reliabilität und Validität geprüft worden (Dvir 1995, Bandy/McLaughlin 1993, Burdett/van Swearingen 1987, Kannus 1992, Perrin 1986). Als der verlässlichste Messparameter hat sich dabei das maximale Drehmoment erwiesen. Alle anderen Kraftparameter zeigten im Vergleich dazu eine schlechtere Reproduzierbarkeit. Der Empfehlung von Stratford et al.

(1990), zwischen den Messungen mindestens 14 Tage vergehen zu lassen, wird in der vorliegenden Untersuchung Rechnung getragen, da die kleinsten Zeitintervalle zwischen zwei Messungen drei Wochen betrugen.

In der vorliegenden Studie wurde das computergestützte Cybex-Mess-System vor jeder Anwendung neu kalibriert bzw. geeicht. Um fehlerhafte Messergebnisse durch unkorrekte oder variable Positionierungen und Fixierungen der Geräteachsen oder Probanden am Cybex-Gerät zu vermeiden, wurden diese Einstellungen exakt dokumentiert und bei jeder Messung in genau gleicher Weise durchgeführt. Um motivationale Unterschiede durch den Testleiter zu vermeiden, wurde ein Wechsel des Untersuchers vermieden und die Messinstruktion in möglichst standardisierter Form wiederholt. Inwiefern tageszeitliche Unterschiede und aktuelle Schmerzprobleme eine Rolle in Bezug auf die Verzerrung der Messergebnisse spielen, bleibt in diesem Zusammenhang ungeklärt.

Der durchgeführte IPN-Ausdauertest auf dem Fahrradergometer wurde von verschiedenen Autoren (Lagerstrøm et al. 1993, Trunz et al. 1999) mit auf Laktatdiagnostik basierenden Kontrollstudien (Objektivität, Validität) und Wiederholungsstudien (Reliabilität) auf wissenschaftliche Gütekriterien geprüft. Allerdings lassen sich die ermittelten Ergebnisse in der therapeutischen Praxis nur auf ein Training am Fahrradergometer und nicht auf andere Trainingsmittel (Laufband, Rudergerät) übertragen. So konnte mit einer Studie an der deutschen Sporthochschule Köln gezeigt werden, dass 85 % der Probanden, die ein Fahrradergometer-Training auf der Basis eines IPN-Tests absolvierten, im anvisierten aerob-anaeroben Übergangsbereich (zwischen 2 und 4 mMol Laktat pro Liter Blut) trainierten (Trunz et al. 2000).

4.2 Ergebnisdiskussion

Im Folgenden werden die in Kapitel 1.3 formulierten Fragen anhand der ermittelten Ergebnisse diskutiert. Um dem Leser die konkreten Fragestellungen wieder bewusst zu machen, werden sie zu Beginn des jeweiligen Unterkapitels in einem Textrahmen noch einmal vorgestellt.

4.2.1 Fragestellung 1: Therapieeffekte auf die Gesamtgruppe

> In welchem Maß kann ein standardisiertes Behandlungsprogramm Veränderungen bewirken sowohl der objektiv messbaren Funktionseinschränkungen als auch der subjektiv wahrgenommenen Beschwerden bzw. der gesundheitsbezogenen Lebensqualität der Patienten?

Zu den Effekten eines komplex-stationären, standardisierten Behandlungsprogramms mit Patienten, die arbeitsbedingt eine sprunggelenksnahe Fraktur erlitten, gibt es keine deutschen Studien mit einem vergleichbaren Probandengut. Es existieren zwar einige Untersuchungen zur Effektivität von multimodalen stationären Behandlungsprogrammen bei chronischen und akuten Rückenschmerzen (Pfingsten/Hildebrandt 1999, Rohde 2002). Unmittelbare Ergebnisvergleiche zu diesen Studien sind aber deshalb schwierig, weil so gut wie nie Funktionsergebnisse (Kraft, Beweglichkeit, Ausdauer) und häufig nur Schmerzparameter als Outcome-Größen genannt werden.

In den internationalen medizinischen Datenbanken finden sich Publikationen zu Funktionsergebnissen bei unterschiedlichen Primärversorgungen (operativ versus konservativ) sowie bei verschiedenen posttraumatischen Nachbehandlungsstrategien (Gips versus Orthese bzw. frühe versus späte Vollbelastung). In eine aktuelle systematische Übersichtsarbeit der Cochrane-Library wurden von Lin et al. (2009b) 31 randomisiert-kontrollierte Studien zur Rehabilitation nach Sprunggelenksfrakturen eingeschlossen: Letztlich finden sich davon nur zwei konkrete Therapiestudien, die sich mit Physiotherapie-Interventionseffekten nach der Phase der Primärversorgung und Ruhigstellung bzw. frühfunktionellen Behandlung beschäftigten. Eine Studie verglich die Effekte eines vierwöchigen

Übungsprogramms mit den Wirkungen zusätzlich erfolgter Dehnübungen (Moseley et al. 2005). Die zweite Studie stellte die Effekte eines sich über 5 Wochen erstreckenden physiotherapeutischen Übungsprogramms denen zusätzlich erfolgter manualtherapeutischer Behandlungen gegenüber (Wilson 1991). Wenn die erwähnten Untersuchungen auch nicht mit der vorliegenden Studienmethodik vergleichbar sind, so ermöglichen sie dennoch durch die verwendeten Scores und Messgrößen einen Vergleich mit den bereits dargestellten Ergebnisdaten.

Betrachtet man nun die gemessenen Veränderungen der Funktionswerte in der vorliegenden Gesamtgruppe, so zeigten sich über den Zeitraum der stationären Heilbehandlung in allen Messgrößen statistisch signifikante Verbesserungen (vgl. Kapitel 3.3):

Die über den Zeitraum der stationären Heilbehandlung erreichten Verbesserungen bei der USG-Beweglichkeit (+ 58,8 %) lagen deutlich über denen des oberen Sprunggelenks (+ 23,2 %). Die am Ende der stationären Behandlung verbliebenen Defizite gegenüber der gesunden Seite waren an beiden Sprunggelenken fast gleich (OSG: - 21,4 %, USG: - 20,2 %). Damit sind die Ergebnisse vergleichbar mit denen von Stöckle et al. (2000), die bei 40 operierten Sprunggelenksfraktur-Patienten 3 Monate nach der Versorgung Defizite zwischen 10% und 30% im oberen und unteren Sprunggelenk gemessen haben. Prokop et al. (2007) ermittelten bei 42 retrospektiv betrachteten Patienten mit arbeitsunfallbedingten Calcaneusfrakturen langfristige Beweglichkeitsdefizite von 40 % im oberen und 50% im unteren Sprunggelenk. Hancock et al. (2005) postulieren als Ergebnis ihrer Studie mit 62 Knöchelfraktur-Patienten die passive OSG-Beweglichkeit in Dorsalextension nach Gipsabnahme als Prädiktor für eine erfolgreiche Rehabilitation dieser Patienten. Dies passt zu den Aussagen von Nilsson et al. (2003), die in ihrem Probandengut (n = 54 Patienten mit Sprunggelenksfrakturen) herausfanden, dass 14 Monate postoperativ direkte Zusammenhänge zwischen Beweglichkeitsdefiziten in Dorsalextension und gemessenen Einschränkungen im OMA-Score vorlagen. Lin et al. (2009b) werteten retrospektiv die Daten von 2 eigenen Studien (n = 150, n = 94 Malleolarfrakturen) aus und zeigten ebenfalls, dass die Ergebnisse von Funktionsmessungen wie die OSG-Dorsalextension bessere prognostische Aussagen zum Heilungsverlauf ermöglichen als verletzungsspezifische Faktoren (z.B. Frakturklassifikation). Die funktionell bedeutsamste Bewegung für ein langfristig beschwerdefreies, alltägliches Bewegungsverhalten (Treppe abwärts gehen, in die Hocke gehen etc.) scheint also im vorliegenden Patientengut die Dorsalextension im oberen Sprunggelenk zu sein. Als therapeutische Konsequenz aus diesen Erkenntnissen sollte in der Rehabilitation von sprunggelenksnahen knöchernen Verletzungen insbesondere das Augenmerk auf die Verbesserung der Dorsalextensionsbeweglichkeit im oberen Sprunggelenk gelegt werden.

Neben der Beweglichkeit in den Sprunggelenken stellt das Gleichgewicht eine wichtige Basis für ein sicheres Alltagsverhalten der Patienten dar. Der Einbeinstand wird in der Literatur als nicht-apparativer Einzeltest in einer Reihe von Testbatterien verwendet (Bös 2001). Bei diesen Tests werden Standzeiten zwischen 15 und 60 Sekunden zur Beurteilung der statischen Gleichgewichtsfähigkeit verwendet. Im vorliegenden Probandenkollektiv wurde der Einbeinstand unter verschiedenen Bedingungen (weiche bzw. harte Unterlage, offene bzw. geschlossene Augen) zum Screening des Gleichgewichts ausgewählt. Als Maß für die Gleichgewichtsfähigkeit wurde dabei die mögliche Standzeit im Einbeinstand (maximal 30 Sekunden) gemessen. Die Steigerungsraten im vorliegenden Studienkollektiv fielen dabei zwischen Messung 1 und 2 deshalb so groß aus (+ 86-88 %), weil das Ausgangsniveau der Probanden bei der Eingangsmessung äußerst schlecht war: Die Probanden konnten beim Test im Einbeinstand auf der betroffenen Seite mit geöffneten Augen etwa neun Sekunden und mit geschlossenen Augen nur 3 Sekunden stehen. In der Untersuchung von Nilsson et al. (2006) wurden apparativ mittels Kraftmessplatten die Schwankungen des Körperschwerpunkts der Probanden im Einbeinstand gemessen. Die Autoren konnten zeigen, dass alle gesunden Testpersonen ihrer Kontrollgruppe (n = 54) das Stehen im Einbeinstand mit geöffneten Augen für 25 Sekunden schafften. Bei den von Nilsson et al. (2006) untersuchten 54 Probanden mit Knöchelfrakturen konnte 14 Monate postoperativ noch bei einem von vier Patienten (25,9 %) ein eingeschränktes Gleichgewicht im Vergleich zur altersentsprechenden gesunden Kontrollgruppe nachgewiesen werden. Die Untersucher betonen, dass enge Zusammenhänge zwischen reduziertem Gleichgewicht und einem Kraftdefizit der dorsalextensorischen und plantarflexorischen Muskulatur bestehen. Des Weiteren konnte in dieser Studie ein Alter über 45 Jahren als Prädiktor für ein eingeschränktes Gleichgewicht bei Sprunggelenksfraktur-Patienten identifiziert werden. Während in der Studie von Nilsson et al. (2006) eine dichotome Beurteilung des Gleichgewichtstests erfolgte (Einbeinstand für 25 Sekunden möglich / nicht möglich), wurde in der vorliegenden Studie die Zeit bis zum Testabbruch in Sekunden gemessen. Die eigenen Testergebnisse spiegeln wider, dass selbst 6 Monate nach der stationären Heilbehandlung im Vergleich zur gesunden Seite noch absolute Defizite von etwa 40-50 % in der statischen Gleichgewichtsfähigkeit festzustellen sind. Würde man die 25 Sekunden-Norm von Nilsson et al. (2006) anlegen, hätten dies zum 1. Messzeitpunkt nur 10 von 69 Probanden (14,5 %) und bei der 2. Messung immerhin 25 von 69 Probanden (36,2 %) geschafft.

Bei den vorgenommenen Untersuchungen wurden sehr große Differenzen zwischen den Zeiten im Einbeinstand mit geöffneten Augen (exterozeptiv-statisch) und geschlossenen Augen (interozeptiv-statisch) registriert. Dies zeigt, dass es den Patienten sehr viel schwerer fällt, das Gleichgewicht ohne Sichtkontrolle zu kontrollieren bzw. zu stabilisieren. Aus diesen Erkenntnissen muss für die Therapie abgeleitet werden, die optische Kontrolle bei der Gleichgewichtsschulung ganz bewusst zu reduzieren, um gezielt propriozeptive Qualitäten der Tiefensensibilität zu schulen.

Die in der Studie eingesetzten funktionellen Krafttests (Treppentest mit halber/ganzer Stufe, einbeinige/beidbeinige Zehenstände) werden in der Physiotherapie als einfache Screeningverfahren verwendet, um sich schnell einen Überblick über kraft- und schmerzbedingte Einschränkungen bei Fußpatienten zu verschaffen. Es existieren zu beiden Tests keine Normdaten bzw. Untersuchungen zu Gütekriterien. Allerdings ermöglichen beide Testverfahren einen intra- und interindividuellen Vergleich der Ergebnisse (Verlaufsdokumentation und Personen- bzw. Gruppenvergleich). Im vorliegenden Probandengut wurden über die stationäre Heilbehandlung beim Treppentest auf der betroffenen Seite Verbesserungen von 93,5 % zum Ausgangswert bei Messung 1 erfasst. In Relation zur gesunden Seite reduzierte sich das Defizit von 57,4 % bei Messung 1 auf 20,7 % bei der 2. Messung. Eine weitaus größere Aussagekraft als diese Prozentangaben hat dabei die Betrachtung der Stufenhöhe, bei der die Patienten sich von der anfänglichen halben Stufe (Wiederholungen 1-15) auf einige Repetitionen auf der ganzen Treppenstufe (Wiederholungen 16-30) steigern konnten. Folglich verbesserte sich über den Zeitraum der stationären Heilbehandlung die Fähigkeit, bei einer normalen Stufenhöhe Treppen alternierend gehen zu können, was als sehr wichtige Alltagsfähigkeit angesehen werden kann. Hier zeigen sich wiederum enge Verbindungen zum OMA-Score, der auch die Fähigkeit abfragt, Treppen im Wechselschritt zu gehen.

Der beid- bzw. einbeinige Zehenstand kommt als funktioneller Krafttest der Wadenmuskulatur aus der Muskelfunktionsdiagnostik (Hislop/Montgomery 1999, Kendall/Kendall McCreary 1988) und wird dort entweder dynamisch (20 bis 25 Wiederholungen über das ganze Bewegungsausmaß) oder statisch (mindestens 10 Sekunden haltend) durchgeführt. Die mögliche Durchführung des einbeinigen Zehenstands in den genannten Variationen wird als Orientierung für ein normales bzw. Mindestkraftverhalten der Plantarflexoren angesehen (Lunsford/Perry 1995, Shaffer et al. 2000). Mehr als der Hälfte der Probanden (58,0 %) gelang dies zu Beginn der stationären Behandlung nicht. Bei Messung 2 war der einbeinige 10-Sekunden-Zehenstand immerhin noch bei 44,9 %, also bi 31 von 69 Probanden nicht möglich. Dieses Ergebnis verdeutlicht, dass die über einen relativ langen Zeitraum entstandenen deutlichen Kraftdefizite der Probanden nicht komplett durch ein wenige Wochen dauerndes intensives Aufbautraining ausgeglichen werden können. Folglich liefern die nur langsam aufholbaren Kraftverluste auch die Begründung dafür, nach der stationären Heilbehandlung weitere notwendige Therapiemaßnahmen anzuschließen.

Betrachtet man die apparativ ermittelten Cybex-Kraftwerte, so fällt auf den ersten Blick die große Streuung der Messergebnisse auf. Legt man den Fokus auf

Einzelwerte, so kann die große Spannweite der Messergebnisse einerseits damit begründet werden, dass sowohl männliche als auch weibliche Probanden gemessen wurden: Beispielsweise erreichten die weiblichen Probanden bei der Eingangsmessung des Maximalkraftwerts der Plantarflexoren auf der betroffenen Seite mit durchschnittlich 22,15 Nm nur knapp die Hälfte des Mittelwertes der männlichen Probanden (44,39 Nm). Andererseits zeigen sich auch bei den Ergebnissen der männlichen Probanden beiderseits der Mittelwerte extreme Abweichungen, was sich letztlich in hohen Standardabweichungen widerspiegelt. Bei der Betrachtung der Einzelwerte wird dies durch sehr hohe Absolutwerte einzelner männlicher Probanden ersichtlich. Zum anderen hatten einige Patienten mit aktuell stärkeren Beschwerden zum Teil sehr große Schwierigkeiten, bei höheren Testgeschwindigkeiten (120°/sec) überhaupt eine schnelle Bewegung gegen den Gerätewiderstand durchzuführen.

Bei den Cybex-Kraftmessungen fiel auf, dass die Einschränkungen im Maximalkraftbereich insbesondere die Plantarflexionsmuskulatur betreffen. Die in Relation zur dorsalextensorischen Muskulatur etwa doppelt so großen Defizite ließen sich über den Zeitraum der stationären Therapie zwar deutlich verbessern, in Relation zur gesunden Seite fehlten allerdings zum Messzeitpunkt 2 noch ca. 40%.

Der Quotient zwischen dem Maximalkraftwert der Plantarflexoren und der Dorsalextensoren ermöglicht eine Beurteilung der muskulären Kraftbalance zwischen den beiden auf das Sprunggelenk einwirkenden Muskelgruppen: Die Orientierung an der gesunden Norm bei den das OSG bewegenden Muskeln zeigt, dass die Plantarflexoren deutlich höheren Kraftanforderungen im Alltag ausgesetzt sind als die Dorsalextensionsmuskeln. Entsprechend gilt für eine gesunde Agonisten-Antagonisten-Balance ein Verhältnis von 4 zu 1 für die Plantarflexionsmuskulatur (Eggli 1987). Errechnet man dieses Verhältnis bei der vorliegenden Studienpopulation, so zeigt sich zu Beginn der stationären Therapie eine deutliche Kraftminderung der Plantarflexoren auf der verletzten Seite (PFlex : DExt → 2,2 : 1) im Vergleich zur nicht betroffenen Seite (PFlex : DExt → 3,2 : 1) bzw. zur o.g. Norm (4 : 1). Die größeren Kraftzuwächse bei den Plantarflexoren auf der gesunden, aber anteilig noch stärker auf der verletzten Seite führten während der stationären Heilbehandlung dazu, dass sich die Muskelkraftverhältnisse ausbalancierten: Auf der gesunden Seite entstand ein PFlex-DExt-Verhältnis von 3,9 : 1, was annähernd der Norm entspricht. Auf der betroffenen Seite lässt sich aus den absoluten Maximalkraftwerten der Gesamtgruppe immerhin ein Mittel von 2,9 : 1 errechnen, was eine Verbesserung der deutlich vorhandenen muskulären Dysbalance zu Beginn der Therapie darstellt.

Setzt man die ermittelten Absolutwerte der Drehmomentmaxima in Relation zu den Referenzdaten (vgl. Normwerttabelle von Davies 1985, aus Eggli 1987, Kap. 2.2.3) so zeigt sich, dass die durchschnittlichen Maximalkraftwerte der Dorsalextensoren auf der betroffenen Seite sowohl zu Beginn (23,26 Nm) als auch am Ende der stationären Rehabilitation (29,87 Nm) im unteren bis mittleren Normbereich (15-40 Nm) liegen. Demgegenüber liegen die Maximalkraftergebnisse der Plantarflexoren der betroffenen Seite mit 40,20 Nm (BGSW-Beginn) und 67,68 Nm (Rehabilitationsende) deutlich unter dem bereits sehr breiten Normspektrum (70-215 Nm). Die Muskulatur der gesunden Seite findet sich mit 33-37 Nm bei den Dorsalextensoren und 85-117 Nm bei den Plantarflexoren im eher unteren Normbereich.

Shaffer et al. (2000) führten isokinetische Kraftmessungen bei Patienten (n = 10) mit operativ versorgten Sprunggelenksfrakturen zu den Zeitpunkten eine, fünf und 10 Wochen nach der Gipsabnahme (8 Wochen postoperativ) durch. Sie verglichen ihre ermittelten Kraftwerte der Plantarflexoren mit der nicht betroffenen Seite und einer alters- und geschlechtsgematchten Kontrollgruppe (n = 10). Die anfänglichen Kraftdifferenzen zur gesunden Seite betrugen bei 30°/sec etwa 50 %, zur gesunden Referenzgruppe sogar 68 %. Durch ein 10-wöchiges, ambulant durchgeführtes Rehabilitationsprogramm[20] verbesserten sich die Werte im Maximalkraft- und Kraftausdauerbereich so deutlich, dass sie sogar die anfänglich gemessenen Werte der nicht betroffenen Extremität über-

---

[20] Das drei Mal pro Woche stattfindende Behandlungsprogramm beinhaltete Physiotherapie mit 15 Minuten Wärmeanwendung, Manualtherapie am Sprunggelenk, passives Stretching zur Verbesserung der Dorsalextension, Gangschulung/Laufbandtraining und Krafttraining mit Geräten schwerpunktmäßig für die Plantarflexoren.

trafen. Die Kraftresultate erreichten sogar annähernd die Ergebnisse der gesunden Kontrollgruppe, sodass kein statistisch signifikanter Unterschied mehr zwischen diesen Messwerten feststellbar war. Shaffer et al. (2000) postulieren hohe Korrelationen zwischen den gemessenen Kraftwerten der Plantarflexoren und den ermittelten Schmerzverbesserungen der Probanden beim Gehen und Treppensteigen. Die Autoren bezeichnen das isokinetische maximale Drehmoment der Plantarflexoren sogar als „Schlüsselprädiktor" für die zu erwartenden funktionellen Verbesserungen bei Patienten mit Sprunggelenksfrakturen. Da die zitierte Studie von Shaffer et al. (2000) allerdings mit einer sehr kleinen Probandengruppe (n = 20) durchgeführt wurde, sind die Ergebnisse aus der Sicht des Autors nur begrenzt auf knöchern sprunggelenksverletzte Patienten zu verallgemeinern. In der eigenen Untersuchung konnten keine vergleichbaren Kraftzuwächse ermittelt werden, wobei der 3-wöchige stationäre Therapiezeitraum auch deutlich kürzer war. Andere Autoren stellten in Langzeituntersuchungen fest, dass sich Muskelkraft an der unteren Extremität nach längerer Immobilität eher über mehrere Monate als über wenige Wochen auftrainieren ließ (Seto et al. 1988, Tegner et al. 1984): In der Studie von Snyder-Mackler et al. (1995) wurde ermittelt, dass sich nach einer vorderen Kreuzband-Rekonstruktion durch ein 4-wöchiges intensives Rehabilitationsprogramm nur 70 % der Quadricepskraft der nicht verletzten Seite aufbauen ließen. Dies entspricht den eigenen Studienergebnissen mehr als die Resultate von Shaffer et al. (2000), da sich bei den eigenen Probanden die Maximalkraftwerte der Dorsalextensoren im Vergleich zur nicht betroffenen Seite von 66,6 % auf 80,1 % und die der Plantarflexoren von 45,7 % auf 59,1 % verbesserten. Allerdings muss dabei auch Berücksichtigung finden, dass sich im Verlauf der stationären Rehabilitation das Kraftniveau der Beinmuskulatur insgesamt, also auch auf der gesunden Seite, deutlich steigerte. Würde man die Maximalkraft der Plantarflexoren auf der betroffenen Seite zum Abschluss der stationären Heilbehandlung mit den Werten der gesunden Seite bei der ersten Messung vergleichen (vgl. Shaffer et al. 2000), so läge das berechnete Defizit im eigenen Probandengut auch nur noch bei 23,0 %.

Therapeutische Konsequenz aus den diskutierten Kraftresultaten muss sein, dass das medizinische Aufbautraining im Anschluss an eine sprunggelenksnahe Fraktur immer schwerpunktmäßig den plantarflexorischen Muskeln gelten sollte. Sowohl die großen Defizite bei der Maximalkraft (- 40,9 %) als auch die Verluste bei der Kraftausdauer (- 51,1 %) am Rehabilitationsende sind ein eindeutiges Signal für spezifische Trainingsformen zur Verbesserung beider Kraftqualitäten bei den Plantarflexoren. Insbesondere die noch um über 10 % größeren Defizite in der Kraftausdauer als grundlegende motorische Fähigkeit, auf der sich die anderen Kraftqualitäten aufbauen, verdeutlichen die Notwendigkeit eines entsprechend zielgerichteten und früh einsetzenden aktiven Aufbautrainings.

Abschließend sollen im Folgenden die Ergebnisse der beiden letzten Funktionsparameter Ausdauerleistung und Gehfähigkeit bewertet werden. Die Erfassung der kardiopulmonalen Ausdauerleistungsfähigkeit in einer Therapiestudie mit Patienten nach sprunggelenksnahen Frakturen kann auf den ersten Blick etwas ungewöhnlich anmuten. Im vorliegenden Probandengut galt dieser Fähigkeit einerseits das Interesse, um für die Ausdauergruppe konkrete Trainingsempfehlungen ableiten zu können. Andererseits sollte die Bestimmung der Grundlagenausdauer eine Aussage über den allgemeinen körperlichen Fitness-Zustand der Probanden ermöglichen. Da eine große Mehrzahl der untersuchten Patienten körperlich anstrengende Berufe ausübt, kann davon ausgegangen werden, dass ein gewisses Maß an Ausdauerleistungsfähigkeit sogar die Basis für eine erfolgreiche berufliche Wiedereingliederung dieser Patienten darstellt. Deshalb können die IPN-Ergebnisse des Großteils der Probanden bei den Eingangsmessungen auch als auffällig schwach bezeichnet werden: Der durchschnittliche relative IPN-Leistungswert betrug zu diesem Zeitpunkt 1,28 Watt pro Kilogramm Körpergewicht (Männer: 1,36 W/kg, Frauen: 0,96 W/kg). Das entspricht einem Fitness-Zustand, der bezogen auf das mittlere Alter der Probanden, als „deutlich unter dem Durchschnitt" eingeordnet wird. Immerhin konnte in der Gesamtgruppe über den Zeitraum der stationären Behandlung ein Zuwachs von 12,2 % auf einen Mittelwert von 1,44 W/kg Körpergewicht erreicht werden. Allerdings wurden zum 2. Messzeitpunkt immer noch 31 von 68 Probanden (45,6 %) in die Fitness-Stufe „deutlich unter dem Durchschnitt" eingeordnet, 16 von 68 Probanden waren zu diesem Zeitpunkt auf der Stufe „unter dem Durchschnitt" (23,5 %). Dass 2 von 3 Patienten zum Ende der stationären Heilbehandlung immer noch eine schwache oder sogar sehr schwache Grundlagenausdauer aufweisen, legt den Rückschluss nahe, dass das Ausgangsniveau der Probanden zu Beginn der Untersuchung sehr niedrig war. Inwiefern mit den stationären Behandlungsmaßnahmen schnelle körperliche Anpassungen auf Ausdauertrainingsreize erreicht werden konnten, soll bei der Diskussion der 2. Fragestellung (Gruppenunterschiede) geklärt werden. Letztlich muss im Zusammenhang mit den Ausdauerwerten die Frage gestellt werden, ob ein sehr schwacher Fitness-Zustand bei Patienten mit körperlich anspruchsvollen beruflichen Tätigkeiten eine berufliche Wiedereingliederung der Probanden verhindert. Folglich sollte therapeutisch aus diesen Ergebnissen abgeleitet werden, dass Ausdauertrainingsreizen in der Nachbehandlung von Patienten mit Sprunggelenksfrakturen ein größerer therapeutischer Stellenwert zur Erhaltung des Fitness-Zustands beigemessen werden sollte. Insbesondere in den Phasen der Teilbelastung sollte über nicht-gewichtsbelastende körperliche Aktivitäten (Schwimmen, Aquajogging, Fahrradergometertraining) einem starken Abbau der Grundlagenausdauer entgegen gewirkt werden. Dies bekommt eine noch größere Bedeutung, wenn bekannt ist, dass ein schlechter Ausdauertrainingszustand aufgrund der verminderten Erholungsfähigkeit auch den Zuwachs von Kraftqualitäten negativ beeinflussen kann (Weineck 2009).

Erfasst wird die Gehfähigkeit teilweise in Studien mit Patienten nach Verletzungen an der unteren Extremität über sog. „timed walking tests", bei denen die Zeit, die für bestimmte Gehstrecken benötigt wird, gestoppt wird. Shaffer et al. (2000) erfassten in der bereits oben erwähnten Studie die Gehleistung über drei abgemessene Strecken (30, 50 und 100 Fuß, was etwa 9, 15 und 30 Meter entspricht): Dabei wurde neben der angenehm-komfortablen Gehgeschwindigkeit das für die Patienten maximal mögliche, aber sichere Gehtempo über die o. g. Gehstrecken erfasst und in Relation zu den dabei auftretenden Schmerzen (NRS 0-10) gesetzt. Die Autoren machen keine exakten Angaben zu den ermittelten Gehzeiten, verweisen allerdings auf deutliche Korrelationen zwischen den ermittelten Gehbeschwerden und den isokinetisch gemessenen Kraftwerten. Belcher et al. (1997) untersuchten retrospektiv die Gehaktivität bei Patienten 8-24 Monate nach unkomplizierten geschlossenen Malleolarfrakturen (n = 40) über elektronische Schrittzähler. Sie stellten fest, dass die Patienten unabhängig vom Nachuntersuchungszeitraum (8-10 oder 11-24 Monate) täglich durchschnittlich signifikant weniger Schritte (m = 4.838) in Relation zur gesunden Vergleichsgruppe (m = 7.607, n= 40) unternahmen. Diese Ergebnisse lassen nach Ansicht der Autoren Rückschlüsse auf die allgemeinen Aktivitätsniveaus der Patienten zu. Im zur Verfügung stehenden Probandengut wurde die maximale Gehzeit als einfache Befragungsangabe ermittelt und in 5 Zeitkategorien klassiert. Es ergaben sich über den Zeitraum der stationären Behandlung deutliche Steigerungen der Gehzeiten bzw. Verbesserungen in den Gehzeitkategorien. Außerdem war bei Messung 2 kein Patient mehr auf Gehhilfen angewiesen. Allerdings gaben am Ende der stationären Rehabilitation immer noch mehr als die Hälfte der Probanden (55,1 %) an, nicht in der Lage zu sein, länger als eine Stunde am Stück gehen zu können. In Anbetracht der vielen mit körperlicher Aktivität verbundenen beruflichen Tätigkeiten der untersuchten Patienten scheint im Rahmen der medizinischen Rehabilitation der Fähigkeit, längere Steh- und Gehbelastungen zu schaffen, eine große Bedeutung zuzukommen. Neben den Therapien, in denen auf die Verbesserung der Gehbelastbarkeit großer Wert gelegt wird, muss diesbezüglich auch als Konsequenz aus den Erkenntnissen von Belcher et al. (1997) die Eigenverantwortlichkeit der Patienten gefördert werden: Durch eine schrittweise, in Eigenregie erreichte Verlängerung der möglichen Gehzeit, z.B. durch tägliche Spaziergänge, kann auch der Forderung nach Ausdauerreizen in der Nachbehandlung von sprunggelenksnahen Frakturen nachgekommen werden. Dies könnte vermutlich dazu führen, dass ein deutliches posttraumatisches Absinken des Ausdauertrainingszustands - wie in den vorliegenden Probandengruppen - nicht erfolgt.

Die Auswertungen des OMA-Scores ergaben im Gesamtkollektiv über den Zeitraum der stationären Rehabilitationsbehandlung sehr deutliche Verbesserungen um 90,8 %. Im Mittel steigerte sich die Probandengruppe über die Messzeitpunkte 1 und 2 von der Kategorie „schlechter Funktionsbefund" nach „ordentlich". In der o. g. Studie von Belcher et al. (1997) wurde eine vergleichbare Altersgruppe (m = 43 Jahre) als gesunde Kontrollgruppe (n = 40) untersucht und ein OMA-Summenwert von 100 („ausgezeichnetes Funktionsergebnis") ermittelt. In Relation zu einer gesunden, altersgleichen Gruppe fehlen also der untersuchten Probandengruppe bei Entlassung aus der stationären Heilbehandlung noch 46,1 %. Der ermittelte OMA-Scorewert steigerte sich allerdings über den Nachuntersuchungszeitraum über 57,1 (Messung 3) bis in den Bereich „gutes Funktionsergebnis" mit durchschnittlich 66,4 Gesamtpunkten beim 6-Monate-Follow-Up.

In der Literatur liegen OMA-Vergleichswerte mit Sprunggelenksfraktur-Patienten zu unterschiedlichen Rehabilitationszeitpunkten vor: Die Studie von Honigmann et al. (2006) vergleicht die Effekte von zwei Nachbehandlungsstrategien bei Außenknöchelfrakturen: Vakuumstabilisierte Orthese und Vollbelastung ab der 2. postoperativen Woche (Orthesengruppe – OG, n = 23) versus Gips und 6 Wochen Teilbelastung (Kontrollgruppe – KG, n = 22). Die OMA-Scorewerte wurden bereits nach 6 Wochen (OG: 72, KG: 70) und nach 10 Wochen postoperativ (OG: 80, KG: 85) ermittelt und zeigten keine signifikanten Nachteile der frühen Vollbelastung. Eine ähnliche Studie führten Simanski et al. (2006) mit Weber B- und C-Fraktur-Patienten durch: Sie verglichen die OMA-Scorewerte nach 12 Monaten postoperativ bei vergleichbaren Nachbehandlungskonzepten: Dabei erreichten die Probanden mit frühfunktioneller Behandlung und rascher Vollbelastung höhere OMA-Werte (87 ± 14) als die konservativ mit 6 Wochen Gips ruhiggestellten und teilbelasteten Patienten (79 ± 19). Die bereits oben erwähnte Untersuchung von Belcher et al. (1997) konnte deutliche geschlechtsspezifische Unterschiede in den 8-24 Monate postoperativ ermittelten OMA-Ergebnissen aufzeigen: Die 22 weiblichen Probanden hatten signifikant niedrigere Scorewerte (66,1 ± 20,5) als die 18 männlichen Studienteilnehmer (79,7 ± 15,0). Ob die Patienten 8-10 Monate (70,0 ± 22,4) oder 11-24 Monate nach der Operation (73,2 ± 18,7) untersucht wurden, machte keinen Unterschied (gesamt: 72 ± 19,3). Lehtonen et al. (2003) evaluierten bei Patienten mit Weber A- und B-Frakturen auch zwei unterschiedliche Nachbehandlungsstrategien (Gips bzw. Orthese, jeweils n= 50): Dabei zeigten sich keine Unterschiede im OMA-Score (87 ± 9 bzw. 87 ± 8) beim 2-Jahres-Follow-Up. Ponzer et al. (1999) ermittelten bei 41 operativ versorgten Weber B-Fraktur-Patienten nach derselben Zeit einen OMA-Score von 84 ± 22,5 Punkten: 36 % der Probanden gaben dabei eine komplette Genesung (OMA = 100) an, 44 % der Studienteilnehmer hatten Probleme bei der Arbeit und 61 % klagten über Beschwerden beim Sport. Nilsson et al. (2009) untersuchten in einer aktuellen Studie mit 110 operierten Sprunggelenksfraktur-Patienten die Wirkungen eines individuell konzipierten 12-wöchigen ambulanten Trainingsprogramms. Die zwei Mal wöchentlich stattfindende Physiotherapie begann eine Woche nach der Gipsabnahme und bestand aus Beweglichkeits-, Kräftigungs- und Gleichgewichtsübungen sowie einer gezielten Gangschulung. Jeder Proband bekam ein eigenverantwortlich durchzuführendes, tägliches Übungsprogramm mit konkreten funktionellen Zielvorgaben. Die nach 6 und 12 Monaten überprüften Funktionsergebnisse der Trainingsgruppe (TG) wurden mit einer Kontrollgruppe (KG) verglichen. Im OMA-Score gab es bei beiden Nachuntersuchungen im Gruppenvergleich keine bedeutsamen Unterschiede (6-/12-Monate-Follow-Up: TG 62,4/74,4; KG: 63,5/71,4). Allerdings zeigte sich in der Trainingsgruppe eine signifikante Differenz zwischen den OMA-Ergebnissen der unter 40-jährigen Probanden (6-/12-Monate-Follow-Up: 78,1/86,5) in Relation zur Altersgruppe über 40 Jahren (51,4/67,5).

Um die in der vorliegenden Probandengruppe ermittelten OMA-Scorewerte zeitlich einordnen zu können, muss an dieser Stelle erwähnt werden, dass die mittlere Zeitdauer zwischen Berufsunfall und stationärem Rehabilitationsbeginn bei etwa 6 Monaten lag. Bei der letzten Nachuntersuchung waren im Durchschnitt etwa 13 Monate posttraumatisch vergangen. Die in den Vergleichsstudien dargestellten OMA-Werte liegen weitgehend über den im eigenen Probandengut ermittelten Ergebnissen. Einzig der bei Belcher et al. (1997) berechnete Mittelwert der weiblichen Probandengruppe (66,1) und die Ergebnisse der Trainingsgruppe über 40 Jahre (67,5) von Nilsson (2009) entsprechen dem Durchschnitt der vorliegenden Gesamtgruppe (66,4). Der Hauptgrund für diesen Unterschied ist aus Sicht des Autors darin zu sehen, dass in das vorhandene Probandengut nicht nur komplikationslose Malleolarfrakturen eingeschlossen wurden, sondern auch komplexe knöcherne Verletzungen am distalen Unterschenkel, Talus oder Calcaneus. Außerdem scheinen die psychosozialen Variablen der beruflichen Situation der Patienten Einfluss auf bestimmte Items des OMA-Fragebogens (insbesondere auf die Angaben zum Schmerz und zum Arbeitsleben) zu nehmen.

Die Ergebnisse der Schmerzbefragung mittels 11-stufiger nummerischer Ratingskala (0-10) ergab, dass sich während der stationären Heilbehandlung im Mittel der Gesamtgruppe eine Verbesserung der momentanen (S_{mom}) bzw. durchschnittlichen Schmerzstärke (S_{dur}) von 0,5-0,6 Punkten auf Werte von 3,3 von 10 bzw. 4,3 von 10 einstellte. Dies entspricht einer Reduktion von durchschnittlich 14,9 % (S_{mom}) bzw. 10,7 % (S_{dur}). Im weiteren Untersuchungsverlauf zeigte sich eine eher gleich bleibende Schmerzstärke bis zur 6-Monate-Follow-Up-Messung (S_{mom}: 3,4 von 10; S_{dur}: 4,1 von 10). Simanski et al. (2006) ermittelten bei 43 Patienten mit Außenknöchelfrakturen (Typ Weber B und C) 12 Monate nach der operativen Versorgung niedrigere NRS-Schmerzstärken im Bereich 1,7–1,9 von 10. Exakt die gleichen Schmerzstärken erfassten Weening/Bhandari (2006) 18 Monate nach der operativen Versorgung von 51 Patienten mit komplexen Sprunggelenksfrakturen (Syndesmosenbeteiligung). Honigmann et al. (2006) konnten in ihrer Probandengruppe (n = 53, isolierte Malleolarfrakturen) in den postoperativ nach 6 und 10 Wochen durchgeführten Nachuntersuchungen durchschnittliche Schmerzstärken zwischen 0,5 und 1,0 von 10 messen. Lin et al. (2009a) werteten retrospektiv die Daten von 244 Patienten mit Sprunggelenksfrakturen aus zwei Studien aus. Für dieses Probandenkollektiv wurden im Nachuntersuchungszeitraum von 4 bis 12 Wochen nach der Gipsabnahme Schmerzintensitäten zwischen 1,7 und 2,5 von 10 ermittelt.

Die Vergleichsdaten aus o. g. Studien ergeben deutlich niedrigere Schmerzintensitäten als im vorliegenden Probandengut, was einerseits wieder auf denselben Gründen beruht wie die bereits diskutierten niedrigeren OMA-Scorewerte (Studienunterschiede bei den Einschlusskriterien). Andererseits bedeutete die stationäre Behandlung für viele Patienten häufig eine komplette Veränderung ihres bisher eher immobil-passiven Alltagsverhaltens hin zu einem ganztäglichen aktiven Trainingsprogramm. Aus der Sicht des Autors kann deshalb eine sehr deutliche Schmerzreduktion durch die überwiegend ungewohnte körperliche Belastung nicht erwartet werden.

Da es keine vergleichbaren Therapiestudien zu Schmerzveränderungen durch ein standardisiertes Rehabilitationsprogramm bei Sprunggelenksfraktur-Patienten gibt, werden nun zum Vergleich Untersuchungsergebnisse mit anderen Probandengruppen betrachtet: Rohde (2002) überprüfte die Effektivität einer dreiwöchigen stationären Rehabilitationsbehandlung bei Patienten mit akuten lumbalen Rückenschmerzen. Die Behandlungseffekte wurden mit einer visuellen Schmerzanalogskala (0-100) zu Beginn und am Ende des Klinikaufenthalts erfasst. Das multimodale Behandlungsprogramm bestand aus komplexer Physiotherapie (manueller Therapie, Hydrotherapie, Elektrotherapie, Massage, Krankengymnastik, Rückenschule), Sporttherapie (medizinisches Aufbautraining), klassischen Naturheilverfahren, ärztlicher Schmerztherapie (Analgetikagabe nach WHO-Stufenschema) und psychologischer Therapie (nicht näher beschrieben). Da es sich in der Studie von Rohde (2002) um akute Rückenschmerzen handelte, konnten über die o. g. Therapien deutliche Schmerzverbesserungen zwischen 54 % (zweiwurzeliges Radikulärsyndrom) und 61 % (Pseudo-Radikulärsyndrom) gemessen werden. Dem gegenüber fanden Jäckel et al. (1990) bei chronischen Rückenschmerzen nach einer vierwöchigen stationären Rehabilitationsbehandlung nur Schmerzreduktionen von 20 %, was den eigenen Studienergebnissen bereits sehr nahe kommt. Aus diesen Erkenntnissen kann in Anlehnung an Rohde (2002) für die Patientengruppe „Sprunggelenksnahe Frakturen" abgeleitet werden, dass ein früher Behandlungsbeginn einer Chronifizierung der Schmerzproblematik entgegen wirkt. Insofern sollten besonders nach Arbeitsunfällen eine engmaschige medizinische Kontrolle und gegebenenfalls frühzeitig beginnende Therapie der Schmerzsituation erfolgen. Frühzeitig einsetzende stationäre Therapien mit multimodalen Behandlungskonzepten verbessern also die Prognose der Schmerzsituation der Patienten.

Als letzter Schmerzparameter wird im Folgenden das Ergebnis des PDI-Fragebogens diskutiert. Nachdem sich die Verbesserungen bei der Schmerzstärke zwischen 10 % und 15 % bewegten, ergab sich zwischen Messung 1 und 2 bei den Summenscores im PDI eine Verbesserung von immerhin 23,8 % (minus 7,5 Punkte). Diese größere Steigerung verdeutlicht, dass in der physio- und ergotherapeutischen Behandlung ein wesentlicher Schwerpunkt darin besteht, den Patienten alltägliche Bewegungsabläufe wieder neu zu vermitteln bzw. Hilfen und funktionelle Kompensationsmechanismen für den täglichen Gebrauch anzubieten. Genau dies wird vom PDI-Fragebogen erfasst und bekommt durch die Feststellung von Pfingsten et al. (1997) eine gewichtige Bedeutung. Sie fanden nämlich bei chronischen Rückenpatienten, dass der Behandlungserfolg entscheidend davon abhängt, „ob die subjektiv erlebte Funktionsbeeinträchtigung relevant vermindert werden kann". Die vom Patienten erlebte Beeinträchtigung („disability") meint also, welche Bedeutung und gleichzeitig Einschränkung die Sprunggelenksverletzung für den individuellen Kontext bzw. das Lebensumfeld der Person mit sich bringt. Darauf nimmt neben den körperlichen Bedingungen (Kraft, Beweglichkeit, Gleichgewicht etc.) auch die psychosoziale Situation der Patienten (Arbeitsplatzfaktoren, berufliche Perspektiven, familiäre Belastungen etc.) einen großen Einfluss. Pfingsten et al. (1997) leiteten aus ihren Untersuchungsergebnissen mit chronischen Rückenschmerzpatienten ab, dass die Reduzierung der subjektiven Beeinträchtigung auch als wesentlicher Faktor für die Wiederherstellung der Arbeitsfähigkeit verantwortlich ist. Letztlich kann daraus therapeutisch für das vorliegende Probandengut abgeleitet werden, dass eine erfolgreiche Behandlung nur auf einem interdisziplinär konzipierten, multimodalen Therapiekonzept basieren kann, welches den Patienten ganzheitlich, d.h. in allen Gesundheitsdimensionen erfasst.

Die Einschätzungen der subjektiven Gesundheit wurden in der vorliegenden Studie mit dem SF-36 Health Survey erfasst. Über den Zeitraum der stationären Heilbehandlung verbesserten sich insbesondere die beiden Subskalen „körperliche Funktionsfähigkeit" (+ 12,0 Punkte) und „körperliche Schmerzen" (+ 9,6 Punkte), die neben der „körperlichen Rollenfunktion" eine Selbstbeurteilung des physischen Gesundheitszustands ermöglicht. In diesen drei Subskalen existierten bei Untersuchungsbeginn mit Differenzen zwischen 45,3 und 78,8 Punkten auch die größten Abweichungen zur gleichaltrigen gesunden Normgruppe. Die psychosozialen Skalen verbesserten sich außer der Subskala „emotionale Rollenfunktion" (- 9,4 Punkte) im Gegensatz zu den erwähnten körperlichen Gesundheitsdimensionen nur mäßig (+ 1,2 bis 5,4 Punkte). Bei der Orientierung an der gesunden Norm fanden sich am Ende der stationären Heilbehandlung etwas geringere Differenzen zur Vergleichsgruppe (- 10 bis 20 Punkte im Mittel). Bei der Interpretation der Resultate muss berücksichtigt werden, dass es zur klinischen Relevanz der ermittelten Ergebnisse in der Literatur unterschiedliche Angaben gibt: Die von Bullinger/Kirchberger (1998) empfohlene Stichprobengröße zum Nachweis einer Verbesserung im Rahmen von 10 Punkten liegt höher als die in der vorliegenden Studie verwendete Probandenanzahl. Andere Autoren (u. a. Jones et al. 2000) sprechen von einer klinisch relevanten Veränderung, wenn sich die Skalenwerte um mindestens 10 Punkte verändern. Allerdings werden dazu oft sehr unterschiedliche Beobachtungszeiträume verwendet: In diesem Zusammenhang kann davon ausgegangen werden, dass über einen Zeitraum von 6 Monaten sehr viel deutlichere Veränderungen der subjektiven Gesundheit erfasst werden können als über einen Zeitraum von nur 3-4 Wochen.

Egol et al. (2000) erfassten in ihrer Studie mit 55 Patienten mit dem SF-36 Health Survey ein Jahr nach Sprunggelenksfraktur die gesundheitsbezogene Lebensqualität. Sie verglichen die Werte von Patienten, die in der Frühphase der Nachbehandlung mit Gips immobilisiert wurden, mit den Daten einer mit Orthese frühfunktionell behandelten Gruppe. Die Patienten der Bracegruppe zeigten in allen acht Subskalen höhere Werte als die Probanden der Gipsgruppe. Allerdings waren diese Unterschiede nur in zwei der acht SF-36-Dimensionen (Vitalität und allgemeine Gesundheitswahrnehmung) statistisch signifikant. Im Vergleich zu der vorliegenden Probandengruppe schätzten die Patienten von Egol et al. (2000) ihre subjektive Gesundheit insgesamt deutlich besser ein: Sie erreichten in allen Subskalen Werte, die im Mittel nur etwa 5-10 Punkte unter der gesunden deutschen Normstichprobe lagen. Selbst bei den körperlichen Gesundheitsdimensionen (KÖRO, KÖFU, KÖSCHM) ergaben sich nur Differenzen von maximal 10-15 Punkten, was in Relation zu den Ergebnissen der 6-Monate-Follow-Up-Messungen der eigenen Probandengruppe ein Plus von mehr als 20-30 Punkten ergibt.

In der Untersuchung von Obremskey et al. (2002) wurden 20 operativ stabilisierte Sprunggelenksfraktur-Patienten vom Typ Weber B und C nach 4 und 20 Monaten postoperativ anhand des SF-36 Fragebogens nachuntersucht. Im 4-Monate-Follow-Up zeigten sich signifikante Unterschiede zur US-amerikanischen Normbevölkerung in den körperlichen Subskalen sowie bei der Vitalität und der sozialen Rollenfunktion. Die ermittelten Werte entsprachen in etwa denen der vorliegenden Probandengruppe beim letzten Messzeitpunkt. Die zweite Nachuntersuchung nach 20 Monaten ergab bei Obremskey et al. (2002) signifikante Verbesserungen in nahezu allen SF-36-Gesundheitsskalen im Vergleich zur ersten Befragung: Jetzt unterschied sich die Patientengruppe mit Ausnahme der „körperlichen Rollenfunktion" nicht mehr signifikant von der US-Referenzgruppe.

Im Gegensatz dazu konnten Ponzer et al. (1999) bei 41 schwedischen Patienten mit Weber-B-Frakturen zwei Jahre nach der Verletzung noch deutliche Einschränkungen in insgesamt fünf SF-36-Subskalen (KÖFU, KÖRO, VITA, EMRO, ALLG) feststellen. In Relation zur schwedischen Normgruppe waren die Unterschiede in diesen Dimensionen statistisch signifikant ($p < 0,05$). Ponzer et al. (1999) wiesen in dieser Studie einen großen Zusammenhang zwischen den meisten SF-36-Items (KÖFU, KÖSCHM, KÖRO, SOFU, EMRO) und den Ergebnissen des OMA-Scores nach. Im Vergleich zur vorliegenden Studie lagen die SF-36-Resultate bei Ponzer et al. (1999) allerdings trotzdem noch deutlich über den ermittelten Werten der 6 Monate-Nachuntersuchung.

Zusammenfassend kann festgehalten werden, dass in Relation zu den Vergleichsstudien im vorliegenden Probandengut deutliche Normabweichungen der subjektiven Gesundheit auch noch 6 Monate nach der stationären Rehabilitationsbehandlung vorliegen. Als Konsequenz daraus stellt sich in der Nachbehandlung von Patienten mit sprunggelenksnahen knöchernen Verletzungen die Frage, in welchem Zeitraum die größten subjektiven Verbesserungen im individuellen Gesundheitszustand erreicht werden können. Die Resultate der Studien von Ponzer et al. (1999), Obremskey et al. (2002) und Belcher et al. (1997) belegen, dass im Anschluss an eine knöcherne Sprunggelenksverletzung auch noch nach 12 Monaten deutliche funktionelle Zuwächse und subjektive Verbesserungen im Gesundheitszustand entstehen können.

Die Ergebnisse der eigenen Patienten lassen einerseits Einflussfaktoren vermuten, welche die subjektive Einschätzung des Ausmaßes der körperlichen und psychischen Gesundheit verschlechtern (z.B. psychosoziale Variablen). Andererseits handelt es sich bei den eingeschlossenen Probanden nicht wie bei den Vergleichsstudien um unkomplizierte Rehabilitationsverläufe, sondern um Patienten, die gerade aufgrund ihres verzögerten Heilungsverlaufs zur intensiven stationären Therapie aufgenommen wurden. Insofern sollten in Folgestudien auch Einflussfaktoren geprüft werden, die zu einer zeitlich verlangsamten medizinischen und beruflichen Rehabilitation von gesetzlich unfallversicherten Patienten führen können. Auf die Einflussfaktoren der beruflichen Wiedereingliederung soll am Ende der Diskussion der dritten Fragestellung näher eingegangen werden (Kapitel 4.2.3).

4.2.2 Fragestellung 2: Effektunterschiede innerhalb der Therapiegruppen

> Inwiefern ergibt ein zusätzlich zum Standardbehandlungsprogramm durchgeführtes, individuell dosiertes Ausdauertraining bzw. Galileo-Vibrationstraining einen Unterschied auf die Veränderung der objektiven und subjektiven Zielkriterien der Patienten?

Da sich durch das stationäre Behandlungsprogramm in allen Funktions- und Schmerzparametern signifikante Verbesserungen ergaben, können die Therapiemaßnahmen insgesamt als erfolgreich bewertet werden. Es wurden jedoch noch keine Aussagen darüber gemacht, ob die Probanden der Experimentalgruppen durch ihre zusätzlichen Behandlungsinterventionen mehr profitieren als die Patienten der Standardgruppe.

Wie bereits in den Ergebniskapiteln erläutert wurde, zeigten sich im Gruppenvergleich bei Messung 2 nur bei zwei Funktionsparametern statistisch signifikante Unterschiede in den Therapiegruppen: Bei den Messgrößen „Eversionsbeweglichkeit im unteren Sprunggelenk" ($p = 0,045$) und „Kraftausdauer der Dorsalextensoren" ($p = 0,018$) unterschied sich jeweils die Ausdauergruppe auf der betroffenen Seite gegenüber den Mittelwerten der beiden anderen Therapiegruppen signifikant. Aufgrund der vielen Messparameter sollte aus Sicht des Autors dem o. g. Signifikanznachweis der genannten beiden Variablen keine außergewöhnliche Bedeutung zugemessen werden. Bei der Planung der vorliegenden Studie wurde durch die im Vorfeld erfolgten biometrischen Analysen und Fallzahlabschätzungen klar, dass der Nachweis statistisch signifikanter Unterschiede zwischen den drei Behandlungsprogrammen deutlich höhere Fallzahlen erfordern würde (vgl. Kapitel 2.3). Es stellt sich an dieser Stelle also eher die Frage, welche klinische Relevanz sich aus den erfassten Gruppenunterschieden ableiten lässt. Um dies in der Ergebnisübersicht beurteilen und interpretieren zu können, sind in Abbildung 49 die prozentualen Veränderungen der relevanten 26 Messparameter in den drei Therapiegruppen über den Zeitraum der stationären Rehabilitationsbehandlung aufgelistet und im Vergleich zu den Subgruppen bzw. zur Gesamtgruppe gewichtet:

Tabelle 28: Gruppenspezifischer Vergleich der durchschnittlichen prozentualen Veränderungen in den Funktions-, Schmerz- und SF-36-Parametern zum Messzeitpunkt 2 (Ende der stationären Behandlung)

Messparameter	Standardgruppe	Ausdauergruppe	Galileogruppe	Gesamtgruppe
OSG-Beweglichkeit in DExt-betr	+42,5%	+51,4%	+45,9%	+46,8%
OSG-Beweglichkeit in PFlex-betr	+13,6%	+14,6%	+17,7%	+15,2%
OSG-Beweglichkeit gesamt-betr	+20,6%	+23,4%	+25,5%	+23,2%
USG-Beweglichkeit in Inv-betr	+45,6%	+70,1%	+35,3%	+50,8%
USG-Beweglichkeit in Ev-betr	+38,7%	+100,2%	+105,6%	+76,2%
USG-Beweglichkeit gesamt-betr	+43,2%	+79,8%	+53,6%	+58,8%
Gleichgewicht Einbeinstand Aug off-betr	+85,9%	+56,4%	+135,4%	+86,7%
Gleichgewicht Einbeinstand Aug zu-betr	+69,8%	+86,5%	+117,1%	+87,9%
Treppentest-betr	+161,3%	+48,1%	+108,6%	+93,5%
Maximalkraft DExt-betr	+33,8%	+23,3%	+33,5%	+29,8%
Maximalkraft PFlex-betr	+93,1%	+57,0%	+61,1%	+68,4%
Kraftausdauer DExt-betr	+10,3%	+36,1%	+13,2%	+21,1%
Kraftausdauer PFlex-betr	+94,7%	+66,6%	+74,6%	+76,5%
Grundlagenausdauer-IPN-Test	+12,3%	+15,2%	+8,7%	+12,2%
OMA-Summenscore	+88,1%	+85,9%	+98,5%	+90,8%
Schmerzintensität momentan	-4,8%	-18,5%	-22,7%	-14,9%
Schmerzintensität durchschnittlich	-7,1%	-4,6%	-21,9%	-10,7%
PDI-Summenscore	-18,5%	-26,1%	-27,2%	-23,8%
SF-36 Körperliche Funktionsfähigkeit	+21,4%	+48,6%	+27,8%	+33,1%
SF-36 Körperliche Rollenfunktion	+42,8%	+124,8%	-5,3%	+47,3%
SF-36 Körperliche Schmerzen	+24,4%	+27,4%	+31,4%	+28,5%
SF-36 Allgemeine Gesundheitswahrnehmung	+5,2%	+7,4%	+13,0%	+8,7%
SF-36 Vitalität	-4,4%	+6,8%	+10,3%	+4,7%
SF-36 Psychisches Wohlbefinden	-7,2%	+13,6%	-1,2%	+1,7%
SF-36 Emotionale Rollenfunktion	-14,7%	+6,1%	-28,2%	-14,6%
SF-36 Soziale Funktionsfähigkeit	-0,5%	+10,9%	+12,9%	+8,0%

Abkürzungen:
DExt = Dorsalextension bzw. Dorsalextensoren, PFlex = Plantarflexion bzw. Plantarflexoren
Inv = Inversion, Ev = Eversion
betr = betroffene Seite, Aug off = Augen geöffnet, Aug zu = Augen geschlossen
Farblegende:
gelb = überdurchschnittliche Ergebnisse, blau = beste Ergebnisse in der Standardgruppe
grün = beste Ergebnisse in der Ausdauergruppe, rot = beste Ergebnisse in der Galileogruppe

Orientiert man sich an den mittleren Veränderungen der Gesamtgruppe, so zeigt sich, dass beide Experimentalgruppen bei jeweils 15 von 26 Messparametern überdurchschnittliche Ergebnisse erzielten (gelb unterlegte Werte). In Relation dazu finden sich nur bei 5 von 26 Messparametern in der Standardgruppe Ergebnisse, die über den mittleren Veränderungen aller Probanden liegen. Dies kann aus der Sicht des Autors so interpretiert werden, dass im Gruppenvergleich über den Zeitraum der stationären Heilbehandlung durchaus unterschiedliche Verbesserungen auf Seiten der Ausdauer- und Galileogruppe eingetreten sind.

Betrachtet man die linke Spalte der gruppenspezifisch markierten Messparameter, so ergeben sich folgende therapeutische Rückschlüsse: Vergleicht man die Häufigkeiten der „größten positiven Veränderungen" der Messwerte in den drei Therapiegruppen (in Abbildung 1 je nach Gruppe farblich markiert), so schnitt die Galileogruppe mit 12 von 26 Messvariablen knapp vor der Ausdauergruppe (10 von 26) und deutlich vor der Standardgruppe (4 von 26) am besten ab. Daraus kann zumindest für bestimmte Messvariablen eine klinische Relevanz in Bezug auf erreichbare Verbesserungen abgeleitet werden:

In der Standardbehandlungsgruppe wurden die größten Verbesserungen nur in den meisten Kraftparametern registriert. Einzig die Variable „Kraftausdauer der Dorsalextensoren" verbesserte sich in der Ausdauergruppe am stärksten. Als Begründung dafür kann der zyklische Bewegungsablauf auf dem Fahrradergometer angeführt werden, an dem sich die Dorsalextensoren über die Vorfußschlaufe an der aktiven Pedalbewegung beteiligen. Da es sich beim Ergometertraining um Bewegungen gegen geringen Widerstand handelt, manifestierten sich die Zuwächse insbesondere bei der Kraftausdauer und nicht so ausgeprägt bei der Maximalkraft. Dass sich insbesondere die plantarflexorischen Maximalkraft- und Kraftausdauerwerte der Standardgruppe so deutlich mehr verbessern konnten als in den beiden Versuchsgruppen ist für den Autor überraschend. Ein deutlicherer Kraftzuwachs in der Galileogruppe hätte nach den Angaben des Herstellers bzw. verschiedener Autoren[21] zu den Wirkungen des Vibrationstrainings erwartet werden können: Die Steigerungen der Galileo-Patienten waren nur beim Treppentest (funktionelle Beinkraft) und bei der Maximalkraft der Dorsalextensoren überdurchschnittlich.

---

[21] Burkhardt (2006) listet die von den Herstellern erwarteten und in Studien nachgewiesenen Effekte verschiedener Vibrationssysteme auf.

In den medizinischen und sportwissenschaftlichen Datenbanken finden sich bislang hauptsächlich Studien zu Effekten der Ganzkörpervibration (WBV – „whole body vibration") an gesunden Personen (junge Studenten, ältere Menschen ohne aktuelle Erkrankungen). Viele Arbeiten untersuchten analog dem vorliegenden Studienprotokoll Veränderungen der Muskelkraft durch ein Training mit WBV + Übungsprogramm in Relation zu einem reinen Übungsprogramm: Nordlund et al. (2007) konnten in einer systematischen Übersichtsarbeit in 4 von 5 ausgewerteten Studien keine signifikante zusätzliche Kraftsteigerung durch WBV in Relation zur Übungsgruppe ohne Vibrationstraining finden. Bautmans et al. (2005) prüften die Veränderungen bei einem 6-wöchigen Training (WBV versus statisches Training) mit 24 Bewohnern eines geriatrischen Pflegeheims und konnten ebenfalls wie in der vorliegenden Untersuchung keine signifikanten Kraftsteigerungen der WBV-Gruppe gegenüber der Kontrollgruppe feststellen. Cochrane et al. (2004), Melnyk et al. (2009) und Rees et al. (2007) kamen in ihren Studien zu demselben Ergebnis: Beide Übungsgruppen verbesserten sich bezüglich der Kraftwerte signifikant zur Baseline-Messung, unterschieden sich allerdings beim Retest nicht signifikant im Gruppenvergleich. Eine der wenigen Therapiestudien über die WBV-Effekte wurde von Rittweger et al. (2002) publiziert: Sie untersuchten die Kraftverhältnisse der Rückenmuskulatur an 60 chronischen Rückenschmerz-Patienten und stellten über einen Zeitraum von 3 Monaten signifikante Steigerungen der Kraft als Folge des Trainings (WBV bzw. Übungsbehandlung) fest. Allerdings steigerte sich die Übungsgruppe, die dynamische Rückenstreckübungen zur Kräftigung machte, noch deutlicher als die Probanden der Vibrationstrainingsgruppe. Im Gegensatz dazu findet sich eine andere Studie von Rees et al. (2008) mit 30 älteren, gesunden Personen, bei der signifikante Kraftverbesserungen der WBV-Gruppe im Vergleich zur Übungsgruppe bei den plantarflexorischen Muskeln über einen Zeitraum von 8 Wochen gemessen wurden. Diese Resultate bestätigen ältere Studien (Bosco et al. 1998, Spitzenpfeil et al. 1999), die signifikante Steigerungen der Sprungkraft und bis zu 50-prozentige Verbesserungen der Maximalkraft durch WBV-Training bei Schnellkraftsportlern über einen Zeitraum von 3 Wochen nachwiesen (Haas 2008b). Das Spektrum der in der Literatur berichteten

Effekte von Vibrationstraining ist also sehr weit gefächert und ermöglicht bei den Kräftigungswirkungen im vorliegenden Studienkollektiv keine klare Aussage in Bezug auf die Evidenz des eingesetzten Vibrationstrainings. Es scheinen neben den unterschiedlichen WBV-Systemen (vertikales versus Kippsystem) auch in besonderer Weise die Dosierungsparameter (Frequenz, Übungsdauer, Pausengestaltung, Trainingshäufigkeit, progressive Steigerung der Trainingsparameter, Übungspositionen) Einfluss auf die Trainingseffektivität zu nehmen. Wegen der diesbezüglich sehr heterogenen Studienlage ist ein Vergleich der Untersuchungsergebnisse mit den vorliegenden Resultaten nur bedingt möglich, zumal es bisher keine entsprechenden Arbeiten über knöchern verletzte Sprunggelenkspatienten gibt.

Betrachtet man die Beweglichkeitsergebnisse im Gruppenvergleich, so fällt auf, dass die größten Verbesserungen mit jeweils 3 „besten Resultaten" bei den beiden Experimentalgruppen zu finden sind. Dass sich die Ausdauergruppe bei der Mobilität des oberen Sprunggelenks am meisten steigern konnte, kann mit dem zyklischen Bewegungsablauf auf dem Fahrradergometer erklärt werden. Die weichteilumgebenden, bewegungsbegrenzenden Strukturen um das obere Sprunggelenk herum (Kapsel-Band-Apparat, Muskulatur) scheinen von einem aktiven Fußeinsatz beim Treten auf dem Standfahrrad unter geringer Körpergewichtsbelastung zu profitieren. Die Beweglichkeitszuwächse am unteren Sprunggelenk fielen möglicherweise deshalb am deutlichsten in der Galileogruppe aus, weil dort neben sagittalen Bewegungen auch Positionsveränderungen in der Frontalebene erfolgten: Durch die im Wechsel erfolgten Gewichtsverlagerungen auf das rechte und linke Bein unter Beibehaltung des bipedalen Fuß-Bodenkontaktes mit Vibrationseinfluss konnten die Inversions- und Eversionsbewegungen am USG am deutlichsten verbessert werden. In der Literatur finden sich verschiedene Studien, die den Effekt eines Vibrationstrainings auf die Zunahme der Gelenkbeweglichkeit untersuchten: Bereits um 1970 versuchte der sowjetische Wissenschaftler Vladimir Nazarov, mit vibrierenden Ballettstangen bei Berufstänzern des berühmten Bolschoi-Balletts (Moskau) und des Kirow-Balletts (St. Petersburg) die Beweglichkeit zu verbessern. Als wissenschaftlicher Berater der sowjetischen Turnerteams führte Nazarov mit den Sportlern ein Training mit einem speziellen Seilzuggerät mit integriertem Vibrationsgenerator durch (Nazarov/Zilinski 1984 in Weber 1997). Dabei konnte bei den Turnern über sechs Trainingseinheiten an vier aufeinanderfolgenden Tagen die Beweglichkeitsamplitude des Schultergelenks um 26 Grad verbessert werden. Issurin et al. (1994) führten eine Trainingsstudie mit 28 Sportstudenten durch, bei der die Abduktionsfähigkeit des Hüftgelenks über einen Zeitraum von 3 Wochen erfasst wurde. Es wurden 2 Trainingsgruppen gebildet, die Dehnungsübungen mit und ohne Vibrationseinfluss (44 Hz) durchführten. Die Vibrationsgruppe erreichte bei der abschließenden Beweglichkeitsmessung eine um 11,4 cm größere Hüftabduktion als die Kontrollgruppe. Die Autoren vermuten, dass einerseits eine Schmerzdämpfung und andererseits eine hyperämisierende, wärmende Wirkung der Vibrationen die verbesserte Dehnfähigkeit begründet. Die 1997 erschienene Studie von Klyscz et al. untersuchte die Effekte eines Vibrationstrainings auf venöse Stauungen bei Bewegungseinschränkungen im oberen Sprunggelenk (arthrogenes Stauungssyndrom). Die Autoren verglichen die Effekte einer klassischen Krankengymnastik-Behandlung (KG) mit einer Vibrationstherapie („Biomechanische Resonanztherapie" – BMS, 18-33 Hz). Sie konnten bei den 11 BMS-Patienten im Durchschnitt etwa doppelt so große Verbesserungen der OSG-Beweglichkeit messen als bei den 13 Probanden der KG-Gruppe. Van den Tilaar (2006) konnte ebenfalls in einer Studie an 19 Sportstudenten zeigen, dass Dehnungsübungen in Kombination mit Vibrationsreizen (28 Hz) effektiver zu Beweglichkeitszuwächsen führte als reines statisches Stretching. Bezüglich der Frequenzwirkungen des WBV-Trainings zitiert Beutler (2007) interessante Studienergebnisse von Cardinale/Lim zur Dehnfähigkeit der Beinbeugemuskulatur an 15 gesunden Personen. Diese wurden auf eine „Niederfrequenzgruppe" (20 Hz) und eine „Hochfrequenzgruppe" (40 Hz) verteilt und durchliefen eine einmalige Testeinheit von 5 Mal eine Minute Vibration in Kniebeugeposition mit jeweils 60 Sekunden Pause dazwischen. Im Anschluss daran wurde die Beweglichkeit getestet, wobei sich erstaunlicherweise nur die 20 Hz-Gruppe um 13,5 % verbesserte und die Hochfrequenzgruppe sogar leicht verschlechterte. Beutler (2007) folgert daraus, dass sich für eine Verbesserung der Beweglichkeit nur Frequenzen von unter 30 Hz eignen, was dem Frequenzspektrum der vorliegenden Studie entspricht. Letztlich gibt es noch keine Arbeiten, die die physiologischen Zusammenhänge der Vibrationswirkungen auf bewegungslimitierende Strukturen (Muskel- und Bindegewebe) exakt erklären können. Allerdings sind gemäß den beschriebenen Studienresultaten und den eigenen Messergebnissen positive therapeutische Mobilisationseffekte zu erwarten.

Vergleicht man im nächsten Schritt die gruppenspezifischen Ergebnisse der Gleichgewichtsmessungen, so zeigen sich auch hier die eindeutig größten Zuwächse bei den Galileo-Probanden. Dies kann einerseits mit einer verbesserten Propriozeption der Patienten, andererseits aber auch mit einer besser geschulten Fähigkeit, die Gelenke der unteren Extremität zu stabilisieren, begründet werden. Beim Stand auf instabilen Vibrationsflächen kommt es neben der willkürlichen Innervation der Muskelfasern noch zu einer zusätzlichen Faseraktivierung über auf Rückenmarksebene ablaufende tonische Stellreflexe (Bosco 1998). Über diesen unwillkürlich ablaufenden Vorgang werden bisher noch nicht aktivierte Motoneurone bzw. motorische Einheiten in die Kontraktion mit einbezogen, was von manchen Autoren (u.a. Issurin 1994) als „Tonic Vibration Reflex" bezeichnet wird. In einer Untersuchung von Haas et al. (2004) wurde an Probanden mit vorderer Kreuzbandruptur überprüft, inwiefern sich durch ein Vibrationstraining propriozeptive Verbesserungen erreichen lassen. Dafür wurde mit 8 Leistungssportlern (2 konservativ, 6 operativ versorgt) ein dreidimensional schwingendes, stochastisches Vibrationsgerät verwendet (6 Hz). Die Probanden absolvierten fünf Vibrationsserien à 60 Sekunden über einen Zeitraum von 6 bis 10 Wochen nach der Verletzung bzw. Operation. Im Abschlusstest zeigte sich bei allen Teilnehmern im 45-Sekunden-Einbeinstand auf einer Messplattform eine verbesserte Gleichgewichtsregulation. Die EMG-Ableitungen zeigten eine Verschiebung der Aktivierungsanteile zugunsten der dorsalen Muskelkette, was einer höheren Gelenkstabilität entsprach. Berschin/Sommer (2004) untersuchten in ihrer Studie an 30 Sportstudenten die

Wirkungen verschiedener Vibrationsfrequenzen (0, 7.5, 15, 22.5 und 30 Hz) und Körperhaltungen auf die muskuläre Aktivierung. Die abgeleiteten EMG-Signale zeigten, dass es während des Trainings auf der Vibrationsplattform zu einer Koaktivierung von Beugern und Streckern der unteren Extremität kam. Die Autoren sehen darin einen positiven Aspekt in Bezug auf den gelenkstabilisierenden und verletzungsprophylaktischen Effekt eines WBV-Trainings. Bruyere et al. (2005) prüften die Effekte eines zusätzlich zur konventionellen Physiotherapie durchgeführten Vibrationstrainings auf die Gleichgewichtsregulation 42 älterer Personen. Nach einer 6-wöchigen Trainingsintervention zeigten sich signifikante Verbesserungen in der Versuchsgruppe, während sich die Kontrollgruppe etwas verschlechterte ($p < 0{,}001$). Die Autoren leiten daraus ab, dass ein kontrolliertes WBV-Training bei älteren Personen das Sturzrisiko verringern kann. Stengel et al. (2009) untersuchten in einer aktuellen Studie an 151 gesunden Frauen nach der Menopause über einen Zeitraum von 12 Monaten die Effekte eines WBV-Trainings mit Funktionsgymnastik in Relation zu einer reinen Übungsgruppe und einer Kontrollgruppe (Wellnessprogramm). Dabei konnten die Autoren über den Untersuchungszeitraum signifikant weniger Stürze in der Vibrationsgruppe in Relation zur Kontrollgruppe feststellen. Diese Resultate werden von den bereits erwähnten Studien von Bautmans et al. (2006) und Kawanabe et al. (2007) bestätigt, die bei älteren, gesunden Personen ebenfalls signifikante Verbesserungen der Balance in der Vibrationstrainingsgruppe im Vergleich zu einer Kontrollgruppe erfassten.

Als letzter Funktionsparameter wird nun die Veränderung der Grundlagenausdauer im Gruppenvergleich analysiert. Hier konnte sich über den Zeitraum der stationären Behandlung die Probandengruppe mit dem Fahrradergometertraining am deutlichsten steigern. Diese Tatsache ist aus der Sicht des Autors wenig überraschend. Es hätten eher sogar größere Unterschiede zur Standard- bzw. Galileogruppe erwartet werden können, da in den Trainingsprotokollen der Probanden der Ausdauergruppe deutliche Steigerungen im mittleren bis submaximalen Bereich registriert wurden (vgl. Abb. 19, Kap 2.2.5). Eine Erklärung für den vergleichsweise geringen Unterschied innerhalb der Therapiegruppen könnte ein „milder Übertrainingszustand" der Probanden der Ausdauergruppe am Ende der stationären Heilbehandlung sein: Da das tägliche Übungsprogramm nur relativ kurze Erholungszeiten ermöglichte, berichteten manche dieser Patienten von körperlichen Ermüdungszuständen, die sich im Wochenverlauf zunehmend aufbauten. Da das Wochenende dann wieder zu einer Superkompensation und einer entsprechenden vollständigen Regeneration führte, kann das leichte Übertraining somit als nicht bedenklich eingestuft werden. Allerdings wären die IPN-Testergebnisse der Ausdauergruppe möglicherweise noch besser ausgefallen, wenn 2-3 Tage Pause zwischen der letzten Trainingseinheit und der Abschlussmessung vergangen wären. Bezüglich der Effekte eines Vibrationstrainings auf die Grundlagenausdauer liegen auch in neueren systematischen Übersichtsarbeiten keine Erkenntnisse vor. Letztlich zeigte sich bei den Probanden der Galileo-Trainingsgruppe im gruppenspezifischen Vergleich die geringste Verbesserung beim IPN-Ausdauertest.

Analog den Ergebnissen des OMA-Funktionsfragebogens zeigt sich in der Betrachtung der Veränderungen in den erfragten Schmerzparametern (Schmerzintensität, PDI-Summenscore) im Gruppenvergleich das beste Ergebnis bei der Galileogruppe, gefolgt von der Ausdauergruppe. Die Resultate der Standardgruppe lassen in Bezug auf die subjektiven Beschwerden vermuten, dass das Fehlen des Ausdauer- bzw. Galileotrainings bei den Probanden eine geringere Verbesserung der Schmerzproblematik mit sich brachte. Da es sich dabei um zusätzliche therapeutische Aktivitäten handelte, hätte auch aufgrund der körperlichen Mehrbelastung eine Zunahme der Beschwerden entstehen können. Dies war jedoch nicht der Fall und legt den therapeutischen Rückschluss nahe, dass von diesen Anwendungen ein schmerzdämpfender Effekt ausgeht: Jones et al. (2006) analysierten in einer systematischen Übersichtsarbeit 46 Therapiestudien mit 3035 Patienten zur Fibromyalgie-Behandlung. Die Autoren ermittelten den höchsten Evidenzgrad für die Verbesserung der Beschwerden bei Therapien, die ein aerobes Ausdauertraining beinhalteten. Diese Ergebnisse wurden von der deutschen Arbeitsgruppe um Schiltenwolf et al. (2008) bestätigt. Interessanterweise fanden Jones et al. (2006) und Schiltenwolf et al. (2008) bessere Effekte und niedrigere Drop-Out-Raten bei den Ausdauerstudien, in denen ein eher niedrig dosiertes Ausdauertraining durchgeführt worden war. Studien mit höherer Trainingsintensität hatten geringere Effekte auf die Beschwerden zur Folge. Dies deckt sich mit den jahrelangen klinisch-therapeutischen Erfahrungen des Autors in der Rehabilitation von Patienten mit ausgeprägter Schmerzproblematik. Tiemann (2005) weist in diesem Zusammenhang darauf hin, dass zu hohe Belastungsreize den Kortisolspiegel anheben, was sich negativ auf den für die Schmerzreduktion wichtigen Regenerationsprozess auswirkt. Allerdings ist es trotzdem notwendig, mit der Ausdaueraktivität eine Reizschwelle zu überschreiten, da nur dann bestimmte schmerzhemmende Mechanismen aktiviert werden. Schwarz/Kindermann publizierten bereits 1989, dass moderate, körperliche Aktivität über längere Dauer zu einem Anstieg des Endorphinspiegels im Blutplasma führt. Diese körpereigenen Opioide führen zu einer Reduktion der Schmerzwahrnehmung und einem Anstieg des subjektiven Wohlbefindens. Andere Autoren (Steverding 2001, Thacker 2001) begründen die schmerzlindernden Effekte einer aktiven Trainingstherapie mit neuronalen Hemm-Mechanismen über auf- und absteigende Nervenbahnen. In einer griechischen Studie an 20 chronischen Rückenschmerz-Patienten prüfte Chatzitheodorou (2007) die Effekte eines 12-wöchigen intensiven Ausdauertrainings. Die Experimentalgruppe trainierte 3 Mal pro Woche 30-50 Minuten auf einem Laufband, während die Kontrollgruppe über 3 Monate passive Therapiemaßnahmen (Thermo- und Elektrotherapie, Laserbehandlung) erhielt. Es erfolgten im Test-Retest-Vergleich verschiedene Schmerzbefragungen und die Messung des Kortisolspiegels: Es kam im Untersuchungsverlauf zu keinen bedeutsamen Veränderungen in den endokrinen Parametern. Allerdings verbesserte sich die Trainingsgruppe signifikant bei den Schmerz- und Funktionsparametern im Vergleich zur Kontrollgruppe. Strathmann (2007) kommt in seiner Übersichtsarbeit bei der Auswertung von 17 Therapiestudien zum chronischen Rückenschmerz zu der Erkenntnis, dass Ausdauertraining, andere aktive Übungsprogramme und sportliche Aktivitäten eine signifikante Verbesserung der Beschwerden bei chronischen Rückenschmerzpatienten bewirken.

Da es bisher nur wenige WBV-Therapiestudien gibt, sind die Effekte eines Ganzkörpervibrationstrainings auf die Schmerzwahrnehmung von Patienten bisher nicht ausreichend bekannt. Eine Ausnahme stellt die bereits im Zusammenhang mit der Kraft erwähnte Studie von Rittweger et al. (2002) mit Rückenschmerzpatienten dar: Die Autoren prüften bei 60 Patienten neben den Veränderungen in den Kraftverhältnissen der Rückenstreckmuskulatur auch die Effekte des WBV-Trainings auf verschiedene Schmerzparameter (VAS 0-10, PDI). Über den Übungszeitraum von 3 Monaten reduzierten sich sowohl in der reinen Übungsgruppe (dynamische Übungsformen zur Kräftigung der Rückenstreckmuskulatur) als auch in der Vibrationstrainingsgruppe (18 Hz) die ermittelten Schmerzintensitäten signifikant: Die Übungsgruppe verbesserte sich dabei von 4,52 (± 2,21) bei der ersten Messung auf 1,20 (± 1,76) bei der Abschlussmessung. In der Vibrationsgruppe verbesserten sich die Schmerzintensitäten von anfänglich 4,16 (± 1,86) auf 1,40 (± 1,83). Die mit dem PDI über 6 Monate erfassten subjektiv empfundenen Einschränkungen durch den Schmerz wiesen auch in beiden Gruppen vergleichbare Werte auf: Die Übungsgruppe verbesserte sich dabei von 20,3 (± 9,9) auf 12,0 (± 12,4). In der Vibrationsgruppe verbesserten sich die PDI-Werte von 20,7 (± 14,3) bei der ersten Messung auf 14,8 (± 13,69) beim 6-Monate-Follow-Up. Zwischen den Gruppen bestand zu keinem Messzeitpunkt ein signifikanter Unterschied in den ermittelten Schmerzparametern.

In der vorliegenden Studie wurden über den Untersuchungszeitraum bei der Schmerzintensität etwas kleinere Verbesserungen erfasst, im Gegensatz zu den PDI-Werten, die sich deutlich stärker verbesserten. Rittweger et al. (2002) schlossen aus ihren Ergebnissen, dass kein direkter Zusammenhang zwischen der Rückenstreckkraft und der Schmerzsituation der untersuchten Patienten vorlag, da sich die Übungsgruppe in der Rumpfkraft deutlich stärker verbesserte als die Vibrationsgruppe. In Bezug auf die Schmerzeffekte des Vibrationstrainings zeigen diese und die eigenen Ergebnisse, dass kontrolliertes WBV-Training nicht zu einer Beschwerdeverstärkung führt, sondern zu einer Schmerzreduktion beitragen kann. Im Gegensatz zur Rittweger-Studie war dies im eigenen Probandenkollektiv sogar in der Vibrationsgruppe noch deutlicher als in den beiden anderen Therapiegruppen: Die für die Fallzahlabschätzung im Vorfeld der Studie angenommenen Schmerzverbesserungen (vgl. Kapitel 2.3) wurden bei der Schmerzintensität (- 30 %) nur in der Galileogruppe annähernd erreicht. Bei der mit dem PDI erfassten subjektiven Einschränkung durch den Schmerz konnten die erwarteten 20%-Verbesserungen nur in den beiden Experimentalgruppen erreicht bzw. übertroffen werden.

Betrachtet man im letzten Teil dieses Kapitels die gruppenspezifischen Veränderungen in der gesundheitsbezogenen Lebensqualität der Patienten, so zeigen sich in der Ergebnisübersicht (vgl. Abb. 49, Kapitel 4.2.2) wiederum die größten Verbesserungen in den beiden Experimentalgruppen. Auffallend gut schnitten die Probanden der Ausdauergruppe ab, die bei 6 von 8 SF-36-Skalen überdurchschnittliche Ergebnisse erzielten. Die Galileogruppe erreichte in 4 von 8 Gesundheitsdimensionen Werte, die über dem Mittelwert der Gesamtgruppe lagen. In der Standardgruppe lagen alle Resultate unter dem Gruppendurchschnitt.

Fokussiert man die Einzelskalen so bestätigt sich, dass die Probanden der Galileogruppe die größten körperlichen Schmerzverbesserungen erzielten. Die anderen körperlichen Subskalen (KÖFU, KÖRO) verbesserten sich mit Abstand am deutlichsten bei den Probanden der Ausdauergruppe. Dies lässt den Rückschluss zu, dass die Grundlagenausdauer auf die körperlichen Gesundheitsdimensionen einen sehr wichtigen Einfluss nimmt. Berücksichtigt man dabei die Tatsache, dass der Großteil der Studienteilnehmer körperlich anspruchsvolle berufliche Tätigkeiten ausübt, so erscheint die Förderung des Ausdauertrainingszustands eminent wichtig, da er eine notwendige Basis für die Arbeitsfähigkeit der Patienten darstellt. Eine weitere Verbindung kann zu den Skalen „psychisches Wohlbefinden" und „emotionale Rollenfunktion" hergestellt werden: Die Probanden der Ausdauergruppe erreichten als einzige Therapiegruppe am Ende der stationären Rehabilitation in diesen Skalen einen höheren Wert als bei Messung 1. Letztlich bleibt offen, ob nun hormonelle Ursachen (erhöhter Endorphinspiegel) oder psychische Faktoren (z.B. das Gefühl, körperlich besser auf den Beruf vorbereitet zu sein) dieses Ergebnis begründen. Es spricht aber auf jeden Fall dafür, dass ein aerobes Ausdauertraining als fester therapeutischer Behandlungsinhalt in die medizinischen Rehabilitationsmaßnahmen bei Patienten mit sprunggelenksnahen knöchernen Verletzungen integriert werden sollte. Verbesserungen in der gesundheitsbezogenen Lebensqualität durch Ausdauertraining konnten in vielen Arbeiten der kardiologischen und internistischen Rehabilitation (vgl. dazu exemplarisch Nechwatal et al. 2006, Radzewitz et al. 2002) nachgewiesen werden. Studien zu den Effekten eines Vibrationstrainings auf die verschiedenen SF-36-Skalen sind dagegen noch sehr selten: In der oben erwähnten Studie von Bruyere et al. (2005) wurde neben dem Gleichgewicht auch die gesundheitsbezogene Lebensqualität der 42 älteren Bewohner eines Pflegeheims erfasst. Dabei konnten die Autoren über den Untersuchungszeitraum von 6 Wochen bei der Vibrationsgruppe (WBV + Physiotherapie) in Relation zur Kontrollgruppe (nur Physiotherapie) in 8 von 9 SF-36-Skalen eine signifikante Verbesserung nachweisen. Die Studie von Bruyere et al. (2005) und die Ergebnisse der vorliegenden Studie zeigen, dass neben dem Ausdauertraining auch ein Trainingsreiz auf vibrierenden Plattformen einen positiven Einfluss auf Komponenten der subjektiven Lebensgesundheit nehmen kann.

Zusammenfassend kann in Bezug auf die Fragestellung 2 festgehalten werden: Mit den Ergebnissen der vorliegenden Studie konnte gezeigt werden, dass außer bei den meisten Kraftparametern in allen anderen Funktionswerten die Verbesserungen in den beiden Experimentalgruppen überdurchschnittlich höher ausfielen als bei der Standardgruppe. Die Werte der subjektiven Schmerzempfindung bzw. –einschränkung sowie die Resultate der gesundheitsbezogenen Lebensqualität zeigten über den stationären Behandlungszeitraum ebenfalls deutlich größere Verbesserungen bei der Galileo- und der Ausdauergruppe. Als therapeutische Konsequenz kann daraus abgeleitet werden, dass ein multimodales Behandlungsprogramm, abhängig von den individuellen Funktionsdefiziten und Beschwerden des Patienten mit knöcherner Sprunggelenksverletzung, effektiver sein wird, wenn ergänzend ein Vibrations- oder Ausdauertraining durchgeführt wird.

4.2.3 Fragestellung 3: Korrelationen zwischen den erfassten Messgrößen und der Arbeitsfähigkeit

> Gibt es begründete Zusammenhänge zwischen körperlichen Funktionseinschränkungen, Schmerz bzw. gesundheitsbezogener Lebensqualität sowie psychosozialen Rahmenbedingungen (z. B. Zufriedenheit am Arbeitsplatz, subjektive Arbeitsplatzbelastung) mit der beruflichen Wiedereingliederungsfähigkeit der Patienten?

Da der Großteil der Studienteilnehmer eine berufliche Tätigkeit ausübt, die mit einer mehr oder weniger großen Gewichtsbelastung der unteren Extremität verbunden ist, richtet sich sehr häufig der therapeutische Fokus zunächst auf die körperlichen Defizite und funktionellen Beschwerden der Patienten. Aus den vorliegenden Funktionsresultaten einen direkten Zusammenhang zur beruflichen Wiedereingliederungsfähigkeit der Patienten abzuleiten, erscheint aus der Sicht des Autors nicht sinnvoll. Diese Aussage basiert auf folgenden Erkenntnissen, die sich aus der Betrachtung der individuellen Messergebnisse der Probanden ergeben: Trotz deutlicher funktioneller Einschränkungen (Beweglichkeit, Kraft etc.) konnten Patienten voll beruflich eingegliedert werden im Gegensatz zu anderen Studienteilnehmern, deren Funktionsdefizite vergleichsweise gering erschienen, bei denen aber trotzdem aufgrund ausgeprägter Beschwerden Arbeitsunfähigkeit bestand. Werden die Ergebnisse von diesem Standpunkt aus betrachtet, stellt sich die grundsätzliche Frage nach der Relevanz körperlicher Symptome für die Beurteilung der Arbeitsfähigkeit eines Patienten. Kunkel/Miller (2002) weisen darauf hin, dass bei der Begutachtung von Unfallfolgen berücksichtigt werden muss, dass manche Patienten ihre Einschränkungen deutlicher angeben bzw. anders demonstrieren können, als diese wirklich sind: „Patients may misrepresent their symptoms and limitations, and the sorting out of true limitations caused by an injury may test the system of evaluation and all those involved" (Kunkel/Miller 2002). In der vorliegenden Untersuchung wurden standardisierte klinische Funktionstests und apparative Messverfahren ausgewählt, um mögliche Verfälschungen der Ergebnisse zu vermeiden. Auf der anderen Seite hängt die Aussagekraft der dabei ermittelten Testresultate auch wesentlich von der Motivation der Patienten ab, dabei an ihre aktuellen physischen Leistungsgrenzen zu gehen. Aus der subjektiven Sicht des Autors war die Bereitschaft dazu bei manchen Probanden nicht immer zu 100 Prozent gegeben. Dies wird umso verständlicher, wenn bekannt ist, dass bei nahezu allen in die Studie aufgenommenen Patienten erst nach dem vorliegenden Untersuchungszeitraum das ärztlich-berufsgenossenschaftliche Gutachten zur Festlegung einer Erwerbsminderungsfähigkeit (MdE) erfolgte.

Im vorliegenden Probandenkollektiv hat sich besonders der Sprunggelenksscore nach Olerud und Molander (1984) zur Beurteilung funktioneller Einschränkungen als sinnvoll und aussagekräftig erwiesen. Andere Studien legen einzelne Funktionsparameter wie die OSG-Beweglichkeit in Dorsalextension nach Gipsruhigstellung (Nilsson et al. 2003, Lin et al. 2009, Chesworth/Vandervoort 1995) oder die Kraft der Plantarflexoren (Shaffer et al. 2000) als Schlüsselindikatoren für einen prognostisch günstigen Heilungsverlauf an. Obwohl die genannten Funktionsvariablen sicher für das untersuchte Probandengut eine sehr wichtige Rolle spielen, sollte dennoch in Bezug auf die Arbeitsfähigkeit der Fokus im Sinne einer biopsychosozialen Betrachtung des Patienten vergrößert werden: Neben den messbaren Funktionsdefiziten bestimmt häufig der subjektiv empfundene Schmerz den Leidensdruck der Patienten. Erfasst man die mittlere Zeitdauer vom Unfall bis zum Beginn der stationären Rehabilitationsbehandlung (189,7 Tage), so ergibt sich ein durchschnittlicher zeitlicher Abstand von rund 6 Monaten. Nach dieser Zeitdauer kann davon ausgegangen werden, dass der Schmerz von einem akuten in ein chronisches Stadium übergegangen ist (Thacker 2001). Nach einem solchen Zeitraum sind die primären Heilungsprozesse im geschädigten Gewebe abgeschlossen und der Schmerz hat seine

„biologische Warnfunktion" verloren. Der Pathomechanismus einer „zentralen Sensibilisierung" (Butler/Moseley 2005, Gifford 2000) führt jedoch dazu, dass sich eine überdauernd erhöhte Alarmbereitschaft von Gehirn und Rückenmark ausbildet. Länger wirkende Schmerzreize führen also zu einer plastischen Neuorganisation des Zentralnervensystems, was zur Ausbildung eines sog. „Schmerzgedächtnisses" (Butler/Moseley 2005) führen kann. Dies führt dazu, dass kleine Bewegungen in Gelenken oder minimale körperliche Belastungen von den betroffenen Patienten nicht mehr durchgeführt werden können. Sie befinden sich in einem Dekonditionierungskreislauf, der schonungsbedingt zu einer zunehmenden Aktivitätsintoleranz (Tiemann 2005) führt: Chronische Rückenschmerzpatienten sind die am besten wissenschaftlich evaluierte Probandengruppe. Aus Studien mit diesen Patienten (vgl. Pfingsten/Hildebrandt 1999) weiß man, dass verschiedene Faktoren die Entstehung eines chronischen Krankheitsverlaufs begünstigen können: Dazu gehören nach Pfingsten/Hildebrandt (2005) neben ungünstigen Arbeits- und sozialen Bedingungen sowohl das persönliche Verhalten (passive Lebenseinstellung, maladaptives Krankheitsverhalten) als auch Unzulänglichkeiten des medizinischen Versorgungssystems (Empfehlung zur Schonung, passive Therapien, mangelhafte Patienteninformation). Als weitere potenzielle Risikofaktoren der Schmerzchronifizierung konnten ein niedriger Bildungsstand, Krankengeld-Zahlungen („compensation claims") und die Krankheitsdauer bzw. die Dauer der Arbeitsunfähigkeit identifiziert werden (vgl. Pfingsten/Hildebrandt 1999). Zu den Einfluss nehmenden Arbeitsplatzvariablen werden von Pfingsten et al. (1996, 1997) aus den Studien an chronischen Rückenschmerzpatienten insbesondere die Zufriedenheit mit dem Arbeitsplatz und das subjektive Belastungserleben genannt.

Betrachtet man die Probandengruppe der vorliegenden Studie mit den Erkenntnissen zur Entstehung chronischer Rückenschmerzen, so ergeben sich Erklärungsansätze für die erfassten Befragungsergebnisse über den Untersuchungszeitraum. Zunächst kann festgehalten werden, dass sehr viele der genannten Risikofaktoren für eine Chronifizierung der Beschwerden auf die eingeschlossenen Studienteilnehmer zutreffen: Das Bildungsniveau der Probanden ist niedrig und alle Patienten erhielten Krankengeldzahlungen. Der körperliche Trainingszustand der Probanden wies eine deutliche Dekonditionierung mit vorhandener Aktivitätsintoleranz auf. Dies kann neben einem eher inaktiven Alltagsverhalten auch damit zusammenhängen, dass der größte Teil der Patienten ambulant überwiegend passiv behandelt worden war (Medikamente, Massage und passive Mobilisationstechniken). Den Patienten fehlte häufig aus den vorstationären Therapien die Information, dass gezielte körperliche Aktivität keinen Schaden anrichtet, sondern den Heilungsverlauf günstig beeinflusst. In der Anamnesebefragung der Probanden entstand teilweise der Eindruck, dass die vor der stationären Behandlung erfolgten Therapien nicht befund- und arbeitsplatzorientiert konzipiert, sondern im Sinne der Kundenbindung als therapeutische Dienstleistung nach dem Wunsch der Patienten angeboten worden waren. Insofern liegt der Wert des stationären Heilverfahrens neben der Verbesserung physischer Leistungsparameter (Rekonditionierung) und dem Wiederaufbau einer Aktivitätstoleranz auch darin, bei den Patienten unadäquate Verhaltensmuster (übertriebene Schonung, Angst vor körperlicher Aktivität) zu verändern (Merk et al. 2007). Der standardisierte aktive Therapieansatz an der BG Unfallklinik Tübingen verwunderte deshalb anfänglich einige der bisher vorwiegend passiv behandelten Studienpatienten. In Bezug auf die Schmerzsituation der Probanden führte die ungewohnte körperliche Aktivität auch häufig anfänglich zu einer Beschwerdeverstärkung. Die Verbesserungen in den Schmerzwerten während der stationären Behandlung zeigen allerdings, dass das Therapieprogramm zu einer Reduktion des wahrgenommenen Schmerzes führte und bei den Patienten die sehr wichtige Fähigkeit erhöhte, in der körperlichen Aktivität (wieder) den eigenen Schmerz zu tolerieren. Diese nicht zu unterschätzende Wirkung des stationären Heilverfahrens bildet nach Meinung des Autors die Voraussetzung dafür, dass die berufliche Wiedereingliederung in eine körperlich aktive Tätigkeit gelingen kann.

Die Erforschung ursächlicher Zusammenhänge zwischen den oben genannten psychosozialen Chronifizierungsfaktoren einer Schmerzerkrankung und der beruflichen Wiedereingliederungsfähigkeit ist bei gesetzlich unfallversicherten Patienten noch in den Anfängen. Neuburger/Schmelz (2007) erläutern bezogen auf gesetzlich unfallversicherte Patienten dazu:

„Die Bedeutung des Schmerzes für den Ausgang eines Entschädigungsverfahrens und die Folge dieses Zusammenhangs für einen erreichbaren Therapieerfolg werden kontrovers diskutiert, sind jedoch nicht von der Hand zu weisen."

Mit anderen Worten wird ein arbeitsunfallverletzter Patient, der noch Ansprüche auf Entschädigungszahlungen, vorzeitigen Rentenbeginn oder berufliche Umschulungsmaßnahmen anmelden möchte, bei medizinisch-dokumentierten Untersuchungen keine Schmerzfreiheit angeben. Diese Erkenntnis kann Aggravationstendenzen bei Befragungsangaben zu den Beschwerden bzw. Funktionseinschränkungen der Patienten erklären: Der in den beiden vorangegangenen Kapiteln dargestellte Vergleich der Befragungswerte (OMA-Score, Schmerzintensität, PDI, SF-36) mit anderen Untersuchungen zeigte vermutlich aus diesem Grund deutlich höhere Beschwerdenangaben in der eigenen, aus BG-Patienten bestehenden Studienpopulation. Denkt man das oben zitierte Argument von Neuburger/Schmelz (2007) weiter, könnten Ergebnisse von Therapiestudien mit BG-Patienten vor dem Hintergrund der komplexen psychosozialen Zusammenhänge nur bedingt mit Untersuchungen anderer Patientenkollektive (z.B. Behandlungseffekte nach Sport- oder Freizeitunfällen) verglichen werden.

In der untersuchten Patientengruppe war ein sehr großer Teil der Patienten (49 Patienten, 79,0%) 6 Monate nach der stationären Rehabilitationsbehandlung wieder voll arbeitsfähig. Wolff (2007) stellte in seinem Probandenkollektiv (n = 209) in einem vergleichbaren Untersuchungszeitraum (durchschnittliches Follow-Up von 12 Monaten nach der Verletzung) eine volle berufliche Wiedereingliederung von 62 % fest. 4 % seiner Probanden waren arbeitsunfähig, 12 % wurden berentet und 22 % waren arbeitslos. Allerdings erfasste die Studie von Wolff (2007) neben sprunggelenksnahen Frakturen auch andere Verletzungslokalisationen.

Bei den 13 im 6-Monate-Follow-Up noch arbeitsunfähigen eigenen Studienteilnehmern konnte kein unmittelbarer Zusammenhang mit den Faktoren „Alter" und „subjektive Arbeitsplatzbelastung" hergestellt werden. Jedoch war ein statistischer Zusammenhang zwischen der Arbeitsplatzzufriedenheit und der Arbeitsfähigkeit bzw. zwischen der Unzufriedenheit am Arbeitsplatz und der vorhandenen Arbeitsunfähigkeit der Patienten zu beobachten. Dies bestätigt zum Teil die bereits oben erwähnten Untersuchungsergebnisse von Pfingsten et al. (1996/1997) und Neuburger/Schmelz (2007). Interessanterweise ließ sich auch aus der Erwartungshaltung der Patienten bezüglich der Wahrscheinlichkeit über die eigene berufliche Wiedereingliederung ein Zusammenhang zur tatsächlichen Reintegrationsquote ableiten. In der Gruppe der arbeitsfähigen Patienten überwog der Anteil derer, die bereits zum Ende der stationären Rehabilitationsbehandlung einen erfolgreichen beruflichen Wiedereinstieg erwarteten, im Gegensatz zu den arbeitsunfähigen Studienteilnehmern. Daneben zeigte sich, dass der Anteil der Patienten mit noch ausstehenden finanziellen Forderungen prozentual deutlich höher in der Gruppe der Arbeitsunfähigen zu finden war. Dies verdeutlicht den Einfluss dieser psychosozialen Faktoren auf die berufliche Wiedereingliederungssituation der Patienten.

Wolff (2007) beschreibt in seiner o.g. Untersuchung einen eindeutigen Zusammenhang zwischen der beruflichen Reintegration und dem Zeitintervall bis zum Beginn der stationären Behandlungsmaßnahme. Er schlussfolgert aus seinen Daten, dass ein früherer Beginn der BGSW-Maßnahme einen Wiedereintritt ins Erwerbsleben wahrscheinlicher macht. Da im vorliegenden Probandenkollektiv diesbezüglich in der Ergebnisauswertung keine Subgruppen gebildet wurden, kann dazu auch keine Aussage erfolgen. Allerdings zeigten sich innerhalb der drei Therapiegruppen in den genannten zeitlichen Parametern (Zeitdauer Unfall bis Rehabilitationsbeginn bzw. Zeitdauer Unfall bis Berufseinstieg) keine unmittelbaren Zusammenhänge (vgl. Tabellen 20 und 22). Jedoch ergab sich aus den vorliegenden Daten, dass die Probanden der Ausdauergruppe im Mittel 17-

18 Tage schneller in den Beruf reintegriert werden konnten als die arbeitsfähigen Probanden der anderen Therapiegruppen. Die genannten Unterschiede sind zwar aufgrund der hohen Streuungsmaße der Daten statistisch nicht signifikant, werden aber zusammen mit den deutlich besseren SF-36 Skalen zur subjektiven Gesundheit in der Ausdauergruppe von dem Autoren als therapeutisch bedeutsam eingeschätzt: Der allgemeine Ausdauertrainingszustand scheint also in der ganzheitlichen Betrachtung der Patienten nach sprunggelenksnahen Verletzungen eine nicht unwesentliche Bedeutung zu haben.

Wird der Fokus auf die Gesamtzeitdauer vom Unfall bis zur beruflichen Wiedereingliederung gerichtet, so ergaben sich bei der vorliegenden Studienpopulation mittlere Zeitwerte von 261,3 Tagen. Buckley/Meek (1995) ermittelten bei ihrer retrospektiven Studie mit 34 Calcaneusfraktur-Patienten Zeiträume zwischen 236 Tagen (operative Versorgung) und 306 Tagen (konservative Nachbehandlung). Prokop et al. (2007) ermittelten in ihrer ebenfalls retrospektiven Untersuchung an 42 BG-Patienten, die eine einseitige isolierte Calcaneusfraktur erlitten hatten, eine mittlere Dauer der Arbeitsunfähigkeit von 227 Tagen. Campbell (2002) beschreibt für Knöchel- und Talusfrakturen zwischen Unfall und vollem Berufseinstieg Rehabilitationszeiten, die abhängig von der Schwere der Verletzung (Dislokationsgrad, Gelenkbeteiligung), zwischen 3 Monaten und 12 bis 18 Monaten liegen können. Kunkel/Miller (2002) differenzieren ihre Angaben zur Arbeitsunfähigkeit nach Malleolarfrakturen in Bezug auf die berufliche Tätigkeit: Für vorwiegend sitzende Berufe wird eine maximale Zeitdauer bis zur Arbeitsfähigkeit von 42 Tagen vorgegeben, wohingegen für eine sehr schwere körperliche Arbeit maximal 168 Tage Rekonvaleszenzzeit angegeben werden. Egol et al. (2000) konnten nach unkomplizierten Außenknöchelfrakturen signifikant kürzere Zeiträume bis zur Arbeitsfähigkeit bei frühfunktioneller Orthesenbehandlung (53,8 Tage) in Relation zur Gipsruhigstellung (106,5 Tage) nachweisen.

Das sehr breite Spektrum an Literaturangaben zur mittleren Zeitdauer zwischen Unfallereignis und voller beruflicher Wiedereingliederung zeigt, dass die untersuchte Probandengruppe einen deutlich verzögerten Heilungsverlauf aufweist.

Ein direkter Vergleich zu den gefundenen Studien mit isolierten Außenknöchel- oder Calcaneusfrakturen kann allerdings nur angestellt werden, um eine grobe Einschätzung der Nachbehandlungszeiträume zu bekommen, da das eigene Probandenkollektiv bezüglich der eingeschlossenen Patientendiagnosen heterogen war.

4.3 Schlussfolgerungen und Ausblick

Im abschließenden Diskussionskapitel stellt sich nun die Frage nach der Konsequenz aus den beschriebenen komplexen Einflussfaktoren der medizinischen und beruflichen Rehabilitation von Patienten mit sprunggelenksnahen Frakturen: Die in der vorliegenden Studie erfassten Funktions- und Schmerzparameter weisen auf einen großen Rehabilitationsbedarf der untersuchten Patientengruppe hin. Die durchgeführten BGSW-Maßnahmen konnten einen großen Teil der meist über Wochen und Monate entstandenen Defizite verbessern. Wenn auch statistisch nicht signifikant, stellten sich doch überdurchschnittliche Steigerungen in nahezu allen erfassten Funktions- und Beschwerdeparametern in den Experimentalgruppen gegenüber der Standardgruppe ein. Aus der Sicht des Autors werden diese erfassten Gruppenunterschiede als klinisch relevant eingeschätzt. Als Konsequenz daraus können beide zusätzlichen Therapieformen (Ausdauertraining auf dem Fahrradergometer, Galileo-Vibrationstraining) als wertvolle Ergänzung des beschriebenen Standardbehandlungsprogramms empfohlen werden. Diese Erkenntnisse sollten in die Erstellung bzw. Überarbeitung von klinischen Behandlungsleitlinien für Patienten nach sprunggelenksnahen Frakturen Einzug finden.

Anhand der vorliegenden Ergebnisse können also die therapeutischen Effekte des untersuchten stationären Behandlungsprogramms insgesamt als hoch eingeschätzt werden. Allerdings stellt sich die Frage, warum beim vorliegenden

Probandenkollektiv erst nach im Durchschnitt 6 Monaten eine BGSW-Maßnahme eingeleitet wurde. In Anlehnung an die Überlegungen von Wolff (2007) liegt die Vermutung nahe, dass unter dem Aspekt der Kostenminimierung im Vorfeld der erfolgten stationären Behandlungsmaßnahmen noch Optimierungsbedarf besteht. Langwierige Krankheitsverläufe führen zu starken körperlichen Einschränkungen, resultierend aus Schonungsmechanismen, und erhöhen unter den genannten psychosozialen Faktoren das Risiko einer aufwändig zu behandelnden Chronifizierung der Beschwerden.

Aus der Sicht des Autors sollte das Hauptaugenmerk in der posttraumatischen Behandlung dieser Patienten darauf gelegt werden, gerade diese Schmerzchronifizierung zu vermeiden. Dies beginnt bereits in der Erstversorgung und - falls notwendig - in der frühen postoperativen schmerztherapeutischen Betreuung der Patienten. Dem therapeutischen Grundsatz von Neuburger/Schmelz (2007) wird hier zugestimmt, dass es eine wichtige Aufgabe bei der Behandlung chronischer Beschwerden ist, sie erst gar nicht entstehen zu lassen. Dies erfordert allerdings einen multimodalen Zugang zum Patienten, was nur über ein interdisziplinäres Behandlungsteam möglich ist.

Schmerztherapie hat es in den verschiedenen medizinischen Fachdisziplinen schon immer gegeben und ist nichts Neues. Allerdings bedeutet die Beteiligung mehrerer Berufsgruppen an der Behandlung eines Patienten nicht, dass damit auch automatisch eine erfolgreiche interdisziplinäre Therapie erfolgt. Letztlich kann ein unspezifisches Ausprobieren verschiedener, z. B. ambulanter Behandlungsformen von unterschiedlichen Therapeuten sogar dazu führen, dass kein Behandlungserfolg zu verzeichnen ist, obwohl potenziell richtige Verfahren zum Einsatz gekommen sind. In diesem Zusammenhang kommt wohl im ambulanten Bereich dem medizinisch verantwortlichen D-Arzt die schwierige Aufgabe zu, die verschiedenen Behandlungen des unfallverletzten Patienten zu koordinieren und damit erst Synergieeffekte zu ermöglichen. Aus der Erkenntnis, dass zumindest in der ambulanten Physiotherapie noch überwiegend passive Behandlungsmaßnahmen erfolgen, kann allerdings auch geschlussfolgert werden, dass nicht alle niedergelassenen Ärzte und Physiotherapeuten über „aktivierende Therapieformen" bei drohender Schmerzchronifizierung ausreichend Bescheid wissen. Hier könnten für das vorliegende Patientengut die in Amerika entstandenen Arbeiten von T. Mayer (Orthopäde) und R. Gatchel (Psychologe) Vorbild sein, die bereits Ende der 1980er Jahre einen Paradigmenwechsel in der Behandlung von chronischen Rückenschmerz-Patienten vollzogen. Ihr Therapieprogramm beinhaltete keine damals übliche Entlastung der Patienten, sondern u. a. eine intensive Trainingstherapie, die unmittelbar auf die Arbeitsplatzsituation der betroffenen Patienten abgestimmt war (Hildebrandt/Pfingsten 2009). Zumindest in der ambulanten Betreuung der Patienten scheint es hierzulande bei Ärzten und Physiotherapeuten noch Bedarf zu geben, sich Wissen über die Mechanismen der Schmerzchronifizierung (Dekonditionierungskreislauf, Ausbildung einer schonungsbedingten Aktivitätsintoleranz) anzueignen. Gerade der Zeitraum, wenn nach der knöchernen Durchbauungsphase der Sprunggelenksverletzung die volle Belastung wieder möglich wird, scheint eine entscheidende Phase zu sein, um einen verzögerten Heilungsverlauf mit einer möglichen Chronifizierung der Beschwerden zu vermeiden. Um in dieser Nachbehandlungsphase den größten Benefit für den Patienten zu erreichen, sollten D-Arzt und Physiotherapeut in enger Verbindung stehen und gegebenenfalls auch frühzeitig mit den Vertretern der Kostenträger Behandlungsalternativen zur ambulanten Therapie (BGSW) in Erwägung ziehen (Ritter 2000). Einerseits brauchen die Patienten dabei von allen an der Rehabilitation beteiligten Berufsgruppen klare Informationen zur Notwendigkeit intensiver aktivierender Therapiemaßnahmen und ihrer Eigenverantwortung im Hinblick auf die Vermeidung eines passiven, schonenden Alltagsverhaltens. Andererseits müssen auch Unklarheiten und unrealistische Erwartungen hinsichtlich finanzieller Leistungen der gesetzlichen Unfallversicherung ausgeräumt werden, um eine dadurch bedingte Verzögerung im Heilungsverlauf zu vermeiden. Um dieser Informationsvermittlung gerecht zu werden, sollten die behandelnden Ärzte und Physiotherapeuten ihre fachlichen und kommunikativen Beratungskompetenzen erweitern.

Spannt man abschließend den Bogen zurück zum in der Einleitung beschriebenen ICF-Konzept bzw. einem biopsychosozialen Modell von Gesundheit und Krankheit, so unterstreicht diese Perspektive die Forderung nach interdisziplinärem (Be-)Handeln. Aufgrund der eigenen mehrjährigen Erfahrung in der klinischen Diagnostik und Behandlung von chronischen Schmerzpatienten kann bestätigt werden, dass bei dieser Patienten-Zielgruppe nur eine gut koordinierte, mit kurzen Kommunikationswegen arbeitende interdisziplinäre Zusammenarbeit Erfolg versprechend ist. Kunkel/Miller (2002) fordern in diesem Zusammenhang dazu auf, den Physiotherapeuten als Spezialisten für die Beurteilung der Funktionseinschränkungen und körperlichen Ressourcen in die Begutachtung der beruflichen Wiedereingliederungsfähigkeit von Patienten mit einzubinden: Diese Forderung unterstreicht die Ansicht des Autors, dass im klinisch-stationären Bereich neben dem Arzt bzw. Algesiologen und dem schmerztherapeutisch geschulten Psychologen ein ebenfalls qualifizierter Physiotherapeut dem interdisziplinären Schmerztherapie-Team angehören sollte (Merk et al. 2007). Eine weitere Konsequenz aus der ICF-Forderung nach einer ganzheitlichen biopsychosozialen Perspektive auf den zu behandelnden Patienten könnte zukünftig beinhalten, dass neben den ärztlichen und psychologischen Vertretern auch akademisch qualifizierte Physiotherapeuten in den wissenschaftlichen Gremien der gesetzlichen Unfallversicherung bei Gutachten zur Arbeitsfähigkeit von Patienten konsultiert werden.

Obwohl bei stetig wachsendem Kostendruck im Gesundheitswesen die komplex-stationären Rehabilitationsbehandlungen (BGSW) immer wieder als kostenintensiv gelten, können aus der Sicht des Autors durch eine recht- bzw. frühzeitige Einleitung eines stationär durchgeführten multidisziplinären Rehabilitationsprogramms finanzielle Aufwendungen eingespart werden. Kropf et al. (2006) untersuchten die Effizienz und Kosteneffektivität der BGSW u. a. nach Verletzungen der unteren Extremität und kamen zu der Erkenntnis, dass dadurch neben der Verbesserung der funktionalen Gesundheit auch gleichzeitig die ökonomischen Folgen des Arbeitsunfalls (AU-Zeiten, Minderung der Erwerbsfähigkeit) minimiert werden konnten. Die Autoren bezeichnen das stationäre BG-

Heilverfahren als „hochrentable Investition" und vermuten analog der Position des Autors die Schwachpunkte in der vorausgehenden und weiterführenden ambulanten Therapie. Hier könnten möglicherweise Schulungen der an der ambulanten Nachbehandlung von gesetzlich unfallversicherten Patienten beteiligten Berufsgruppen zu einer höheren posttraumatischen Therapieeffizienz und nach einer notwendigen BGSW-Maßnahme zu einer größeren Nachhaltigkeit der erreichten Verbesserungen führen.

Die Ergebnisse der vorliegenden Studie mit gesetzlich unfallversicherten Patienten zeigen, dass neuere Therapieformen ein etabliertes Behandlungsprogramm sinnvoll ergänzen können. Diese therapeutische Erkenntnis muss zusammen mit den o. g. Ausführungen zu möglichen Schwachpunkten in der Nachbehandlung immer wieder von neuem Anlass sein, das bestehende berufsgenossenschaftliche Heilverfahren auf seine Effektivität zu prüfen. Aus diesem Grund sind zukünftig sowohl im ambulanten als auch im stationären Bereich zur Qualitätssicherung und –optimierung weitere Therapiestudien notwendig.

5 Zusammenfassung

In der vorliegenden prospektiv-monozentrischen Studie wurden die Effekte einer 3-4-wöchigen stationären Rehabilitationsbehandlung bei 76 Patienten mit arbeitsunfallbedingten sprunggelenksnahen Frakturen mit verzögertem Heilungsverlauf evaluiert. Neben einem standardisierten Behandlungsprogramm (Standardgruppe) erfolgte in der Experimentalgruppe 1 ein zusätzliches Ausdauertraining auf dem Fahrradergometer (Ausdauergruppe) und in der 2. Versuchsgruppe ein Ganzkörpervibrationstraining mit einem Galileo Fitness-Gerät (Galileogruppe). Zu Beginn und am Ende der stationären Rehabilitationsbehandlung sowie 4 Wochen und 6 Monate danach wurden Funktionsmessungen durchgeführt mittels apparativer Messverfahren (Cybex-Kraftmessungen, IPN-Ausdauertest) und klinischer Funktionstests (Beweglichkeit nach der Neutral-Null-Methode, Gleichgewicht im Einbeinstand, Funktioneller Krafttest mit Treppenstufe). An allen vier Messzeitpunkten wurden neben den Beschwerden (Schmerzintensität NRS 0-10 und schmerzbedingte Einschränkungen im PDI) auch die gesundheitsbezogene Lebensqualität (SF-36) und verschiedene psychosoziale Variablen der beruflichen Situation (u. a. Arbeitsplatzzufriedenheit) erfragt.

Die Probanden konnten sich in allen Funktions- und Schmerzvariablen über den Zeitraum der stationären Rehabilitationsbehandlung signifikant verbessern. Aufgrund der zu niedrigen Stichprobengröße und der großen Streubreite der Daten war nur in zwei Funktionsvariablen ein signifikanter Unterschied innerhalb der Gruppen (zugunsten der Ausdauergruppe) messbar. Allerdings zeigten sich im Gruppenvergleich klinisch relevante Verbesserungen in den beiden Experimentalgruppen in Relation zur Standardgruppe: Therapeutisch bedeutsame Verbesserungen erzielten beide Versuchsgruppen bei der Beweglichkeit im oberen und unteren Sprunggelenk. Die Fahrradergometergruppe erreichte die größten Zuwächse bei der Kraftausdauer (Dorsalextensoren) und der Grundlagenausdauer sowie bei den meisten Skalen der gesundheitsbezogenen Lebensqualität. Die Galileogruppe verbesserte sich in Relation zu den beiden anderen Therapiegruppen klinisch relevant bei der Gleichgewichtsfähigkeit, allen Schmerzvariablen und dem Funktionsscore nach Olerud/Molander (1984). Einzig bei den meisten Kraftqualitäten konnte sich die Standardgruppe mehr als die beiden Experimentalgruppen verbessern. Bei den psychosozialen Arbeitsplatzvariablen fiel bei den am Ende des Untersuchungszeitraums arbeitsunfähigen Patienten ein höherer Anteil an Unzufriedenheit mit dem bisherigen Arbeitsplatz auf. Außerdem gab es zu diesem Messzeitpunkt in dieser Gruppe einen deutlich größeren Prozentsatz an Patienten mit noch ausstehenden finanziellen Forderungen (Kostenträger, Versicherung, Unfallgegner) als in der Gruppe der beruflich voll wieder eingegliederten Studienteilnehmer.

Die erfassten Funktions- und Beschwerdeparameter lassen auf einen großen Rehabilitationsbedarf der untersuchten Patientengruppe schließen. Über den Zeitraum der BGSW konnten der schonungsbedingte Dekonditionierungskreislauf der Patienten durch eine schwerpunktmäßig aktivierende Therapie durchbrochen und die manifesten Funktionseinschränkungen signifikant gebessert, wenn auch nicht komplett aufgeholt werden. Sowohl das individuell konzipierte Ausdauertraining als auch das standardisiert durchgeführte Galileo-Vibrationstraining konnten ohne negative körperliche Reaktionen von den Probanden als zusätzliche Therapieform umgesetzt werden. Die zum Teil erheblichen Verbesserungen in den beiden Experimentalgruppen in Relation zur Standardgruppe legen den Schluss nahe, dass ein ergänzendes Ausdauer- bzw. Galileotraining zu größeren Therapieeffekten führt als ein klassisches Standardbehandlungsprogramm bestehend aus Physiotherapie (Einzel, Gruppe), Trainingstherapie, Bewegungsbad, Ergotherapie und physikalischen Anwendungen. Das Ausdauertraining auf dem Fahrradergometer führte bei den Probanden, die vorwiegend körperlich aktiven, beruflichen Tätigkeiten nachgehen, zu einer um knapp 20 Tage schnelleren beruflichen Reintegration als in den Vergleichsgruppen.

In der medizinischen und beruflichen Rehabilitation müssen neben den angesprochenen Funktions- und Schmerzvariablen in Anlehnung an das biopsychosoziale Modell der ICF auch die psychosozialen Faktoren (psychische Grundstimmung, Rehabilitationserwartungen, Arbeitsplatzvariablen) der betroffenen Patienten berücksichtigt werden. Das Hauptaugenmerk in der medizinischen Betreuung von gesetzlich unfallversicherten Patienten mit sprunggelenksnahen knöchernen Verletzungen sollte der Vermeidung einer Schmerzchronifizierung gelten. Dies erfordert eine zielgerichtete therapeutische Beratung und engmaschige ärztliche Kontrolle der Patienten sowie eine klare Absprache aller an der Therapie beteiligten Berufsgruppen. Bei einem sich andeutenden verzögerten Heilungsverlauf mit geringem Therapiefortschritt unter ambulanten Bedingungen können durch eine rechtzeitige Einleitung einer stationären Heilbehandlung (BGSW) hohe Folgekosten durch lange Zeiten der Arbeitsunfähigkeit vermieden werden.

Abkürzungsverzeichnis

AHB	Anschlussheilbehandlung
AO	Arbeitsgemeinschaft für Osteosynthesefragen
BGSW	Berufsgenossenschaftliche Stationäre Weiterbehandlung
BMI	Body Mass Index
CRPS	chronisch regionales Schmerzsyndrom
CT	Computertomografie
DIMDI	Deutsches Institut für medizinische Dokumentation und Information
DGSS	Deutsche Gesellschaft zum Studium des Schmerzes
DGUV	Deutsche Gesetzliche Unfallversicherung
DRG	Diagnosis Related Groups
Hz	Hertz
HVBG	Hauptverband der gewerblichen Berufsgenossenschaften
ICD-10-GM	10. Revision der internationalen Klassifikation der Krankheiten und verwandter Gesundheitsprobleme (Deutsche Version)
ICF	Internationale Klassifikation der Funktionsfähigkeit, Behinderung und Gesundheit
IPN	Institut für Prävention und Nachsorge
KSR	Komplexe stationäre Rehabilitation
MdE	Minderung der Erwerbsfähigkeit
MRT	Magnetresonanztomografie
NRS	Nummerische Rating Skala
OSG	Oberes Sprunggelenk
SGB	Sozialgesetzbuch
USG	Unteres Sprunggelenk
VAS	Visuelle Analog Skala
WHO	Weltgesundheitsorganisation

Abbildungsverzeichnis

Abbildung 1: Wechselwirkung zwischen den Komponenten der ICF (Quittan 2005)   7
Abbildung 2: Übersichtskarte der BG-Kliniken in Deutschland (Quelle: www.dguv.de/inhalt/rehabilitation/med_reha/index.jsp 08.06.2009)   14
Abbildung 3: Anatomie des Unterschenkels (nach Niethard/Pfeil 2005)   18
Abbildung 4: Bewegungsmöglichkeiten im oberen und unteren Sprunggelenk (Niethard und Pfeil 2005)   19
Abbildung 5: Einteilung der Sprunggelenksfrakturen nach Weber (aus Niethard/Pfeil 2005)   23
Abbildung 6: Röntgenaufnahmen einer schweren Luxationsfraktur des Calcaneus mit Kippung des Talus aus der Sprunggelenksgabel (aus Zwipp et al. 2005)   26
Abbildung 7: Sozialbezüge und Lebensbereiche eines Patienten (Hüter-Becker, 2002)   28
Abbildung 8: CONSORT-Schema in Anlehnung an Moher et al. (2000): Überblick über Selektion, Randomisierung, Drop-Outs und Lost-to-Follow-Ups aller Studienteilnehmer im Verlauf der Untersuchung   52
Abbildung 9: Goniometer-Messung der aktiven OSG-Beweglichkeit nach der Neutral-Null-Methode von Debrunner (1971)   56
Abbildung 10: Treppentest mit halber Stufe (links) und ganzer Treppenstufe (rechts)   57
Abbildung 11: Erhebungsbogen für die Ergebnisse der Funktionsmessungen   58
Abbildung 12: Dokumentationsvorlage für den OMA-Funktionsscore nach Olerud /   59
Abbildung 13: Standardisierte Messposition am Cybex NORM mit Fixation des Probanden an der Fußplatte, am Oberschenkel und mit Gurten an Oberkörper und Becken   60
Abbildung 14: Drehmoment- (blau) und Winkelkurven (rot) einer Cybex NORM-Maximalkraft-Testung (30°/sec, 5 Messwiederholungen): Typische Kraft-Zeit-Verläufe und Rohdaten der durchschnittlichen Drehmomentmaxima bei linksseitig verletztem Sprunggelenk   62
Abbildung 15: Drehmoment- (blau) und Winkelkurven (rot) einer Cybex NORM-Kraftausdauer-Testung (120°/sec, 15 Messwiederholungen): Typische Kraft-Zeit-Verläufe und Rohdaten der Gesamtarbeit bei linksseitig verletztem Sprunggelenk   63
Abbildung 16: Normwerttabelle Isokinetik nach Davies (1985, aus Eggli 1987)   64
Abbildung 17: Grafisches IPN-Testprotokoll: Verlauf des Herzfrequenz-Anstiegs (rot) bei stufenweise ansteigender Wattbelastung, Zielpulsfrequenz: 140 Schläge pro Minute   64
Abbildung 18: Ergebnisprotokoll des IPN-Tests mit Berechnung des absoluten und relativen Leistungsvermögens, Zuordnung der Fitness-Stufe   65
Abbildung 19: Protokoll-Beispiel für das Ausdauertraining auf dem Fahrradergometer mit im Trainingsprozess gesteigerten Dosierungsparametern und Patientenunterschrift   69

Abbildung 20: Seitenalternierendes Wipp-Prinzip beim Galileo-Vibrationstraining: Verschieden breite Fußpositionen führen zu unterschiedlichen Amplituden der Schwingplatte um die Drehachse 70

Abbildung 21: Wechsel der verschiedenen Körperpositionen nach jeweils 10-15 Sekunden während des Vibrationstrainings 73

Abbildung 22: Protokoll-Beispiel für das Vibrationstraining auf dem Galileo-Gerät mit im Trainingsprozess gesteigerten Dosierungsparametern (Trainingszeit und Fußposition/Amplitude) 74

Abbildung 23: Häufigkeitsverteilung Zehenstände mit dem betroffen Bein (Messung Rehabilitationsbeginn) 86

Abbildung 24: Häufigkeitsverteilung Zehenstände mit dem betroffen Bein (Messung Rehabilitationsende) 87

Abbildung 25: Verteilung der Fitness-Stufen in den drei Therapiegruppen zu Beginn der stationären Rehabilitation 94

Abbildung 26: Verteilung der Fitness-Stufen in den drei Therapiegruppen am Ende der stationären Rehabilitation 94

Abbildung 27: Verteilung der Angaben zur maximalen Gehzeit in den drei Therapiegruppen zu Beginn der stationären Rehabilitation 96

Abbildung 28: Verteilung der Angaben zur maximalen Gehzeit in den drei Therapiegruppen am Ende der stationären Rehabilitation 96

Abbildung 29: Verteilung der Auswertungsbereiche beim OMA-Score in den drei Therapiegruppen zu Beginn der stationären Rehabilitation 99

Abbildung 30: Verteilung der Auswertungsbereiche beim OMA-Score in den drei Therapiegruppen am Ende der stationären Rehabilitation 99

Abbildung 31: Veränderung der OSG-Bewegungsausmaße (betroffene Seite) in Dorsalextension und Plantarflexion über die 4 Messzeitpunkte 101

Abbildung 32: Veränderung der USG-Bewegungsausmaße (betroffene Seite) in Inversion und Eversion über die 4 Messzeitpunkte 101

Abbildung 33: Veränderung der Kraftfähigkeit beim Treppentest über die 4 Messzeitpunkte 102

Abbildung 34: Veränderung der Maximalkraft der Dorsalextensoren und Plantarflexoren der betroffenen Seite über die 4 Messzeitpunkte 103

Abbildung 35: Veränderung der Kraftausdauer der Dorsalextensoren und Plantarflexoren der betroffenen Seite über die 4 Messzeitpunkte 103

Abbildung 36: Veränderung der Gleichgewichtsfähigkeit im Einbeinstand mit geöffneten Augen über die 4 Messzeitpunkte 105

Abbildung 37: Veränderung der Gleichgewichtsfähigkeit im Einbeinstand mit geschlossenen Augen über die 4 Messzeitpunkte 105

Abbildung 38: Veränderung der absoluten Ausdauerleistungsfähigkeit über die 4 Messzeitpunkte 106

Abbildung 39: IPN-Ausdauertest – Gruppenspezifische Häufigkeitsverteilung der Fitness-Stufen bei der 4. Messung (n = 49) 107

Abbildung 40: Veränderung des OMA-Funktionsscores über die 4 Messzeitpunkte 108

Abbildung 41: OMA-Funktionsscore – Gruppenspezifische Häufigkeitsverteilung der Auswertungskategorien bei der 4. Messung (n = 50) 109

Abbildung 42: Verlauf der momentanen Schmerzstärke nach Numeric Rating Scale Gruppenvergleich über die 4 Messzeitpunkte (n = 57) 114

Abbildung 43: Verlauf der durchschnittlichen Schmerzstärke nach NRS -
   Gruppenvergleich über die 4 Messzeitpunkte (n = 57) 115
Abbildung 44: Verlauf der funktionellen Schmerzbeeinträchtigung (PDI-Summenscore)
   Gruppenvergleich über die 4 Messzeitpunkte (n = 57) 116
Abbildung 45: Angaben zur Medikamenteneinnahme der Probanden an den
   verschiedenen Messzeitpunkten (prozentuale Häufigkeiten) 117
Abbildung 46: Häufigkeitsverteilung der arbeitsunfähigen bzw. arbeitsfähigen
   Probanden bei der letzten Befragung – Gruppenvergleich 122
Abbildung 47: Grafischer Verlauf der Mittelwerte zum allgemeinen Wohlbefinden über
   die 4 Messzeitpunkte im Gruppenvergleich (n = 54) 126
Abbildung 48: Veränderung der acht SF-36 Dimensionen über die 4 Messzeitpunkte
   Gruppenvergleich und Normorientierung 132

Tabellenverzeichnis

Tabelle 1: Anthropometrische Daten der Probanden (Angabe der Standardabweichung bei Alter und BMI in Klammern) 47

Tabelle 2: Verletzungsverteilung in den drei Behandlungsgruppen (S, A, V) 47

Tabelle 3: Dorsalextensionsbeweglichkeit (in Winkelgraden) im Seitenvergleich: Veränderungen während der stationären Rehabilitation 78

Tabelle 4: Plantarflexionsbeweglichkeit (in Winkelgraden) im Seitenvergleich: Veränderungen während der stationären Rehabilitation 78

Tabelle 5: Inversionsbeweglichkeit (in Winkelgraden) im Seitenvergleich: Veränderungen während der stationären Rehabilitation 79

Tabelle 6: Eversionsbeweglichkeit (in Winkelgraden) im Seitenvergleich: Veränderungen während der stationären Rehabilitation 79

Tabelle 7: Durchschnittliche Gesamtbeweglichkeit im oberen Sprunggelenk im Seitenvergleich: Absolute und prozentuale Veränderungen und Defizite am Ende der stationären Rehabilitation 80

Tabelle 8: Durchschnittliche Gesamtbeweglichkeit im unteren Sprunggelenk im Seitenvergleich: Absolute und prozentuale Veränderungen und Defizite am Ende der stationären Rehabilitation 81

Tabelle 9: Mittelwerte der Zeiten im Einbeinstand (in Sekunden) mit geöffneten Augen auf dünner Airex-Matte im Seitenvergleich: Veränderungen während der stationären Rehabilitation 83

Tabelle 10: Mittelwerte der Zeiten im Einbeinstand (in Sekunden) mit geschlossenen Augen auf stabiler Standfläche im Seitenvergleich: Veränderungen während der stationären Rehabilitation 84

Tabelle 11: Mittelwerte der erreichten Wiederholungen beim Treppentest im Seitenvergleich: Veränderungen während der stationären Rehabilitation 85

Tabelle 12: Mittelwerte der durchschnittlichen absoluten Drehmomentmaxima der Dorsalextensoren im Seitenvergleich: Veränderungen während der stationären Rehabilitation 88

Tabelle 13: Mittelwerte der durchschnittlichen absoluten Drehmomentmaxima der Plantarflexoren im Seitenvergleich: Veränderungen während der stationären Rehabilitation 89

Tabelle 14: Mittelwerte der Gesamtarbeit der Dorsalextensoren im Seitenvergleich: Veränderungen während der stationären Rehabilitation 91

Tabelle 15: Mittelwerte der Gesamtarbeit der Plantarflexoren im Seitenvergleich: Veränderungen während der stationären Rehabilitation 91

Tabelle 16: Mittelwerte der absoluten und relativen IPN-Leistungswerte beim Ausdauertest: Veränderungen während der stationären Rehabilitation 93

Tabelle 17: Mittelwerte der Gesamtpunktsummen im OMA-Score: Veränderungen während der stationären Rehabilitation 98

Tabelle 18: Momentane und durchschnittliche Schmerzintensität im Gruppenvergleich: Veränderungen während der stationären Rehabilitation 113

Tabelle 19: Funktionelle Schmerzbeeinträchtigung (PDI) im Gruppenvergleich:
Veränderungen während der stationären Rehabilitation ... 114

Tabelle 20: Zeitliche Angaben zum Rehabilitationsbeginn und zu den durchgeführten
Nachuntersuchungen - Gruppenvergleich ... 119

Tabelle 21: Berufstätigkeit der Probanden vor dem Unfall ... 119

Tabelle 22: Zeitliche Angaben zwischen Ende der stationären Rehabilitation bzw.
Unfalldatum und voller Arbeitsfähigkeit - Gruppenvergleich ... 121

Tabelle 23: Alter und berufliche Wiedereingliederung der Probanden (6 Monate nach
der stationären Heilbehandlung) ... 123

Tabelle 24: Verlauf der Angaben zum allgemeinen Wohlbefinden über alle 4
Messzeitpunkte - Gruppenvergleich ... 125

Tabelle 25: Skalen des SF-36 Health Survey ... 127

Tabelle 26: Mittelwerte der verschiedenen SF-36-Dimensionen im Gruppenvergleich
über die 4 Messzeitpunkte mit Normorientierung ... 128

Tabelle 27: Mittelwerte der körperlichen und psychischen Summenskalen im
Gruppenvergleich über die 4 Messzeitpunkte mit Normorientierung ... 131

Tabelle 28: Gruppenspezifischer Vergleich der durchschnittlichen prozentualen
Veränderungen in den Funktions-, Schmerz- und SF-36-Parametern zum
Messzeitpunkt 2 (Ende der stationären Behandlung) ... 160

Literaturverzeichnis

Antonovsky, A. (1997): Salutogenese. Zur Entmystifizierung von Gesundheit. DGVT-Verlag, Tübingen.

Bandy W.D., McLaughlin S. (1993): Intramachine und intermachine reliability for selected dynamic muscle performance tests. J Orthop Sports Phys Ther 18, 609-613.

Barth C., Pott, C. (2005): Untersuchen der Bewegungsentwicklung und Bewegungskontrolle: von der Hypothese zur Zielformulierung. In: Hüter-Becker, A. (Hrsg.): Das Neue Denkmodell in der Physiotherapie – Band 2: Bewegungsentwicklung und Bewegungskontrolle. Thieme-Verlag, Stuttgart.

Bauer M., Bergstrom B., Hemborg A., Sandegard J. (1985): Malleolar fractures: nonoperativ versus operative treatment. A controlled study. Clin Orthop Relat Res 23, 17-27.

Bautmans I., Van Hees E., Lemper J.C., Mets T. (2005): The feasibility of whole body vibration in institutionalised elderly persons and its influence on muscle performance, balance and mobility: a randomised controlled trial. BMC Geriatrics 5, 17.

Beck M., Mittlmeier T. (2004): Spezielle Probleme und Spätfolgen nach OSG-Fraktur. Trauma und Berufskrankheit 6, S408-S416.

Belcher G.L., Radomisli T.E., Abate J.A., Stabile L.A., Trafton P.G. (1997): Functional Outcome Analysis of Operatively Treated Malleolar Fractures. J Orthop Trauma 11, 106-109.

Berschin G., Sommer H.M. (2004): Vibrationskrafttraining und Gelenkstabilität: EMG-Untersuchungen zur Wirkung von Vibrationsfrequenz und Körperhaltung auf Muskelaktivierung und –koaktivierung. D Z Sportmed 55, 152-156.

Beutler, M. (2007): Handbuch Vibrationstraining. Grundlagen – Wirkungsweisen - Trainingssteuerung. Draksal-Verlag, Leipzig.

Bös, K. (Hrsg.) (2001): Handbuch Motorische Tests. Hogrefe-Verlag, Göttingen.

Bosco C., Cardinale M., Tsarpella O., Colli R., Tihanyi J., Duvillard S.P., Viru A. (1998): The influence of whole body vibration on jumping performance. Biol of Sport 15, 157-164.

Bräutigam W., Christian P., von Rad M. (1997): Psychosomatische Medizin: Ein kurzgefaßtes Lehrbuch, Edition: 6, Thieme-Verlag, Stuttgart.

Brosius, F. (2008): SPSS 16 – Das mitp-Standardwerk. Redline GmbH, Heidelberg.

Bruyere O., Wuidart M.A., Di Palma E., Gourlay M., Ethgen O., Richy F., Reginster J.Y. (2005): Controlled whole body vibration to decrease fall risk and improve health-related quality of life of nursing home residents. Arch Phys Med Rehabil 53, 303-307.

Buckley R.E., Meek R.N. (1992): Comparison of open versus closed reduction of intra-articular calcaneal fractures: a matched cohort in workmen. J Orthop Trauma 6, 216-222.

Bullinger B., Kirchberger I. (1998): SF-36 Fragebogen zum Gesundheitszustand, Handanweisung. Hogrefe-Verlag, Göttingen.

Bullinger M., Morfeld M. (2007): Der SF-36 Health Survey. Aus: Schöffski O., Graf v. d. Schulenburg J.M.: Gesundheitsökonomische Evaluationen. Springer-Verlag, Berlin, Heidelberg, 3. Auflage.

Burdett R.G., van Swearingen J. (1987): Reliability of isokinetic muscle endurance tests. J Ortho Sports Phys Ther 8, 484-488.

Burkhardt, A. (2006): Vibrationstraining in der Physiotherapie – Wippen mit Wirkung. Physiopraxis 5, 22-25.

Butler D.S., Moseley L. (2005): Schmerzen verstehen. Springer-Verlag, Heidelberg.

Campbell, J.T. (2002): Foot and ankle fractures in the industrial setting. Foot Ankle Clin 7, 323-350.

Chatzitheodorou D., Kabitsis C., Malliou P., Mougios V. (2007): A Pilot Study of the Effects of High-Intensity Aerobic Exercise Versus Passive Interventions on Pain, Disability, Psychological Strain, and Serum Cortisol Concentrations in People With Chronic Low Back Pain. Phys Ther 87, 304-312.

Chesworth B.M., Vandervoort A.A. (1995): Comparison of Passive Stiffness Variables and Rang of Motion in Uninvolved and Involved Ankle Joints of Patients Following Ankle Fractures. Physical Therapy 75, 253-261.

Cochrane D.J., Legg S.J., Hooker M.J. (2004): The short-term effect of whole-body vibration training on vertical jump, sprint, and agility performance. J Strength Cond Res 18, 828-32.

Conti S.F., Silverman, L. (2002): Epidemiology of foot and ankle injuries in the workplace. Foot Ankle Clin 7, 273-290.

Costantino C., Pogliacomi F., Soncini G. (2006): Effect of the vibration board on the strength of ankle dorsal and plantar flexor muscles: a preliminary randomized controlled study. Acta Biomed 77, 10-16.

Davies, G.J. (1985): Compendium of Isokinetics. S&S Publishers, La Crosse.

Debrunner, H. U. (1971): Gelenkmessung (Neutral-Null-Methode), Längenmessung, Umfangmessung - AO-Bulletin, Bern.

De Ruiter C.J., van der Linden R.M., van der Zijden M.J.A., Hollander A.P., de Haan A. (2003): Short-term effects of whole-body vibration on maximal voluntary isometric knee extensor force and rate of force rise. Eur J Appl Physiol 88, 472-475.

Delecluse C., Roelants M., Diels R., Koninckx E., Verschueren S. (2005): Effects of whole body vibration training on muscle strength and sprint performance in sprint trained athletes. Int J Sports Med 26, 662-668.

DGUV (Hrsg.) (2008): In guten Händen – Ihre gesetzliche Unfallversicherung. Aufgaben, Leistungen und Organisation. Heymanns-Verlag, Berlin.

Dillmann U., Nilges P., Saile H., Gerbershagen H.U. (1994): Behinderungseinschätzung bei chronischen Schmerzpatienten. Der Schmerz 8, 100-110.

Dvir, Z. (1995): Isokinetics – Muscle Testing, Interpretation and Clinical Applications. Churchill Livingstone, Edinburgh.

Eberl R., Kaminski A., Muhr G. (2006): Offene Talusfraktur. Trauma und Berufskrankheit 8, 265-271.

Eckart, W. U. (2005): Geschichte der Medizin. Springer-Verlag, Heidelberg, 5. Auflage.

Egger, J.W. (2005): Das biopsychosoziale Krankheitsmodell - Grundzüge eines wissenschaftlich begründeten ganzheitlichen Verständnisses von Krankheit. Psychologische Medizin 16, 3-12.

Eggli, D. (1987): Maßstab für Kräfte. In: von Ow D., Hüni G.: Muskuläre Rehabilitation. Perimed-Verlag, Erlangen, 86-98.

Egol K.A., Dolan R., Koval, K.J. (2000): Functional outcome of surgery for fractures of the ankle. J Bone Joint Surg (Br) 82-B, 246-249.

Ehmer, B. (1998): Orthopädie und Traumatologie für Physiotherapeuten. Enke-Verlag, Stuttgart.

Ernst, U. (2007): Beurteilung der körperlichen Leistungsfähigkeit – Sicht der Physiotherapie. Trauma und Berufskrankheit 9, S90-S94.

Essex-Lopresti, P. (1952): The mechanism, reduction technique and results in fractures of the os calcanis. Br J Surg 39, 395-419.

Felder, H. (1999): Isokinetik in Sport und Therapie. Pflaum-Verlag, München.

Fontana T.L., Richardson C.A., Stanton W.R. (2005): The effect of weightbearing exercise with low frequency, whole body vibration on lumbosacral proprioception: A pilot study on normal subjects. Aust J Physiother 51, 259–263.

Geffen, S.J. (2003): Rehabilitation principles for treating chronic musculoskeletal injuries. In: MJA Practice Essentials – Rehabilitation. Med J Aust, 178, 238-242.

Gifford, L. (2000): Schmerzphysiologie. In: van den Berg, F.:(Hrsg.): Angewandte Physiologie Bd. 2 – Organsysteme verstehen und beeinflussen. Thieme-Verlag, Stuttgart, 467-518.

Grass R., Biewener A., Rammelt S., Zwipp H. (2003): Frakturen des oberen Sprunggelenks – Klassifikation und operative Standardversorgung. Trauma und Berufskrankheit 5, S272-S276.

Grass R., Gavlik J. M., Barthel S., Zwipp H. (2001): Calcaneusfrakturen – Klassifikation und Therapie. Eur Surg 33, 32-35.

Gutenbrunner, C. (2005): Rehabilitation in Deutschland. In: Fialka-Moser, V. (Hrsg.): Kompendium physikalische Medizin und Rehabilitation. Springer-Verlag, Wien (2. Auflage), 9-17.

Haas C.T. (2008a): Training auf vibrierenden Platten. Z für Physiother 60, 787-789.

Haas C.T. (2008b): Vibrationstraining, Biomechanische Stimulation und Stochastische Resonanz Therapie. Z für Physiother 60, 728-744.

Haas C.T., Turbanski S., Kaiser I., Schmidtbleicher D. (2004): Biomechanische und physiologische Effekte mechanischer Schwingungsreize beim Menschen. D Zeitschr Sportmed 54, 34-43.

Hancock M.J., Herbert R.D., Stewart M. (2005): Prediction of outcome after ankle fracture. J Orthop Sports Phys Ther 35, 786-792.

Hawkins, L.G. (1970): Fractures of the neck of talus. J. Bone Joint Surg (Am) 52, 991-1002.

Heisel J., Jerosch J. (2004): Sozialmedizinische Aspekte bei konservativer und operativer Therapie von Fußerkrankungen. Fuß und Sprunggelenk 2, 157-166.

Hildebrandt J., Pfingsten M. (2009): Vom GRIP zur multimodalen Schmerztherapie – Ein Konzept setzt sich durch. Der Orthopäde 38, 885-895.

Hislop H.J., Montgomery J. (1999): Daniels' und Worthinghams Muskeltests. Urban&Fischer-Verlag, München (7. Auflage).

Höppner, H. (2008): Gesundheitswissenschaften: Orientierung für Physiotherapeuten in Prävention und Gesundheitsförderung. In: Hüter-Becker A., Dölken M.: Prävention. Thieme-Verlag, Stuttgart, 3-23.

Honigmann P., Goldhahn S., Rosenkranz J., Audigé L., Geissmann D., Babst, R. (2007): Aftertreatment of malleolar fractures following ORIF-functional compared to protected functional in a vacuum-stabilized orthesis: a randomized controlled trial. Arch Orthop Trauma Surg 127,195-203.

Hüter-Becker, A. (Hrsg.) (2002): Lehrbuch zum Neuen Denkmodell der Physiotherapie. Band 1: Bewegungssystem. Thieme-Verlag, Stuttgart.

Issurin V.B., Liebermann G., Tenenbaum G. (1994): Effect of vibratory stimulation training on maximal force and flexibility. Journal of Sports Sciences, 12, 561-566.

Jäckel W.H., Cziske R.; Gerdes N., Jacobi E. (1990): Überprüfung der Wirksamkeit stationärer Rehabilitationsmaßnahmen bei Patienten mit chronischen Kreuzschmerzen. Rehabilitation 29, 129-133.

Jones C.A., Voaklander D.C., Johnston D.W., Suarez-Almazor M.E. (2000): The effect of age on pain, function and quality of life after total knee and hip arthroplasties in a community based population. J Rheumatol 27, 1745-1752.

Jones K. D., Adams D., Winters-Stone K., Burckhardt C.S. (2006): A comprehensive review of 46 exercise treatment studies in fibromyalgia. Health Qual Life Outcomes 4, 67.

Kannus, P. (1992): Normality, variability and predictability of work, power and torque acceleration energy with respect to peak torque in isokinetic muscle testing. Int J Sports Med 13, 146-149.

Kawanabe K., Kawashima A., Sashimoto I., Takeda T., Sato Y., Iwamoto J. (2007): Effect of whole-body vibration exercise and muscle strengthening, balance and walking exercises on walking ability in the elderly. Keio J Med 56, 28-33.

Kendall F.P., Kendall McCreary E. (1988): Muskeln – Funktionen und Test. Fischer-Verlag, Stuttgart (2. Auflage).

Kerschan-Schindl K., Grampp S., Henk C., Resch H., Preisinger E., Fialka-Moser V., Imhof H. (2001): Whole-body vibration exercise leads to alterations in muscle blood volume. Clin Physiol 21, 377-382.

Klyscz T., Ritter-Schempp C., Jünger M., Rassner G. (1997): Biomechanische Stimulationstherapie (BMS) zur physikalischen Behandlung des arthrogenen Stauungssyndroms. In: Hausarzt 48, 318-322.

Kropf U., Müller W.-D., Lohsträter A., Bak P., Smolenski U.C. (2006): Effizienz und Kosteneffektivität der Berufsgenossenschaftlichen Stationären Weiterbehandlung (BGSW) nach Verletzungen der Wirbelsäule und der unteren Extremität. Phys Med Rehab Kuro 16, 160-165.

Kunkel M., Miller S.D. (2002): Return to work after foot and ankle injury. Foot Ankle Clin 7, 421-427.

Lagerstrøm D., Behrens C., Liesen H.: Empfehlungen zur Trainingssteuerung beim Laufen anhand individueller, über einen Fragebogen ermittelter Daten. In: Liesen H., Weiss M., Baum M.: Regulations- und Repairmechanismen. 33. Deutscher Sportärztekongress Paderborn 1993.

Lagerstrøm D., Trunz, E. (1997): IPN-Ausdauertest. Gesundheitssport & Sporttherapie, 13, 68-71.

Lauge-Hansen, N. (1948): Fractures of the ankle. Arch Surg 56, 317.

Lehtonen H., Jarvinen T.L., Honkonen S., Nyman M., Vihtonen K., Jarvinen M. (2003): Use of a cast compared with a functional ankle brace after operative treatment of an ankle fracture. A prospective, randomized study. J Bone Joint Surg Am. 85-A, 205-211.

Lin C. C., Moseley A. M., Herbert R.D., Refshauge K. M. (2009a): Pain and dorsiflexion range of motion predict short- and medium-term activity limitation in people receiving physiotherapy intervention after ankle fracture: an observational study. Australian Journal of Physiotherapy 55, 31-37.

Lin C. C., Moseley A. M., Refshauge K. M. (2009b): Effects of rehabilitation after ankle fracture: a Cochrane systematic review. Eur J Phys Rehabil Med 45, 431-441.

List, M. (2009): Physiotherapie in der Traumatologie. Springer-Verlag, Heidelberg (5. Auflage).

Lunsford B.R., Perry J. (1995): The standing heel-rise test for ankle plantar flexion: criterion for normal. Phys Ther 95, 694-698.

Marti, R. (1971): Talusfrakturen. Z Unfallmed Berufskr 64, 108.

Melnyk M., Schloz C., Schmitt S., Gollhofer A. (2009): Neuromuscular Ankle Joint Stabilisation after 4-weeks WBV Training. Int J Sports Med 30, 461-466.

Merk J., Fischle G., Pappon R. (2007): Stark im Team – Modell einer interdisziplinären Schmerztherapie. Physiopraxis 5, 22-25.

Moher D., Schulz K.F., Altman D.G. (2004): Das CONSORT Statement: Überarbeitete Empfehlungen zur Qualitätsverbesserung von Reports randomisierter Studien im Parallel-Design. Dtsch Med Wochenschr 129, T16-T20.

Monroe M.T., Beals T.C., Manoli A. (1999): Clinical outcome of arthrodesis of the ankle using rigid internal fixation with cancellous screws. Foot Ankle Int 20, 227-231.

Moohrahrend U., Schulz B. (2000): Aktuelle Erkenntnisse zur stationären Rehabilitation – Berufsgenossenschaftliche stationäre Weiterbehandlung (BGSW). Trauma und Berufskrankheit 2, S260-S263.

Moseley A.M., Herbert R.D., Nightingale E.J., Taylor D.A., Evans T.M., Robertson G.J., Gupta S.K., Penn J. (2005): Passive stretching does not enhance outcomes in patients with plantarflexion contracture after cast immobilization for ankle fracture: a randomized controlled trial. Arch Phys Med Rehabil 86, 18-26.

Mueller, J. (2008): Physiotherapie nach Kalkaneusfrakturen – Manuelle Fertigkeiten und Geduld sind gefragt. Physiopraxis 9, 24-27.

Mueller M., Besch L., Egbers H.J. (2005): Verletzungen des Sprungbeins. Trauma und Berufskrankheit 7, S153-S155.

Münzing, C. (2005): Verletzungen der unteren Extremität und des Beckens. In: Hüter-Becker A., Dölken M.: Physiotherapie in der Traumatologie / Chirurgie. Thieme-Verlag, Stuttgart, 133-202.

Nechwatal, R.M., Duck C., Gruber G. (2002): Körperliches Training als Intervalloder kontinuierliches Training bei chronischer Herzinsuffizienz zur Verbesserung der funktionellen Leistungskapazität, Hämodynamik und Lebensqualität – eine kontrollierte Studie. Clin Res Cardiol, 91, 328-337.

Neuburger M., Schmelz M. (2007): Schmerzchronifizierung – Ursachen und Therapieoptionen. Trauma und Berufskrankh 9, S103-S106.

Neugebauer E.A.M., Tecic T. (2008): Lebensqualität nach Schwerstverletzung. Trauma Berufskrankh 10, 99-106.

Niethard F.U., Pfeil J. (2005): Orthopädie. Thieme-Verlag, Stuttgart (5. Auflage).

Nilsson G., Ageberg E., Ekdahl C., Eneroth M. (2006): Balance in single-limb stance after surgically treated ankle fractures - a 14-month follow-up. BMC Musculoskeletal Disorders 5, 35.

Nilsson G., Nyberg P., Ekdahl C., Eneroth M. (2003): Performance after surgical treatment of patients with ankle fractures — 14-month follow-up. Physiotherapy Research International 8, 69–82.

Nilsson G.M., Jonsson K., Ekdahl C.S., Eneroth M. (2009): Effects of a training program after surgically treated ankle fracture: a prospective randomised controlled trial. BMC Musculoskeletal Disorders 10, 118.

Nordlund M.M., Thorstensson, A. (2007): Strength training effects of whole-body vibration? Scand J Med Sci Sports 17, 12-17.

Obremskey W.T., Dirschl D.R., Crother J.D., Craig W.L., Driver R.E., LeCroy C.M. (2002): Change over Time of SF-36 Functional Outcomes for Operatively Treated Unstable Ankle Fractures. J Orthop Trauma 16, 30-33.

Oezokyay L., Muhr G., Kutscha-Lissberg F. (2004): Anerkannte Indikationen zur konservativen Frakturbehandlung. Trauma und Berufskrankheit 6, S76-S78.

Olerud C., Molander H. (1984): A Scoring Scale for Symptome Evaluation After Ankle Fracture. Arch Orthop Trauma Surg 103,190-194.

Perrin D.H. (1986): Reliability of isokinetic measures. Athl Training 21, 319-321.

Pfingsten M., Hildebrandt J. (1999): Neue Wege in der Behandlung chronischer Rückenschmerzen. In: Hoefert, H.-W., Kröner-Herwig, B.: Schmerzbehandlung – psychologische und medikamentöse Interventionen. Reinhardt-Verlag, Basel, 203-223.

Pfingsten M., Hildebrandt J., Saur P., Franz C., Seeger, D. (1996): Das Göttinger Rücken Intensiv Programm (GRIP): Ein multimodales Behandlungsprogramm für Patienten mit chronischen Rückenschmerzen (Teil 3) – Psychosoziale Aspekte. Der Schmerz 10, 326-344.

Pfingsten M., Hildebrandt J., Saur P., Franz C., Seeger, D. (1997): Das Göttinger Rücken Intensiv Programm (GRIP): Ein multimodales Behandlungsprogramm für Patienten mit chronischen Rückenschmerzen (Teil 4) – Prognostik und Fazit. Der Schmerz 11, 30-41.

Podiwin, M. (2007): Erwartungen an eine BGSW – Sicht des Kostenträgers. Trauma und Berufskrankheit 9, S83-S86.

Ponzer S., Nasell H., Bergman B., Tornkvist H. (1999): Functional Outcome and Quality of Life in Patients With Type B Ankle Fractures: A Two-Year Follow-Up Study. J Orthop Traum 13, 363-368.

Prokop A., Müller S., Warnke T., Rehm K.E. (2007): Problem Fersenbeinfraktur – Nachuntersuchungsergebnisse von 42 isolierten Frakturen. Trauma und Berufskrankheit. 9, 315-318.

Quittan, M (2005): Die internationale Klassifikation der Funktionsfähigkeit. In: Fialka-Moser, V. (Hrsg.): Kompendium physikalische Medizin und Rehabilitation. Springer-Verlag, Wien (2. Auflage), 21-34.

Quittan M, Fialka-Moser V. (2005): Rehabilitation in Österreich. In: Fialka-Moser, V. (Hrsg.): Kompendium physikalische Medizin und Rehabilitation. Springer-Verlag, Wien (2. Auflage), 3-8.

Radoschewski, M. (2000): Gesundheitsbezogene Lebensqualität – Konzepte und Maße. Bundesgesundheitsblatt - Gesundheitsforschung – Gesundheitsschutz. 43, 165-189.

Radzewitz, A., Miche E., Herrmann G., Nowak M., Montanus U., Adam U., Stockmann Y., Barth M. (2002): Exercise and muscle strength training and their effect on quality of life in patients with chronic heart failure. The European Journal of Heart Failure 4, 627-634.

Reed P. (1997): The medical disability advisor: workplace guidelines for disability duration. Boulder, C.O.: Reed Group, Ltd. (3. Auflage).

Rees S.S., Murphy A.J., Watsford M.L. (2007): Effects of Vibration Exercise on Muscle Performance and Mobility in an Older Population. J Aging Phys Act 15, 367-381.

Rees S.S., Murphy A.J., Watsford M.L. (2008): Effects of Whole-Body Vibration Exercise on Lower-Extremity Muscle Strength and Power in an Older Population: A Randomized Clinical Trial. Phys Ther 88, 462-470.

Richter J., Muhr G. (2000): Sprunggelenksfrakturen des Erwachsenen. Der Chirurg 71, 489-502.

Ritter, F. (2000): Projektstudie zur Steuerung und Überwachung des Heilverfahrens. Trauma und Berufskrankheit 2, S533-S539.

Rittweger J., Just K., Kautzsch K., Reeg P., Felsenberg D. (2002): Treatment of Chronic Lower Back Pain with Lumbar Extension and Whole-Body Vibration Exercise. Spine 27, 1929-1934.

Rohde J. (2002): Schmerzreduktion bei Patienten mit akuten lumbalen Radikulär- und Pseudo-Radikulärsyndromen nach stationärer manueller Therapie und komplexer Physio- und Schmerztherapie. Manuelle Medizin 40, 203-209.

Roposch, A. (2005): Gesundheitszustand und Lebensqualität – Möglichkeit der Bewertung von Behandlungsergebnissen. Der Orthopäde 34, 375-381.

Rzesacz E.H., Könneker W., Reilmann H., Culemann U. (1998): Die Kombination von Marknagel- und gedeckter Schraubenosteosynthese zur Versorgung der distalen Unterschenkelfraktur mit Sprunggelenkbeteiligung. Der Unfallchirurg 101,907-913.

Sanders, R. (1992): Intra-articular fractures of the calcaneus: present state of the art. J Orthop Traum 6, 252-265.

Schepers T., Ginai A.Z., Van Lieshout E.M., Patka P. (2008): Demographics of extra-articular calcaneal fractures: including a review of the literature on treatment and outcome. Arch Orthop Trauma Surg. 128, 1099-1106.

Schiltenwolf M., Häuser W., Felde E., Flügge C., Häfner R., Settan M., Offenbächer M. (2008): Physiotherapie, medizinische Trainingstherapie und physikalische Therapie beim Fibromyalgiesyndrom. Der Schmerz 22, 303-312.

Schofer M., Schoepp C., Rülander C., Kortmann H.R. (2005): Operative und konservative Behandlung der Kalkaneusfrakturen. Trauma und Berufskrankheit. 7, S156-S161.

Schomacher, J. (2001): Diagnostik und Therapie des Bewegungsapparates in der Physiotherapie. Thieme-Verlag, Stuttgart.

Schuh A., Hausel M. (2000): Die Schwierigkeiten in der Beurteilung von Nachuntersuchungsergebnissen bei plattenosteosynthetisch versorgter Kalkaneusfraktur. Unfallchirurg 103, 295-300.

Schwarz L., Kindermann W. (1989): Beta-Endorphin, Cortisol und Katecholamine während fahrradergometrischer Ausdauerbelastungen und Feldtestuntersuchungen. Dtsch Z Sportmed 40, 160-169.

Seto J.L., Orofino A.S., Morissey M.C. (1988): Assessment of quadriceps/hamstring strength, knee ligament stability, functional and sports activity levels five years after anterior cruciate ligament reconstruction. Am J Sports Med 16, 170-180.

Shaffer M.A., Okereke E., Esterhai J.L., Elliott M.A., Walter G.A., Yim S.H., Vandenborne K. (2000): Effects of Immobilization on Plantar-Flexion Torque, Fatique Resistance and Functional Ability Following an Ankle Fracture. Physical Therapy 80, 769-780.

Siebert C.H., Hansen M., Wolter D. (1998): Follow-up evaluation of open intra-articular fractures of the calcaneus. Arch Orthop Trauma Surg 117, 442-447.

Simanski C.J., Maegele M.G., Lefering R., Lehnen D.M., Kawel N., Riess P., Yucel N., Tiling T., Bouillon B. (2006): Functional treatment and early weight-bearing after an ankle fracture: a prospective study. J Orthop Traum 20, 108-114.

Snyder-Mackler L., Delitto A., Bailey S.L., Stralka S.W. (1995): Strength of the quadriceps femoris muscle and functional recovery after reconstruction of the anterior cruciate ligament: a prospective, randomized clinical trial of electrical stimulation. J Bone Joint Surg Am 77, 1166-1173.

Spitzenpfeil P., Schwarzer J., Fiala M., Mester, J. (1999): Strength training with whole-body vibrations. Single case studies and time series analysis. Proceedings of the 4th Annual Congress of the European College of Sport Science, 613.

Stengel S. v., Kemmler W., Mayer S., Engelke K., Klarner A., Kalender W.A. (2009): Effekte eines Ganzkörpervibrationstrainings auf Parameter des Frakturrisikos – Einjahresergebnisse der randomisierten kontrollierten ELVIS-Studie. Dtsch Med Wochenschr 134, 1511-1516.

Steverding, M. (2001): Rehabilitation spezifischer Gewebe. In: van den Berg, F. (Hrsg.): Angewandte Physiologie Bd. 3 – Therapie, Training, Test. Thieme-Verlag, Stuttgart, 130-194.

Stöckle U., König B., Tempka A., Südkamp N.P. (2000): Gipsruhigstellung versus Vakuumsystem – Frühfunktionelle Ergebnisse nach Osteosynthese von Sprunggelenksfrakturen. Unfallchirurg 103, 215-219.

Straaton K.V., Maisiak R., Wrigley J.M., Fine P.R. (1995): Musculoskeletal disability, employment and rehabilitation. J Rheumatol 22, 505-513.

Stratford P.W., Bruulsema A., Maxwell B., Black T., Harding B.Y. (1990): The effect of intertrial-rest intervall on the assessment of the iskokinetic thigh muscle torque. J Orthop Sports Phys Ther 12, 362-366.

Strathmann, M. (2007): Evidenz und Behandlungsstrategien konservativer Behandlung bei lumbalem Rückenschmerz. Z Physiother 59, 1226-1237.

Streicher G., Reilmann H. (2008): Distale Tibiafrakturen. Unfallchirurg 111, 905-918.

Szyskowitz R., Schatz B. (2001): Die Talusfraktur – Klassifikation und Therapie. Acta Chir. Austriaca, 33, 30-32.

Tegner Y., Lysholm J., Gillquist J., Oberg B. (1984): Two year follow-up of conservative treatment of knee ligament injuries. Acta Orthop Scand 55, 176-180.

Thacker, M.A. (2001): Schmerzbehandlung – eine neue Perspektive für die Physiotherapie. In: van den Berg, F. (Hrsg.): Angewandte Physiologie Bd. 3 – Therapie, Training, Test. Thieme-Verlag, Stuttgart, 531-550.

Tiemann, H. (2005): Physiotherapie und chronischer Schmerz. Pflaum-Verlag, München.

Torvinen S., Kannus P., Sievänen H., Järvinen T.A., Pasanen M., Kontulainen S., Nenonen A., Järvinen T.L., Paakkala T., Järvinen M., Vuori, I. (2003): Effect of 8-month vertical whole body vibration on bone, muscle performance, and body balance: a randomized controlled study. J Bone Miner Res 18, 876-884.

Torvinen S., Sievänen H., Järvinen T.A., Pasanen M., Kontulainen S., Kannus P. (2002): Effect of 4-min vertical whole body vibration on muscle performance and body balance: a randomized cross-over study. Int J Sports Med 23, 374-379.

Tropp H., Norlin R. (1995): Ankle performance after ankle fracture: a randomized study of early mobilization. Foot Ankle Int 16, 79-83.

Trunz E., Giesen H., Ochs S. (1999): Der IPN-Test. Bodylife 2, 60-63.

Trunz E., Lagerstrøm D., Giesen H., Ochs S. (2000): Der IPN-Test Teil 2. Bodylife 3, 54-59.

Van den Tilaar, R. (2006): Will whole body vibration training help increase the range of motion of the hamstrings? J Strength Cond 20, 192-196.

Von Recum J., Mayer H., Wendl K., Grützner P.A., Wentzensen A. (2006): Frische Verletzung des OSG. Trauma und Berufskrankheit. 8, S14-S19.

Weber, B.G. (1966): Die Verletzungen des oberen Sprunggelenkes. Huber-Verlag, Bern.

Weber R. (1997): Muskelstimulation durch Vibration. Leistungssport 27, 53-56.

Weening B., Bhandari M. (2005): Predictors of functional outcome following transsyndesmotic screw fixation of ankle fractures. J Orthop Trauma 19,102-108.

Weineck, K. (2009): Optimales Training. Spitta-Verlag, Balingen (16. Auflage).

Weise K., Höntzsch D. (2001): Unterschenkelfraktur – Operative Verfahren und Verfahrenswechsel. Trauma und Berufskrankheit 3, S119-S124.

Wilson, F. (1991): Manual therapy versus traditional exercises in mobilisation of the ankle post-ankle fracture: a pilot study. N Z J Physiother 19, 11-16.

Wolff, D. (2007): Therapeutischer Stellenwert der BGSW bei Verletzungen des Bewegungsapparats. Trauma und Berufskrankheit 9, 143-147.

Zwipp H., Grass R. (2003): Rekonstruktion nach Fehlheilung der Pilon-tibialen und oberen Sprunggelenkfraktur. Trauma und Berufskrankheit 5, S285-S289.

Zwipp H., Rammelt S., Barthel S. (2005): Kalkaneusfraktur. Unfallchirurg 108, 737-748.

Zwipp H., Rammelt S., Gavlik, J.M., Grass R. (2000): Fersenbeinbruch. Bringt die Osteosynthese Vorteile? Trauma und Berufskrankheit 2, S129-S132.

Zeman P., Zeman J., Matejka J., Koudela K. (2008): Long-term results of calcaneal fracture treatment by open reduction and internal fixation using a calcaneal locking compression plate from an extended lateral approach. Acta Chir Orthop Traumatol Cech 75, 457-464.

Anhang A: Patienteninformation und Einwilligungserklärung

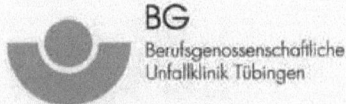

BG Unfallklinik Tübingen

Berufsgenossenschaftliche
Unfallklinik Tübingen

Abteilung Schmerztherapie
Schnarrenbergstraße 95
72076 Tübingen, Germany

Dr. med. G. Fischle
Oberarzt Anästhesie, Spezielle Schmerztherapie
Prüfarzt

Joachim Merk
Diplom-Sportpädagoge/Physiotherapeut
Studienleitung

Telefon: 07071 / 606-1032
E-Mail: gfischle@bgu-tuebingen.de

Telefon: 07071 / 606-1263
E-Mail: jmerk@bgu-tuebingen.de

Patienteninformation

Überprüfung der Effektivität eines 3-4 wöchigen stationären Rehabilitationsprogramms bei Patienten mit sprunggelenksnahen Knochenbrüchen aufgrund eines Arbeitsunfalls unter Verwendung motorisch-funktioneller Untersuchungsmethoden und spezifischer Fragebögen, den allgemeinen Gesundheitszustand, die Schmerzsituation sowie die Arbeitsplatzsituation betreffend

Sehr geehrte Patientin, sehr geehrter Patient,

in der BG Unfallklinik Tübingen, Abteilung Schmerztherapie findet unter der Leitung von Herrn Dr. G. Fischle und Herrn J. Merk eine klinische Untersuchung an Patienten mit sprunggelenksnahen Knochenbrüchen statt, in der mittels verschiedener Tests die Sprunggelenksbeweglichkeit, Kraft, Koordinations-/Gleichgewichtsfähigkeit und Grundlagenausdauer der Probanden überprüft werden.
Des Weiteren wird anhand eines spezifischen Fragebogens (Schmerzfragebogen, Fragebogen zur sozialrechtlichen Situation, SF-36, pain detect) die aktuelle physische und psychische Lebensqualität erfasst.

Ziel der Studie ist es, mögliche Veränderungen der oben genannten Parameter durch die über einen Zeitraum von 3-4 Wochen eingesetzten therapeutischen Rehabilitationsmaßnahmen an der BG Unfallklinik Tübingen zu ermitteln.

Konzeption der Studie

Patienten mit o.g. Diagnose, die zur stationären berufsgenossenschaftlichen Weiterbehandlung (BGSW) an der BG Unfallklinik aufgenommen werden und bereit sind an der Studie teilzunehmen, werden nach dem Zufallsprinzip auf 3 Gruppen verteilt. Alle 3 Gruppen bekommen ein standardisiertes Rehabilitationsprogramm aus Physio-, Ergo- und Schmerztherapie. Eine der drei Gruppen wird zusätzlich noch ein individuell dosiertes Ausdauertraining auf dem Fahrradergometer durchführen, eine weitere Gruppe führt neben dem konventionellen Therapieprogramm ein zusätzliches Galileo-Vibrationstraining durch.

Ablauf der Befragungen und Messungen

Die Fragebögen (Schmerzfragebogen, pain detect, SF-36, Fragebogen zur Arbeitsplatzsituation und Selbsteinschätzung des Patienten) werden den Probanden zu Beginn und am Ende des stationären Aufenthalts sowie bei den standardmäßig durchgeführten ambulanten Nachuntersuchungen 4 Wochen und 6 Monate nach dem Klinikaufenthalt vom Arzt, Physiotherapeut bzw. Psychologen vorgelegt und direkt vor Ort ausgefüllt. Für die Bearbeitung der Fragebögen werden ca. 30-45 Minuten benötigt.

Alle an der Studie teilnehmenden Patienten werden innerhalb der ersten und letzten drei Tage des stationären Rehabilitationsaufenthalts an der BG Unfallklinik Tübingen von einem Physiotherapeuten körperlich untersucht. Dabei werden verschiedene Tests und Messungen durchgeführt, die sich in die Kategorien Beweglichkeit, Kraft, Gleichgewichtsfähigkeit und Grundlagenausdauer einteilen lassen.
Alle körperlichen Untersuchungsmethoden werden ausschließlich von geschultem Fachpersonal angewendet, und es wird kein Test- bzw. Messversuch durchgeführt, wenn Sie dabei Schmerzen verspüren sollten.

Beweglichkeit
In zwei Messungen wird mittels eines Winkelmessers das mögliche Bewegungsausmaß im oberen und unteren Sprunggelenk nach der Neutral-Null-Methode gemessen.

Koordination – Gleichgewicht
Der Proband / die Probandin steht auf einem Bein. Es wird dabei die Zeit gemessen, wie lange der Patient diese Position halten kann (maximal 30 Sekunden). Dieser Test wird zuerst mit geöffneten, danach mit geschlossenen Augen durchgeführt.

Kraft
Die Kraft der Beinmuskulatur wird anhand von zwei funktionellen Bewegungstests und einem apparativen Messverfahren bestimmt:
Der erste Test misst, wie oft der Patient von einer halben bzw. ganzen Treppenstufe herunter- und wieder hochsteigen kann. Begonnen wird auf der halben Treppenstufe, schafft der Proband hier 15 Wiederholungen, wird der Test an der ganzen Stufe fortgesetzt (maximal 15 Wiederholungen).
Der zweite Test bestimmt die beidbeinige und anschließend einbeinige Kraftfähigkeit in den Zehenstand zu kommen. Falls der Proband dies schafft, wird die Zeit im gehaltenen Zehenstand gemessen (maximal 10 Sekunden).
Der dritte Test misst die Kraft der Unterschenkelmuskulatur (Drehmoment mit einem computergestützten Kraftmess-System (CYBEX).

Ausdauer
Die Grundlagenausdauer der Patienten wird mittels herzfrequenzkontrolliertem Stufenbelastungstest (IPN) auf einem Fahrradergometer bestimmt. Dabei steigert sich der Tretwiderstand während des Ausdauertests schrittweise bis eine bestimmte Zielpulsfrequenz erreicht wird. Anschließend können anhand des Ergebnisses der Ausdauertrainingszustand beurteilt und konkrete Trainingsempfehlungen abgeleitet werden.

Natürlich wird Ihnen jeder Test vor Ort noch genauer erläutert, wobei auch auf die noch offenen Fragen ihrerseits eingegangen wird.
Die angewandten Tests und Messungen sind Bestandteil der standardisierten Befunderhebung in der Abteilung Physiotherapie der BG Unfallklinik Tübingen, somit langjährig erprobt und bergen *keinerlei Risiko* für den Probanden. Durch die Messungen wird Ihr körperliches Befinden in keinster Weise beeinträchtigt werden. Falls Sie bei einem Test dennoch Schmerzen empfinden sollten, wird dieser selbstverständlich sofort abgebrochen.

Die Daten, die während der Studie von Ihnen erhoben werden – persönliche Angaben (z.B. Beschwerdeumfang, Schmerzempfinden), klinische Befunde (wie Diagnose oder funktionelle Einschränkungen) und die Messgrößen aus der Studie – werden in unsere Patientendatenbank aufgenommen. Sie werden dort gespeichert und können nur von der Studienleitung und den untersuchenden Therapeuten eingesehen werden, die bezüglich der Patientendaten der *Schweigepflicht* unterliegen.

Wir möchten Sie bitten, mit der beiliegenden Erklärung Ihr Einverständnis zu geben, Ihre Daten / Krankheitsdaten *ohne Namensnennung* auf elektronische Datenträgern und Fragebögen aufzeichnen zu dürfen. Sie erlauben uns damit zugleich, dass wir mit den Daten im Hinblick auf die oben genannten Fragestellungen arbeiten und diese statistisch auswerten können.

Die Teilnahme an dieser Studie ist vollkommen *freiwillig*. Sie kann von Ihnen jederzeit ohne Angabe von Gründen und ohne Nachteile für die weitere Betreuung an der BG Unfallklinik Tübingen abgebrochen werden. Auch zu einem späteren Zeitpunkt können Sie Ihre Einwilligung widerrufen, ebenfalls ohne Angabe von Gründen.

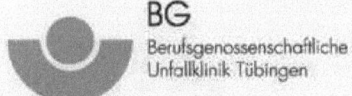

BG Berufsgenossenschaftliche Unfallklinik Tübingen

BG Unfallklinik Tübingen

Abteilung Schmerztherapie
Schnarrenbergstraße 95
72076 Tübingen, Germany

Dr. med. G. Fischle
Oberarzt Anästhesie, Spezielle Schmerztherapie
Prüfarzt

Telefon: 07071 / 606-1032
E-Mail: gfischle@bgu-tuebingen.de

Joachim Merk
Diplom-Sportpädagoge/Physiotherapeut
Studienleitung

Telefon: 07071 / 606-1263
E-Mail: jmerk@bgu-tuebingen.de

Einwilligungserklärung

Überprüfung der Effektivität eines 3-4 wöchigen stationären Rehabilitationsprogramms bei Patienten mit sprunggelenksnahen Knochenbrüchen aufgrund eines Arbeitsunfalls unter Verwendung motorisch-funktioneller Untersuchungsmethoden und spezifischer Fragebögen, den allgemeinen Gesundheitszustand, die Schmerzsituation sowie die Arbeitsplatzsituation betreffend

Hiermit erkläre ich, dass ich über die Ziele, den Ablauf, die Dauer und den Nutzen der Studie aufgeklärt wurde.

Die Patienteninformation habe ich gelesen; ich hatte die Möglichkeit, dazu Fragen zu stellen. Eine Kopie des Informationsblattes und der Einwilligungserklärung habe ich erhalten.

Ich bestätige
- ✓ dass ich darüber informiert wurde, dass die Teilnahme an der Studie **vollkommen freiwillig** ist, und dass ich das Einverständnis **jederzeit** ohne Angabe von Gründen und ohne Nachteile für die weitere Betreuung widerrufen kann.
- ✓ dass ich über den **Umgang mit personenbezogenen Daten** informiert wurde.

Ich erkläre mich damit einverstanden, dass die im Rahmen dieser Studie erhobenen Daten **ohne Namensnennung** auf Fragebögen und elektronischen Datenträgern aufgezeichnet werden.

Die Weitergabe der erhobenen Daten an Dritte (d.h. Personen, die mit der weiteren Bearbeitung der Daten betraut sind), die Auswertung sowie die Veröffentlichung der Daten erfolgt ausschließlich in **anonymisierter Form** (d.h. ein Personenbezug kann allein anhand dieser Daten <u>nicht</u> hergestellt werden).

_____   LL. LL. LLLL
Patient/in (Name, Vorname)   Geb.-Datum

_____   _____
Ort, Datum   Unterschrift

Anhang B: Fragebogen Rehabilitationsbeginn

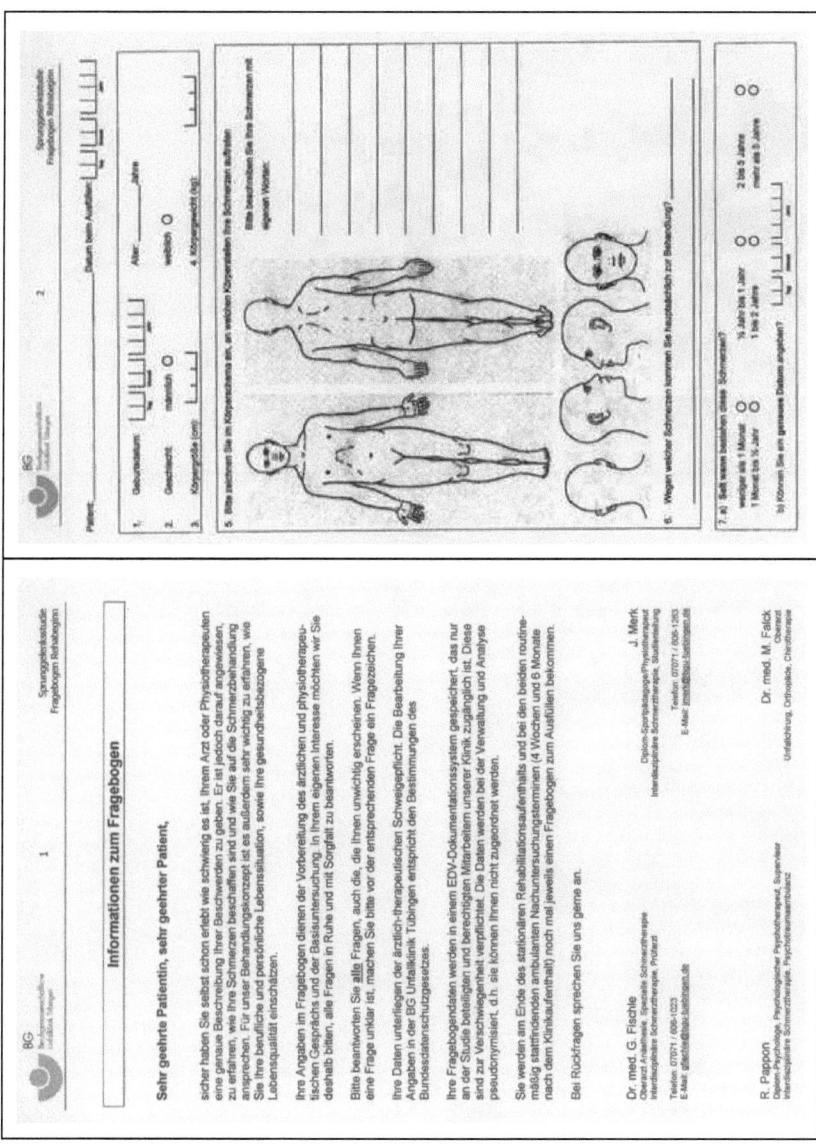

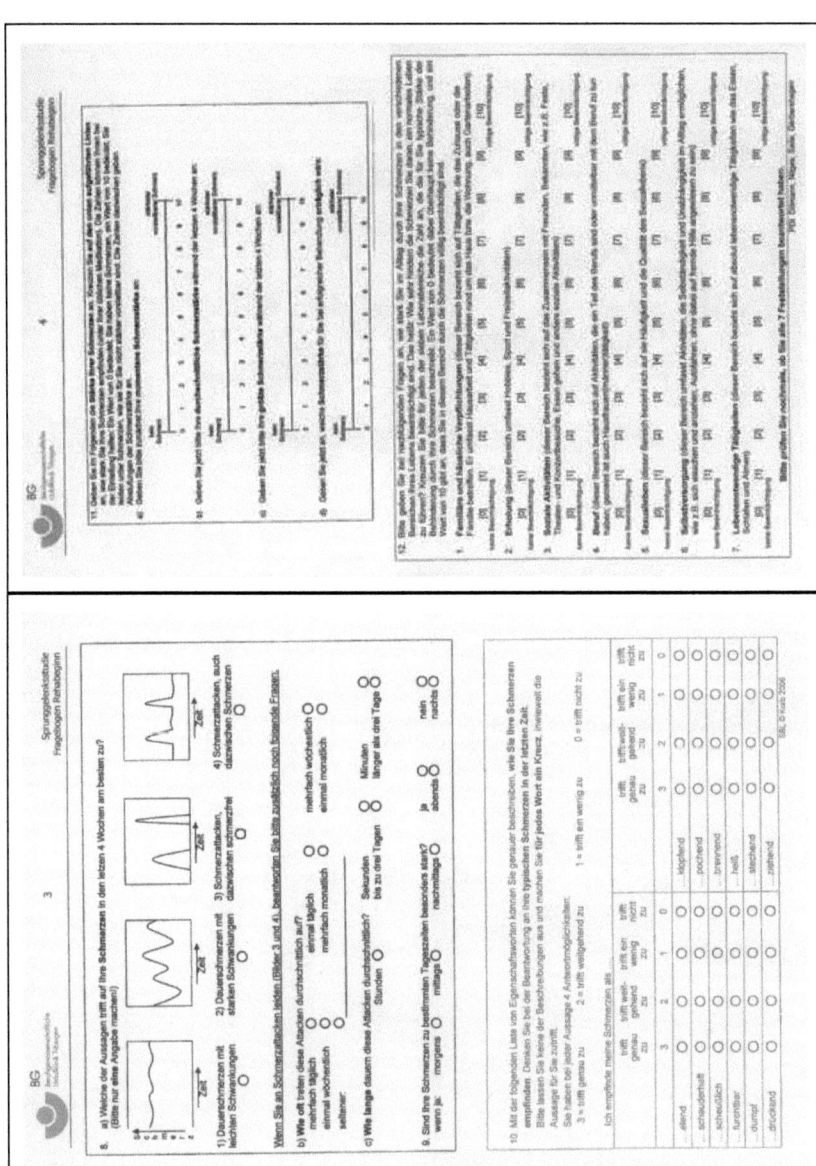

BG Berufsgenossenschaftliche Unfallklinik Tübingen — 5 — Sprunggelenksstudie Fragebogen Rehabeginn

13. Auf welche **Ursachen** führen Sie Ihre **Schmerzen** zurück? (Mehrfachnennungen sind möglich)

für mich ist **keine Ursache** erkennbar O
auf eine bestimmte Krankheit O wenn ja, welche? ____________
auf eine Operation O wenn ja, welche? ____________
Datum der Operation |_|_|_|_|_|_|_|_| Tag Monat Jahr
auf einen Unfall O wenn ja, welchen? ____________
Datum des Unfalls |_|_|_|_|_|_|_|_| Tag Monat Jahr
auf körperliche Belastung O
auf seelische Belastung O
auf eine andere Ursache O wenn ja, welche? ____________

Falls Ihre Schmerzen im Zusammenhang mit einem Unfall, einer berufsbedingten Erkrankung oder Ersatzansprüchen (z.B. nach Operationen) stehen:
Sind alle diesbezüglichen **rechtlichen oder versicherungsrechtlichen Fragen** abgeschlossen (z.B. Schmerzensgeld)? ja O nein O

14. Was machen Sie selbst, um Ihre **Schmerzen günstig zu beeinflussen**?
Bitte machen Sie genaue Angaben, z.B. spazieren gehen, schlafen, Ablenkung, ...
____
____
Ich kann meine Schmerzen nicht beeinflussen O

15. **Was löst** Ihrer Erfahrung nach **die Schmerzen aus oder verschlimmert sie?**
____
____
Ich weiss es nicht O

16. Bitte schätzen Sie Ihr **derzeitiges allgemeines Wohlbefinden** ein. Geben Sie bitte an, wie Sie sich in den letzten 14 Tagen meistens gefühlt haben. Kreuzen Sie dazu auf der 6-stufigen Skala jeweils die Zahl an, die am ehesten auf Sie zutrifft: 0 = trifft gar nicht zu, 5 = trifft vollkommen zu. Bearbeiten Sie bitte alle Aussagen.

Trotz der Schmerzen würde ich sagen:	0 (trifft gar nicht zu)	1	2	3	4	5 (trifft vollkommen zu)
1. Ich habe meine alltäglichen Anforderungen im Griff gehabt.	O	O	O	O	O	O
2. Ich bin innerlich erfüllt gewesen.	O	O	O	O	O	O
3. Ich habe mich behaglich gefühlt.	O	O	O	O	O	O
4. Ich habe mein Leben genießen können.	O	O	O	O	O	O
5. Ich bin mit meiner Arbeitsleistung zufrieden gewesen.	O	O	O	O	O	O
6. Ich war mit meinem körperlichen Zustand einverstanden.	O	O	O	O	O	O
7. Ich habe mich richtig freuen können.	O	O	O	O	O	O

FW7 © Herda, Scharfenstein u. Basler 1998

BG Berufsgenossenschaftliche Unfallklinik Tübingen — 6 — Sprunggelenksstudie Fragebogen Rehabeginn

17. Zur vollständigen Beurteilung Ihrer Erkrankung bitten wir Sie nun um einige persönliche Angaben. Man weiß heute, dass körperliche Krankheit und seelisches Befinden oft eng zusammenhängen. Deshalb beziehen sich die Fragen ausdrücklich auf Ihre **allgemeine und seelische Verfassung**.
Wir bitten Sie, jede Frage zu beantworten, und zwar so, wie es für Sie persönlich **in den letzten 14 Tagen (inklusive heute)** am ehesten zutraf bzw. zutrifft. Machen Sie bitte ein Kreuz für jede Feststellung und lassen Sie bitte keine aus. Überlegen Sie nicht lange, sondern wählen Sie die Antwort aus, die Ihnen auf Anhieb am zutreffendsten erscheint.

Ich fühle mich angespannt oder überreizt O meistens O oft O von Zeit zu Zeit / gelegentlich O überhaupt nicht	**Ich fühle mich in meinen Aktivitäten gebremst** O fast immer O sehr oft O manchmal O überhaupt nicht
Ich fühle mich rastlos, muss immer in Bewegung sein O ja, tatsächlich sehr O ziemlich O nicht sehr O überhaupt nicht	**Ich fühle mich glücklich** O überhaupt nicht O selten O manchmal O meistens
Mich überkommt eine ängstliche Vorahnung, dass etwas Schreckliches passieren könnte O ja, sehr stark O ja, aber nicht allzu stark O etwas, aber es macht mir keine Sorgen O überhaupt nicht	**Ich kann lachen und die lustige Seite der Dinge sehen** O ja, so viel wie immer O nicht mehr ganz so viel O inzwischen viel weniger O überhaupt nicht
Ich habe ein ängstliches Gefühl in der Magengegend O überhaupt nicht O gelegentlich O ziemlich oft O sehr oft	**Ich habe das Interesse an meiner äußeren Erscheinung verloren** O ja, stimmt genau O ich kümmere mich nicht so sehr darum, wie ich sollte O möglicherweise kümmere ich mich zu wenig darum O ich kümmere mich so viel darum wie immer
Mir gehen beunruhigende Gedanken durch den Kopf O einen Großteil der Zeit O verhältnismäßig oft O von Zeit zu Zeit, aber nicht allzu oft O nur gelegentlich / nie	**Ich kann mich heute noch so freuen wie früher** O ganz genau so O nicht ganz so sehr O nur noch ein wenig O kaum oder gar nicht
Mich überkommt plötzlich ein panikartiger Zustand O ja, tatsächlich sehr oft O ziemlich oft O nicht sehr oft O überhaupt nicht	**Ich blicke mit Freude in die Zukunft** O ja, sehr O eher weniger als früher O viel weniger als früher O kaum bis gar nicht
Ich kann behaglich dasitzen und mich entspannen O ja, natürlich O gewöhnlich schon O nicht oft O überhaupt nicht	**Ich kann mich an einem guten Buch, einer Radio- oder Fernsehsendung erfreuen** O oft O manchmal O eher selten O sehr selten

HADS © Herrmann et al. 1996

18. Ich denke des öfteren daran, mir das Leben zu nehmen ja O nein O

19. Von wem wurden Sie bisher wegen Ihrer Schmerzen untersucht oder behandelt?

Keine Behandlung O

Allgemeinarzt	O	Neurochirurg	O	Psychotherapeut	O
Chirurg	O	Neurologe	O	Radiologe	O
Heilpraktiker	O	Orthopäde	O	Schmerztherapeut	O
Internist	O	Psychiater	O	Andere: ________	

Wurde bei Ihnen bereits eine **Schmerzdiagnose** gestellt? ja O nein O

wenn ja, welche? ________________

20. Wie wurden Ihre Schmerzen bisher behandelt?
Kreuzen Sie bitte an, welche der unten aufgeführten Behandlungsmaßnahmen Sie erhalten haben. Geben Sie bitte auch an, ob Ihre **Schmerzen** durch diese Maßnahmen zumindest zeitweise gelindert wurden.

	Erhalten:	Wenn ja →	wirksam? ja	vorübergehend	nein
bisher **keine** Schmerzbehandlung	O				
Medikamente	O	→	O	O	O
Infusionen	O	→	O	O	O
Einspritzungen in das Schmerzgebiet, Nervenblockaden	O	→	O	O	O
Einspritzungen am Rückenmark (z.B. epidural)	O	→	O	O	O
Rückenmarksnahe Sonden- (SCS) oder Pumpensysteme	O	→	O	O	O
Krankengymnastik	O	→	O	O	O
Massagen, Bäder, Kälte-/Wärmetherapie	O	→	O	O	O
Elektrische Nervenstimulation (TENS)	O	→	O	O	O
Akupunktur	O	→	O	O	O
Chiropraktik	O	→	O	O	O
Psychotherapie	O	→	O	O	O
Entspannungsverfahren, Hypnose, Biofeedback	O	→	O	O	O
Medikamenten-Entzug	O	→	O	O	O
Kur-/Reha-Behandlung	O	→	O	O	O
Anderes: ________	O	→	O	O	O

21. Wurden Sie schon einmal **operiert**? ja O ⌊_⌋ mal (wie oft) nein O

Wichtig sind für die Beantwortung dieser Frage auch alle „kleineren operativen Eingriffe", die oft in örtlicher Betäubung durchgeführt werden, z.B. Nasenoperationen, Gelenk- und Bauchspiegelungen. Bitte markieren Sie, welche Operation **wegen Ihrer Schmerzen** durchgeführt wurde.

Art der Operation:	Datum: (Tag Monat Jahr)	wg Schmerz
1. ________	⌊_⌋⌊_⌋⌊_⌋	O
2. ________	⌊_⌋⌊_⌋⌊_⌋	O
3. ________	⌊_⌋⌊_⌋⌊_⌋	O
4. ________	⌊_⌋⌊_⌋⌊_⌋	O
5. ________	⌊_⌋⌊_⌋⌊_⌋	O

22. **Aktuelle Medikamenten-Einnahme**. Bitte tragen Sie in die nachfolgende Tabelle alle Medikamente ein, die Sie **zur Zeit** nehmen (Schmerzmedikamente, Blutdruckmittel u.s.w)

Beispiele	Ich nehme das Medikament regelmäßig				Ich nehme das Medikament nur bei Bedarf	
Medikament	früh	mittags	abends	spät abends	wenn zutreffend, ankreuzen	ungefähr wie oft pro Monat?
Beispiel: Ibuprofen 600	1 Tbl.	1 Tbl.	0	0		
Beispiel: Ibuprofen 200					X	Ca. 7mal 1 Tbl.

	Ich nehme das Medikament regelmäßig				Ich nehme das Medikament nur bei Bedarf	
Bitte hier Ihre Medikamente eintragen:	früh	mittags	abends	spät abends	wenn zutreffend, ankreuzen	ungefähr wie oft pro Monat?

23. **Frühere Schmerzmedikamente**: Bitte tragen Sie hier Ihre Schmerzmedikamente ein, die Sie früher genommen haben. Bitte bewerten Sie auch deren Wirksamkeit und eventuelle Nebenwirkungen.

	wirksam? (bitte ankreuzen)			Nebenwirkungen?
Ihre früheren Schmerz-Medikamente	nein	etwas	ja	bitte beschreiben

24. Haben Sie Allergien gegen bestimmte Medikamente? ja O nein O

wenn ja, gegen welche?

213

Modul A: Allgemeinbefindlichkeit

Die folgenden Fragen beziehen sich auf die letzten 14 Tage:

A-1. Wie war Ihr allgemeines Wohlbefinden? Ordnen Sie Ihrem Befinden eine Position auf der Linie zu, wobei „-100" einem sehr schlechten Befinden und „+100" einem sehr guten Befinden entspricht. Machen Sie eine Markierung an der Stelle, die Ihrem Befinden entspricht.

sehr schlecht −100 — 0 — +100 sehr gut

A-2. War Ihre nächtliche Schlafdauer...
ausreichend? ○   nicht ausreichend? ○

A-3. Hatten Sie Dauerschmerzen?
nein ○   ja ○

A-4. Wurden Sie durch Ihre Schmerzen in Ihren Tätigkeiten und Bedürfnissen eingeschränkt?
nein ○   ja, ein wenig ○   deutlich ○   stark ○   fast völlig ○

A-5. Haben die Schmerzen Ihre Stimmung beeinflusst?
nein ○   ja, ein wenig ○   deutlich ○   stark ○   sehr stark ○

A-6. Haben Sie das Gefühl, die Schmerzen hindernd beeinflussen zu können?
nein ○   ja, ein wenig ○   deutlich ○   stark ○   sehr stark ○

A-7. Hatten Sie sonstige Beschwerden? (Mehrfachnennungen möglich)
keine ○
Müdigkeit ○   Niedergeschlagenheit ○   Luftlosigkeit ○
Übelkeit ○   Appetitlosigkeit ○   Schwindel ○
Magenbeschwerden ○   Schlafstörungen ○   Verstopfung ○
Konzentrationsstörung ○   Schwitzen ○
Andere ○

---

25. Leiden Sie neben Ihren Schmerzen an weiteren Krankheiten oder Krankheitsfolgen? Im Folgenden sind Krankheitsgruppen mit Beispielen aufgeführt. Wenn eines der Beispiele zutrifft, unterstreichen Sie es bitte. Dann schätzen Sie bitte ein, wie stark Sie durch diese Erkrankung in Ihrem alltäglichen Befinden beeinträchtigt sind. „0" bedeutet, Sie erleben keine Beeinträchtigung, „3" bedeutet, dass Sie eine starke Beeinträchtigung erfahren.

Welche Erkrankung: _____   ja ○ nein ○   keine [0]   Beeinträchtigung [1] [2]   starke [3]

Bösartige Erkrankungen, Tumorleiden, Krebs
ja ○ nein ○   keine [0]   Beeinträchtigung [1] [2]   starke [3]

Erkrankungen des Nervensystems, Gehirns und Rückenmarks
z.B. Epilepsie, Multiple Sklerose (MS), Parkinson, Schlaganfall, Nervenentzündungen, Nervenschmerzen, Polyneuropathie, Zustand nach Hirnblutung oder Schädel-Hirn-Trauma oder Schlaganfall
Andere: _____
ja ○ nein ○   keine [0]   Beeinträchtigung [1] [2]   starke [3]

Erkrankungen der Atemwege z.B. Asthma, chronische Bronchitis, Emphysem, Zustand nach Pneumothorax, Tuberkulose oder Lungenentzündung
Andere: _____
ja ○ nein ○   keine [0]   Beeinträchtigung [1] [2]   starke [3]

Erkrankungen von Herz oder Kreislauf z.B. Koronare Herzerkrankung, Herzinfarkt, Bluthochdruck, Herzschwäche, Zustand nach Herzinfarkt, Thrombose, oder Embolie
Andere: _____
ja ○ nein ○   keine [0]   Beeinträchtigung [1] [2]   starke [3]

Magen-, Darmerkrankungen z.B. Entzündung der Magenschleimhaut oder der Gedärme (Gastritis, Colitis), Magenschleimhautentzündung, Zustand nach Magen- oder Darmtumor
Andere: _____
ja ○ nein ○   keine [0]   Beeinträchtigung [1] [2]   starke [3]

Erkrankungen der Leber, Galle oder Bauchspeicheldrüse
z.B. Cirrhose, Lebersentzündung (Hepatitis), Leber- und Gallensteine, Gallenkoliken durch Steine oder Entzündung, Erkrankung der Bauchspeicheldrüse
Andere: _____
ja ○ nein ○   keine [0]   Beeinträchtigung [1] [2]   starke [3]

Erkrankungen der Nieren, Harnwege (Blase, Harnröhre) oder Geschlechtsorgane z.B. Chronische Nierenerkrankung, Harnwegsentzündung, Blasenentzündung, Inkontinenz, Sexualstörung, Zustand nach Nierensteinen oder Hormonstörungen
Andere: _____
ja ○ nein ○   keine [0]   Beeinträchtigung [1] [2]   starke [3]

Stoffwechsel Erkrankungen z.B. Zuckerkrankheit, Über- oder Unterfunktion der Schilddrüse, Gicht, Erhöhung der Blutfettwerte
Andere: _____
ja ○ nein ○   keine [0]   Beeinträchtigung [1] [2]   starke [3]

Hauterkrankungen z.B. Psoriasis (Schuppenflechte), Neurodermitis, Ekzeme
Andere: _____
ja ○ nein ○   keine [0]   Beeinträchtigung [1] [2]   starke [3]

Erkrankungen des Muskel-Skelett-Systems / des Bindegewebes
z.B. Chronische Polyarthritis, M. Bechterew, rheumatische Muskelerkrankung, Skoliose, Osteoporose, Arthrose von Knie-, Hüft- oder Schultergelenk, Zustand nach Bruch eines Wirbelkörpers
Andere: _____
ja ○ nein ○   keine [0]   Beeinträchtigung [1] [2]   starke [3]

Seelische Leiden z.B. Depression, schwere Angstzustände, Panikattacke, Magersucht, chronische Müdigkeit und Erschöpfung, Sucht oder Abhängigkeit, Psychose
Andere: _____
ja ○ nein ○   keine [0]   Beeinträchtigung [1] [2]   starke [3]

Andere Erkrankungen: _____
ja ○ nein ○   keine [0]   Beeinträchtigung [1] [2]   starke [3]

Unverträglichkeiten, Allergien z.B. Pflaster, Latexartikel, Wasch-Putzmittel, Blütenstaub, Hausstaub
ja ○ nein ○   keine [0]   Beeinträchtigung [1] [2]   starke [3]

Risikofaktoren Blutgerinnungsstörung, Hepatitis, HIV
ja ○ nein ○   keine [0]   Beeinträchtigung [1] [2]   starke [3]

Modul D: Demographie, Versicherung

D-1. Nachname: _____ Vorname: _____
     Geburtsname: _____ Geburtsdatum: [ ][ ]|[ ][ ]|[ ][ ][ ][ ]
                                              Tag   Monat   Jahr

D-2. Geschlecht: männlich ○ weiblich ○

D-3. Körpergröße (cm): [ ][ ][ ] Körpergewicht (kg): [ ][ ][ ]

D-4. PLZ: _____ Wohnort: _____
     Straße: _____
     Tel. privat: _____ Tel. dienstl.: _____
     Handy: _____ e-mail: _____

D-5. Entfernung von Ihrer Wohnung bis zu unserer Praxis / Klinik (in km): ca. [ ][ ][ ]

D-6. Nationalität: _____ Muttersprache: _____

D-7. Name, Adresse und Telefon-Nummer Ihres überweisenden Arztes:
_____

D-8. Name, Adresse und Telefon-Nummer der Ärzte oder Psychotherapeuten, die Sie zur Zeit hauptsächlich behandeln (falls abweichend von Frage D-7):
_____

D-9. Krankenversicherung für ambulante Behandlung:
     zuständige Geschäftsstelle inkl. Adresse: _____

D-10. Krankenversicherung für stationäre Behandlung: nein ○ ja ○ durch: _____

D-11. Beihilfe-Berechtigung: nein ○ ja ○

D-12. Behandlung aufgrund eines anerkannten BG-Verfahrens (Arbeits- oder Wegeunfall): ja ○ nein ○

D-13. Haben Sie eine Krankentagegeldversicherung? ja ○ nein ○

D-14. Besteht eine Zusatzversicherung? ja ○ nein ○

D-15. Wer lebt gemeinsam mit Ihnen in Ihrem Haushalt? (Mehrfachantworten sind möglich):
      Ich lebe allein ○ Ehepartner/Partner ○ Kinder ○ (Schwieger-)Eltern ○

D-16. Welche Schulausbildung haben Sie?
      keinen Abschluss ○ Hauptschule / Volksschule ○ Realschule / Mittlere Reife ○
      Fachhochschulreife ○ Abitur / allgemeine Hochschulreife ○

Modul S: Sozialrechtliche Situation

S-1. Sind Sie zur Zeit berufstätig? (trifft auch zu, wenn Sie jetzt gerade arbeitsunfähig sind)
     ja, ich bin zur Zeit berufstätig, d.h. habe einen Arbeitsplatz ○ → weiter bei Frage S-2
     nein, ich bin zur Zeit nicht berufstätig ○ → weiter bei Frage S-5

Die Fragen S-2 bis S-4 bitte nur beantworten, wenn Sie zur Zeit berufstätig sind.

S-2. Welche berufliche Tätigkeit üben Sie aus? _____

S-3. Sind Sie zur Zeit arbeitsunfähig? ja ○ nein ○
     wenn ja, glauben Sie, dass Sie wieder an Ihren alten Arbeitsplatz zurückkehren können? ja ○ nein ○

S-4. Wie viele Tage waren Sie in den letzten 3 Monaten arbeitsunfähig?
     Ich war in letzten 3 Monaten an _____ Tagen arbeitsunfähig (0-92 Tage)
     bin durchgehend arbeitsunfähig ○ seit [ ][ ]|[ ][ ][ ][ ]
                                            Monat Jahr

Die Frage S-5 bitte nur beantworten, wenn Sie derzeit nicht berufstätig sind.

S-5. Womit Sie zur Zeit nicht berufstätig sind, sind Sie ...
     Schüler/in, Student/in ○ Hausfrau / Hausmann ○ berentet ○
     arbeitslos / erwerbslos ○ seit [ ][ ]|[ ][ ][ ][ ]
                                      Monat/Jahr

S-6. Beabsichtigen Sie einen Renten-Antrag oder einen Antrag
     auf Renten-Änderung zu stellen? ja ○ nein ○

     Haben Sie einen Rentenantrag / Antrag auf Renten-Änderung gestellt, der noch nicht entschieden ist?
     nein ○ ja ○
     wenn ja, wegen: _____
     Ist bereits ein Rentenantrag abgelehnt worden? nein ○ ja ○
     Befindet sich derzeit ein Rentenantrag im Widerspruchsverfahren? nein ○ ja ○
                                                                     auf Zeit ○
                                                                     endgültig ○

S-7. Beziehen Sie derzeit eine Rente? ja ○ nein ○
     bis wann: _____
     seit wann: _____
     wenn ja, Berentung welcher Art?
     vorgezogenes Altersruhegeld ○
     Berufsunfähigkeit ○
     Erwerbsunfähigkeit ○
     Erreichen der Altersgrenze ○
     Teilweise Erwerbsminderung ○
     Volle Erwerbsminderung ○
     Unfallrente ○
     Witwen- oder Waisenrente ○

S-8. Haben Sie einen (z.B. durch das Amt für Versorgungsgelegen-heiten) anerkannten Grad der
     Behinderung? (GdB) nein ○ → wenn ja, wie hoch ist der GdB?
     Ist ein GdB oder eine Höherstufung beantragt? ja ○ nein ○

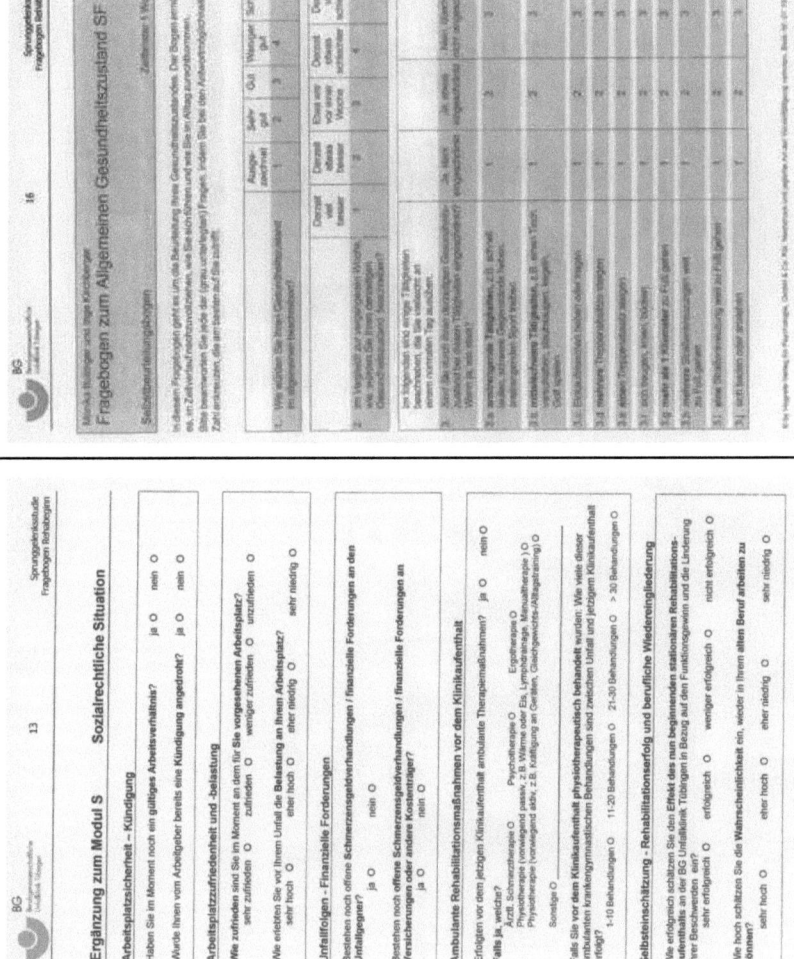

Sprungeinkstudie
Fragebogen Rehabeginn 17

	Ja				Nein
Hatten Sie in der vergangenen Woche aufgrund Ihrer körperlichen Gesundheit irgendwelche Schwierigkeiten bei der Arbeit oder anderen alltäglichen Tätigkeiten im Beruf bzw. zu Hause?					
4.a Ich konnte nicht so lange wie üblich tätig sein	1				2
4.b Ich habe weniger geschafft als ich wollte	1				2
4.c Ich konnte nur bestimmte Dinge tun	1				2
4.d Ich hatte Schwierigkeiten bei der Ausführung	1				2

	Ja				Nein
Hatten Sie in der vergangenen Woche aufgrund seelischer Probleme irgendwelche Schwierigkeiten bei der Arbeit oder anderen alltäglichen Tätigkeiten im Beruf bzw. zu Hause (z.B. weil Sie sich niedergeschlagen oder ängstlich fühlten)?					
5.a Ich konnte nicht so lange wie üblich tätig sein	1				2
5.b Ich habe weniger geschafft als ich wollte	1				2
5.c Ich konnte nicht so sorgfältig wie üblich arbeiten	1				2

	Überhaupt nicht	Etwas	Mäßig	Ziemlich	Sehr
6. Wie sehr haben Ihre körperliche Gesundheit oder seelischen Probleme in der vergangenen Woche Ihre normalen Kontakte zu Familienangehörigen, Freunden, Nachbarn oder zum Bekanntenkreis beeinträchtigt?	1	2	3	4	5

	Keine Schmerzen	Sehr leicht	Leicht	Mäßig	Stark	Sehr stark
7. Wie stark waren Ihre Schmerzen in der vergangenen Woche?	1	2	3	4	5	6

	Überhaupt nicht	Ein bisschen	Mäßig	Ziemlich	Sehr
8. Inwieweit haben die Schmerzen in der vergangenen Woche Sie bei der Ausübung Ihrer Alltagstätigkeiten zu Hause und im Beruf behindert?	1	2	3	4	5

Sprungeinkstudie
Fragebogen Rehabeginn 18

In diesen Fragen geht es darum, wie Sie sich fühlen und wie es Ihnen in der vergangenen Woche gegangen ist. (Bitte kreuzen Sie in jeder Zeile die Zahl an, die Ihrem Befinden am ehesten entspricht).

Wie oft waren Sie in der vergangenen Woche	Immer	Meistens	Ziemlich oft	Manchmal	Selten	Nie
9.a ... voller Schwung?	1	2	3	4	5	6
9.b ... sehr nervös?	1	2	3	4	5	6
9.c ... so niedergeschlagen, dass Sie nichts aufheitern konnte?	1	2	3	4	5	6
9.d ... ruhig und gelassen?	1	2	3	4	5	6
9.e ... voller Energie?	1	2	3	4	5	6
9.f ... entmutigt und traurig?	1	2	3	4	5	6
9.g ... erschöpft?	1	2	3	4	5	6
9.h ... glücklich?	1	2	3	4	5	6
9.i ... müde?	1	2	3	4	5	6

	Immer	Meistens	Manchmal	Selten	Nie
10. Wie häufig haben Ihre körperliche Gesundheit oder seelischen Probleme in der vergangenen Woche Ihre Kontakte zu anderen Menschen (Besuche bei Freunden, Verwandten usw.) beeinträchtigt?	1	2	3	4	5

Inwieweit trifft jede der folgenden Aussagen auf Sie zu?	trifft ganz zu	trifft weitgehend zu	weiß nicht	trifft weitgehend nicht zu	trifft überhaupt nicht zu
11.a Ich scheine etwas leichter als andere krank zu werden	1	2	3	4	5
11.b Ich bin genauso gesund wie alle anderen, die ich kenne	1	2	3	4	5
11.c Ich erwarte, dass meine Gesundheit nachlässt	1	2	3	4	5
11.d Ich erfreue mich ausgezeichneter Gesundheit	1	2	3	4	5

Vielen Dank.

Anhang C: Signifikanzprüfung der metrischen Variablen

Spalten „Messung 1" und „Messung 2":
Statistische Prüfung auf signifikante Gruppenunterschiede zu den Zeitpunkten Rehabilitationsbeginn und Ende der stationären Behandlung.
Spalte „Faktor Zeit":
Statistische Prüfung auf signifikante Unterschiede in den Messvariablen über die Zeit der stationären Behandlung über SPSS-Prozedur „Allgemeines lineares Modell – Messwertwiederholung"
Spalte „Faktor Gruppe":
Statistische Prüfung auf signifikante Unterschiede in den Veränderungen über die Zeit der stationären Behandlung innerhalb der 3 Therapiegruppen über SPSS-Prozedur „Allgemeines lineares Modell – Messwertwiederholung"

Variablenname	Messung 1	Messung 2	Faktor Zeit	Faktor Gruppe
Dorsalextension-betrSeite	0,939	0,534	0,000	0,824
Dorsalextension-gesSeite	0,742	0,905	0,368	0,546
Plantarflexion-betrSeite	0,501	0,370	0,000	0,854
Plantarflexion-gesSeite	0,226	0,832	0,890	0,310
Inversion-betrSeite	0,997	*0,185*	0,000	0,130
Inversion-gesSeite	0,508	0,559	0,000	0,328
Eversion-betrSeite	0,185	**0,045**	0,000	0,136
Eversion-gesSeite	0,551	0,761	0,119	0,171
Einbeinstand Aug off-betrSeite	0,528	0,820	0,000	0,374
Einbeinstand Aug off-gesSeite	0,101	0,889	0,000	0,098
Einbeinstand Aug zu-betrSeite	0,665	0,437	0,001	0,931
Einbeinstand Aug zu-gesSeite	0,687	0,744	0,010	0,336
Treppentest-betrSeite	0,098	0,855	0,000	0,063
Treppentest-gesSeite	0,324	0,349	0,090	0,483
DMMabsPFlex-betrSeite	0,219	*0,139*	0,000	0,401
DMMabsPFlex-gesSeite	*0,888*	*0,910*	0,000	0,796
DMMabsDExt-betrSeite	*0,443*	*0,781*	0,000	0,672
DMMabsDExt-gesSeite	*0,802*	0,938	0,000	0,952
GArbPFlex-betrSeite	0,256	0,188	0,000	0,704
GArbPFlex-gesSeite	*0,964*	*0,649*	0,000	0,378
GArbDExt-betrSeite	*0,388*	**0,018**	0,007	0,204
GArbDExt-gesSeite	0,920	0,320	0,626	0,442
Ausdauer-IPNabsolut	*0,559*	0,607	0,000	0,488
Ausdauer-IPNrelativ	0,287	0,475	0,000	0,472
OMA-Summenscore	0,695	*0,158*	0,000	0,229
NRS-Schmerz momentan	*0,612*	*0,205*	0,032	0,590
NRS-Schmerz durchschnittlich	*0,764*	*0,082*	0,012	0,261
PDI-Summenscore	*0,336*	*0,204*	0,000	0,771

Erklärung:
p-Werte kursiv + rechts (Spalten 1 und 2): Gruppenvergleich mit ANOVA / Varianzanalyse
p-Werte mittig (Spalten 1 und 2): Gruppenvergleich mit Kruskal-Wallace-Test
p-Werte gelb markiert: Signifikanznachweis ($p < 0,05$)

Abkürzungen:
betrSeite = betroffene Seite, gesSeite = gesunde Seite, Aug off/zu = Augen geöffnet/geschlossen
DMMabsPFlex /DExt = Drehmomentmaxima absolut der Plantarflexoren bzw. Dorsalextensoren
GArbPFlex bzw. DExt = Gesamtarbeit der Plantarflexoren bzw. Dorsalextensoren

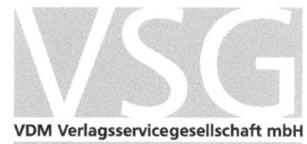

Die VDM Verlagsservicegesellschaft sucht für wissenschaftliche Verlage abgeschlossene und herausragende

Dissertationen, Habilitationen, Diplomarbeiten, Master Theses, Magisterarbeiten usw.

für die kostenlose Publikation als Fachbuch.

Sie verfügen über eine Arbeit, die hohen inhaltlichen und formalen Ansprüchen genügt, und haben Interesse an einer honorarvergüteten Publikation?

Dann senden Sie bitte erste Informationen über sich und Ihre Arbeit per Email an *info@vdm-vsg.de*.

Sie erhalten kurzfristig unser Feedback!

VDM Verlagsservicegesellschaft mbH
Dudweiler Landstr. 99　　　　　　　Telefon　+49 681 3720 174
D - 66123 Saarbrücken　　　　　　　Fax　　　+49 681 3720 1749
www.vdm-vsg.de

Die VDM Verlagsservicegesellschaft mbH vertritt

 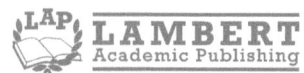 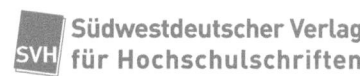

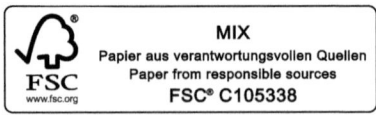

Printed by Books on Demand GmbH, Norderstedt / Germany